“十二五”职业教育国家规划教材
经全国职业教育教材审定委员会审定

U0370226

YUFANG YIXUE

预防医学

（第2版）

刘紫萍 主编

高等教育出版社·北京

内容提要

本书为“十二五”职业教育国家规划教材，共分四篇。第一篇环境与健康，介绍人类环境与健康、职业环境与健康、食物与健康、社会-心理与健康等内容。第二篇人群健康研究方法，介绍医学统计方法和流行病学方法。第三篇疾病预防与控制，介绍初级卫生保健与社区卫生服务、传染病的预防与控制、医源性疾病、常见慢性病的预防与控制、健康教育五方面内容。第四篇实训指导，包括预防医学常用的15个实训项目。在重要章节的前面安排了一些案例，以结合临床实际，激发学生的学习兴趣。在各章后面安排了思考与练习题，以便于学生复习和总结。

本教材适用于高等职业教育院校临床、护理、预防、口腔、药学等专业及其他医学相关专业三年制学生使用，也可作为国家执业助理医师考试的参考书。

图书在版编目（CIP）数据

预防医学 / 刘紫萍主编 .--2 版 .-- 北京：高等教育出版社，2015.2
ISBN 978-7-04-041756-2

Ⅰ.①预… Ⅱ.①刘… Ⅲ.①预防医学-高等学校-教材 Ⅳ.①R1

中国版本图书馆 CIP 数据核字（2014）第 295636 号

策划编辑 夏 宇　　责任编辑 夏 宇　　封面设计 李小璐　　版式设计 马敬茹
责任校对 陈旭颖　　责任印制 毛斯璐

出版发行 高等教育出版社
社　　址 北京市西城区德外大街4号
邮政编码 100120
印　　刷 三河市宏图印务有限公司
开　　本 787mm×1092mm 1/16
印　　张 20.25
字　　数 480千字
购书热线 010-58581118
咨询电话 400-810-0598
网　　址 http://www.hep.edu.cn
　　　　 http://www.hep.com.cn
网上订购 http://www.landraco.com
　　　　 http://www.landraco.com.cn
版　　次 2009年5月第1版
　　　　 2015年2月第2版
印　　次 2015年2月第1次印刷
定　　价 35.00元

本书如有缺页、倒页、脱页等质量问题，请到所购图书销售部门联系调换

物 料 号　41756-00

《预防医学》（第2版）编写人员

主　编　刘紫萍

副主编　罗　珏

编　者　（以姓氏汉语拼音为序）

胡昌军　湖南医药学院
李　新　长春医学高等专科学校
李　研　天津医学高等专科学校
刘紫萍　天津医学高等专科学校
罗　珏　安徽医学高等专科学校
邢华燕　郑州铁路职业技术学院
钟要红　浙江医学高等专科学校

出版说明

教材是教学过程的重要载体，加强教材建设是深化职业教育教学改革的有效途径，推进人才培养模式改革的重要条件，也是推动中高职协调发展的基础性工程，对促进现代职业教育体系建设，切实提高职业教育人才培养质量具有十分重要的作用。

为了认真贯彻《教育部关于"十二五"职业教育教材建设的若干意见》（教职成〔2012〕9号），2012年12月，教育部职业教育与成人教育司启动了"十二五"职业教育国家规划教材（高等职业教育部分）的选题立项工作。作为全国最大的职业教育教材出版基地，我社按照"统筹规划，优化结构，锤炼精品，鼓励创新"的原则，完成了立项选题的论证遴选与申报工作。在教育部职业教育与成人教育司随后组织的选题评审中，由我社申报的1 338种选题被确定为"十二五"职业教育国家规划教材立项选题。现在，这批选题相继完成了编写工作，并由全国职业教育教材审定委员会审定通过后，陆续出版。

这批规划教材中，部分为修订版，其前身多为普通高等教育"十一五"国家级规划教材（高职高专）或普通高等教育"十五"国家级规划教材（高职高专），在高等职业教育教学改革进程中不断吐故纳新，在长期的教学实践中接受检验并修改完善，是"锤炼精品"的基础与传承创新的硕果；部分为新编教材，反映了近年来高职院校教学内容与课程体系改革的成果，并对接新的职业标准和新的产业需求，反映新知识、新技术、新工艺和新方法，具有鲜明的时代特色和职教特色。无论是修订版，还是新编版，我社都将发挥自身在数字化教学资源建设方面的优势，为规划教材开发配备数字化教学资源，实现教材的一体化服务。

这批规划教材立项之时，也是国家职业教育专业教学资源库建设项目及国家精品资源共享课建设项目深入开展之际，而专业、课程、教材之间的紧密联系，无疑为融通教改项目、整合优质资源、打造精品力作奠定了基础。我社作为国家专业教学资源库平台建设和资源运营机构及国家精品开放课程项目组织实施单位，将建设成果以系列教材的形式成功申报立项，并在审定通过后陆续推出。这两个系列的规划教材，具有作者队伍强大、教改基础深厚、示范效应显著、配套资源丰富、纸质教材与在线资源一体化设计的鲜明特点，将是职业教育信息化条件下，扩展教学手段和范围，推动教学方式方法变革的重要媒介与典型代表。

教学改革无止境，精品教材永追求。我社将在今后一到两年内，集中优势力量，全力以赴，出版好、推广好这批规划教材，力促优质教材进校园、精品资源进课堂，从而更好地服务于高等职业教育教学改革，更好地服务于现代职教体系建设，更好地服务于青年成才。

高等教育出版社

2014年7月

前 言

本书根据教育部关于"十二五"职业教育教材建设若干意见的总体部署和要求，结合现代医学高等职业教育特点在第一版普通高等教育"十一五"国家级规划教材《预防医学》基础上修订而成。教材内容依据医学高等职业院校人才培养目标、公共卫生工作范畴、执业助理医师考试大纲、历年高职高专院校国家精品课程评审指标和教学工作中的课程设计理念等组织。

教材修订的特色和原则是：① 体现医学高等职业教育理念，符合医学高等职业院校人才培养目标；② 突出预防医学逻辑思维和综合素质培养，突出教材的实用性、技能性；③ 着力将预防医学知识与技能融合，力求满足执业资格考试要求；④ 适当融入预防医学新理论、新知识、新技能。

本教材的编者来自全国不同地区，均为高等职业院校多年从事预防医学教学的一线教师，不但有丰富的教学经验，并且还能够提供预防医学实地服务。

全书共分四篇。第一篇环境与健康，介绍人类环境与健康、职业环境与健康、食物与健康、社会－心理与健康等内容。第二篇人群健康研究方法，介绍医学统计方法和流行病学方法。第三篇疾病预防与控制，介绍初级卫生保健与社区卫生服务、传染病的预防与控制、医源性疾病、常见慢性病的预防与控制、健康教育等内容。第四篇实训指导，选取了预防医学常用的15个实训项目，强调目的与要求，便于教师对学生开展实地训练。此外，在重要章节的前面安排了一些案例，以结合临床实际，激发学生的学习兴趣。在各章后面安排了思考与练习题，以便于学生复习和总结。

本教材适用于高等职业院校护理、临床、基础、预防、口腔、药学等专业及其他医学相关专业三年制学生使用，也可作为国家执业助理医师考试的参考书。

预防医学是一门知识性与技能性均较强的综合课程，医学高等职业教育理念也在不断更新。由于我们的经验和水平有限，在尝试教材内容选取与组织上难免存在一些不足、疏漏甚至错误之处。恳请各位专家、同行、读者提出宝贵意见。

本教材在编写期间得到天津医学高等专科学校领导、教务处及相关部门的支持和帮助，得到安徽医学高等专科学校、浙江医学高等专科学校、长春医学高等专科学校、郑州铁路职业技术学院、湖南医药学院的大力支持。天津医科大学博士生导师、国家级教学名师、国家精品课程负责人王建华教授对书稿进行了审查。天津医学高等专科学校刘艳辉老师承担了书稿的校对、编排及其他相关工作。在此向他们表示衷心的感谢。

编 者

2014 年 6 月

目　录

第三篇　疾病预防与控制

第四篇　实 训 指 导

绪　论

1999年,由14个国家共同研究完成出版的《医学目标:设置新的重点》提出了21世纪新的医学目标:“预防疾病和损伤,促进和维持健康;缓解疾病疼痛,减轻疾病痛苦;对病患治疗和护理,对不能治愈病人的照料;防止过早死亡,遵循临终关怀。”这四个具体目标,既内容丰富,又体现了“以人为本,以病人为中心”的理念,体现了预防、医疗、保健为一体的目标。新目标的确立使21世纪的医学成为具有光荣职业使命的医学、适度谨慎的医学、适应多元化社会的医学和尊重人的选择和权利的医学。它从以“追求维持人的生理、心理和社会性的完美状态”为目的而“重治疗、轻预防、轻保健”的“诊断－治疗”模式转向了以“身体和精神的和谐与完整的体验”为目的的“预防—医疗—保健—康复”模式,促使人们重视对病人的健康教育,行为干预,健康促进,以及社区卫生保健措施,以维持人生不同阶段的健康标准,直至安宁死亡。随着人类社会的进步,医学的内涵日渐丰富,已成为一个极为庞大的知识体系,其分科众多,各自从不同角度出发,共同为增进人类健康发挥更大的作用。

一、预防医学的概念、研究内容与特点

(一)预防医学的定义、研究内容

预防医学(preventive medicine)是从医学中分化出来的,由多门分支学科组成的一个独立的学科群。它以人类群体为研究对象,应用生物医学、环境医学和社会医学的理论,使用宏观与微观相结合的方法,研究疾病发生与分布规律以及影响健康的各种因素,制定预防对策和措施,达到预防疾病、促进健康和提高生命质量的目的。

预防医学着重研究环境诸因素对人群健康的影响,这些因素包括生物、物理、化学、社会及心理因素。预防医学研究人类面临的人口与环境、健康与疾病等关系人类健康与生命的本质问题。遵循新的医学模式和医学目标,本书的主要内容如下。

1. 环境与健康　从人类环境(包括生活环境)与健康、职业环境与健康、食物因素与健康、社会心理因素与健康等方面阐明了各种环境因素与健康的关系,以及这些因素对健康和疾病的作用规律及其预防原则。

2. 人群健康研究方法　研究环境因素与健康的关系及其作用规律,科学制定卫生保健工作计划和评价各种干预措施的效果,均要借助于医学统计学及流行病学的原理和方法,以便能够客观、定量地描述与分析,了解诸因素内在的联系与规律,并获得对健康与疾病本质的认识,进一步指导预防医学的实践与社区卫生保健的实施。

3. 疾病预防与控制　主要阐明对人群健康影响较大的疾病,如各种以环境为主要危险因素的传染病、地方病及职业病;以行为生活方式为主要危险因素的心脑血管疾病、恶性肿瘤;以及由于卫生服务不当而造成的医源性疾病等的发生、发展规律、预防和控制对策。同时,介绍

初级卫生保健与社区卫生服务的相关概念、内涵以及工作内容，介绍现代医学实践的重要技术之一——健康教育与健康促进。

（二）预防医学的发展简史

预防医学的思想在我国已有悠久的历史。在公元前就有了预防思想的萌芽，如《周易·既济》中提出"君子以思患而豫防之（豫同预）"，《黄帝内经》中提出"圣人不治已病治未病""夫病已成而后药之，乱已成而后治之，譬犹渴而穿井，斗而铸锥，不亦晚乎"，这些都是预防医学的思想基础，较希腊的希波克拉底（公元前4世纪）的疾病预防思想还要早。在世界各民族的传统医学中，都有治疗和预防两个部分。预防医学大致经历了以下几个发展阶段。

1. 个体预防　从16世纪中叶起，随着人体解剖学在医学中地位的奠定，生理学的迅速发展，以及显微镜发明后，人类开始认识生物病原；之后微生物学和免疫学得到发展，琴纳发明的牛痘接种法，更成为18世纪预防医学的一大成就。在生物医学迅猛发展的基础上，临床医学得到了飞跃发展，但当时仍多限于以个体为对象进行治疗和预防，并将这种以个体为对象进行疾病预防的科学称为卫生学。此词相当于我国的"养生""摄生"等词。

2. 群体预防　19世纪末到20世纪初，人类从战胜天花、霍乱、鼠疫、白喉等烈性传染病的经验中，逐渐认识到仅从个体预防疾病的效益不高，必须以群体为对象进行预防。其方法除个人摄生之道外，还需采用免疫接种、隔离消毒、检疫监测、消灭病媒动物、垃圾粪便处理、食物和用水安全等。于是，卫生学的概念扩大为公共卫生，个人养生防病扩大到社会性预防措施。预防医学史上以防治传染病和寄生虫为主要目标，正是从个体预防向群体预防发展的标志。这是医学史上第一次卫生革命。

3. 全球（人类）预防　1948年世界卫生组织（WHO）成立，其目标是"使所有的人都尽可能地达到最高的健康水平"，更新了医学概念。半个多世纪以来，传染病的发病率、死亡率有了明显下降，但慢性非传染性疾病（如心脑血管病及肿瘤等）上升为主要死因，死因顺位发生了变化。由于这些疾病多发生于中老年人，病程长、潜伏期长、不易根治，且发病机制复杂，常涉及多种外因和内因，从防治措施来看，单纯采用传统的生物医学手段是不能奏效的，这就意味着医学必须从单一的（生物）医学防治，转向同心理－社会行为预防相结合的防治，将单纯从生物因素扩大到人的心理、社会因素来观察疾病、处理疾病，并将三者视为一个整体。疾病预防的重点从急性传染病转向慢性、老年退行性疾病及生活方式病，这就是20世纪60年代的第二次卫生革命。

医学发展具有国际性，卫生保健更是一个全球性的问题，一些工业发达国家即使已控制了传染病的流行，但并未能解决环境污染、艾滋病及吸毒等卫生问题。此外，由于行为生活方式所造成的一些社会病的威胁，也仍难保证人群健康。为了增进健康，必须将健康与现有的生存条件紧密地联系在一起，这种人类的物质社会环境与健康密切相关的概念是健康向生态大众健康的发展。生态大众健康的主要特点是注重了健康、社会与物质环境的相互依赖，从社会角度来考虑健康的问题，对上述这些健康危险因素的预防与控制，都迫切要求国际社会的合作。

（三）现代预防医学的特点

据预防医学发展态势，对疾病的预防教育意识要实行四个转变：从传染病预防扩大到一切病的预防；从重点预防扩大到全面预防；从技术预防扩大到社会预防；从生物预防扩大到心理预防。

现代预防医学借助当代自然科学和社会科学的最新成就，多种学科相互交叉、渗透、融和，使之发展大大加快，主要表现特点如下：

（1）在生态学理论指导下，研究人与环境的关系，研究环境中各种要素对人体的综合影响，研究环境因素在整个生态系统中的转归规律，寻求解决环境对人体影响的途径和应对策略。

（2）应用现代社会学的观察方法，扩大了人们的视野，导致了对健康认识的观念转变。认识到健康与疾病问题不仅仅是一个医学问题，而且还涉及整个社会。如疾病的预防、健康的促进所采取的任何策略和措施的实际运行，都必须要得到广大居民的共识和全社会的参与。

（3）采用分子生物学技术，研制出多种高效疫苗，为控制和消灭许多传染病提供了强有力的武器，在分子生物学技术日新月异的发展下，将会有更多的传染病从被控制走向被消灭，一些危害人类健康的慢性病也会得到全面控制。

（4）计算机信息科学技术的发展，改变着人们的生活、工作方式，预防医学信息交流的加快在很大程度上促进了预防医学的发展。同时，计算机先进技术的广泛应用，在对健康多维度的研究中，在探索疾病的发生原因和疾病进程的多因素研究中帮助研究者更清楚地了解到客观事实。

（5）高而精分析技术的不断引入，大大提高了预防医学对疾病的监测水平、工作效率，使得更多的危害因子被揭示和确认。

（6）预防医学策略研究与决策技术的应用，从软科学的角度更加系统地帮助预防医学工作者。在预防性卫生服务，卫生保健方针、决策、规划和策略上采取全面、有效的系统性工作，促进预防医学的发展。

现代预防医学建立在社会生态学理论的基础上，有效结合临床医学技术，面对整个人群，广泛采用现代科学技术，是从多个角度、全社会参与的系统性健康促进工程。展望未来，预防医学的发展将会更加迅速。正如俄国著名医学家皮罗戈夫在19世纪预言的那样——“未来是预防医学的世纪”。

二、现代预防医学理念

（一）现代医学模式与健康观

1. 现代医学模式　医学模式是指医学整体的思维方法，即解释和处理医学问题的方式，它受到不同历史时期的科学、技术、哲学和生产方式等方面的影响。不同历史时期有不同的医学模式，例如古代的神灵主义医学模式和自然哲学医学模式、近代的机械论医学模式、现代的生物医学模式及生物—心理—社会医学模式。

生物医学模式是用生物学的方法研究和解释医学问题。长期以来引导医学科学界，是占有统治地位的思维方式，也是大多数专科医生用以观察、处理问题的基本方法。这一模式的缺陷在于：它把病人看成疾病的载体，认识疾病的过程就是把病人分解成器官、系统、组织、分子、基因等，忽视了病人作为人的整体，忽视了人的社会、心理因素的综合作用。它只注重人的生物属性而忽视其社会属性，只重视机体的生理活动而忽略心理活动在疾病中的作用。随着疾病谱的转变和病因复杂化、多样化，生物医学模式的局限性和片面性逐渐显现。

生物—心理—社会医学模式代表了现代医学模式，WHO 提出的健康新定义带动了生物—心理—社会医学模式的发展，《医学目标：设置新的重点》提出的 21 世纪新的医学目标更是这一新的医学模式的进一步发展。这一现代医学模式对推动预防医学理论的发展也产生了深远的影响，使预防医学对影响健康因素的研究扩展到社会、心理因素，使预防医学的研究进入一个新的阶段。健康新定义和医学新目标的提出促进预防医学向更新的层次发展。病因预防、临床前期预防和临床预防三级预防的原则已成为预防医学的核心策略，危险因素和高危人群的研究则对预防医学探索病因和制定预防策略具有重要的理论和实践意义。

2. 健康观　健康观是指人们对健康的认识，它直接影响人们对待健康的态度和健康行为，并引领医学模式的转变。

在人类社会发展早期，受生产力水平低下的限制，微薄的人力无法与自然灾害和疾病抗衡。人们在与大自然的搏斗过程中，若失去健康便无法生存。因此，人们对健康的理解等同于生命，这可称之为健康的生命观。

随着生产力水平的逐渐提高和物质财富的日渐丰富，人类才有可能去考虑消除和预防疾病，提高生活质量，延长个体生命。在很长的历史时期中，人们把健康理解为没有疾病，可称之为健康的疾病观。这一疾病观历时漫长，经历了神灵医学疾病观、自然哲学疾病观、自然科学疾病观和生物医学模式疾病观。

步入 20 世纪，随着科学技术的突飞猛进和新兴边缘学科的兴起，人们面对竞争的加剧、生活节奏的加速，心理压力日益加重。这就迫使人们逐渐认识到心理、社会因素在健康与疾病及其相互转化中不容忽视的作用，试图以一种崭新、多元的视角全面看待健康。20 世纪初，世界卫生组织将心理健康与社会适应也纳入了健康的范畴，指出健康不再仅仅是躯体状况的反映，同时还必须是心理活动正常、社会适应完满的综合体现。对“健康”的定义改变了以往“健康”仅指无生理异常现象而免于疾病的观念，逐步确立了身心统一的健康观。21 世纪，世界卫生组织又将“道德健康”纳入健康概念。这一时期的健康观体现了健康的多维特质，即生物—心理—社会医学模式。我们可称之为新时代健康的全面观。

健康是一个动态的概念，健康和疾病是相对的，在一定条件下，健康和疾病是共存的，健康在不利因素的作用下会向疾病转变，而疾病在有利因素的作用下也会向健康转变。人类健康和疾病除了受自然因素影响外，还受到政治、经济、文化教育、风俗习惯、生活方式等社会因素的影响，而且社会因素还可以作用于各种生物、物理、化学的病因，使之趋于活跃或抑制。影响健康的四个主要因素是生物遗传因素、环境因素、行为生活方式和卫生服务。生物遗传因素造成先天性缺陷或伤残；环境因素中除了生物因素外，还有物理、化学、社会、经济、教育、文化等因素；行为生活方式包括营养、风俗习惯、嗜好（吸烟、饮酒）、交通（如车祸）、体育锻炼、精神紧张、性生活等；卫生服务则包括卫生资源的分配、卫生制度及卫生服务利用。

（二）预防医学的思维模式

当今，预防医学面临着新的挑战。第一，社会人口老龄化速度加快，老年人口基数加大，预防老年性疾病、促进老年人的健康已成为当务之急；第二，随着传染性疾病的控制，一些非传染性疾病已成为主要威胁人类生存的疾病，疾病谱已发生了根本性变化，对非传染性疾病的研究和防治成为预防医学面临的又一难题；第三，环境恶化，全球范围内的空气、水、食物等都正在遭受严重的污染，环境恶化的现象日益严重，清除和控制环境污染，为人类创造一个清新干净的环境是当今预防医学面临的新问题；第四，不良生活方式，吸烟、酗酒、吸毒等不良的行为和生活习惯严重影响着人类的健康，已成为人类死亡的重要原因，如何改变和纠正这些致病因素是预防医学研究的新课题。预防医学应以其独有的思维模式面对这些挑战。

1. “大卫生”观　所谓“大卫生”观，就是要站在宏观的、社会发展和人类进步的高度来看待卫生工作，并依靠全社会的力量推进卫生工作，进行全方位的综合治理，也就是卫生工作的社会发展观和卫生工作的系统工程观。

“大卫生”观是一种现代卫生观，是社会协调发展型的卫生观。它把卫生视为社会大系统中的一个子系统，是一种全民参与型卫生观，是“自然—社会—心理—生态—健康”的社会整体协调发展型卫生观。

“大卫生”观是以全民整体的健康为内涵的卫生观，全民整体的健康是人们的社会期望，政府和社会要想实现人们的这种社会期望，实现人们心理、社会上的健康就必须把做好卫生工作视为各级政府、全社会和全民的天职，而不仅仅是个人和卫生部门的事。“大卫生”观的着眼点是致力于人人健康，主动地保护社会全体成员的身心健康，实现国富民强；它把卫生事业和卫生责任社会化、全民化，并将其纳入社会发展的有机构成，视为社会发展的重要目标。

“大卫生”观是以“人人享有卫生保健”为目标的卫生观。这既是现代社会发展的任务，也是未来社会发展的使命，是社会物质文明、精神文明建设成就的一种综合体现。WHO 提出的在 2000 年实现“人人享有卫生保健”的口号，正是保证社会进步、普及卫生保健服务的战略目标。“人人享有卫生保健”为卫生决策提供了基本思想，即健康是人类的基本权利。“大卫生”观既是实现“人人享有卫生保健”这一目标的手段，又是实现这一目标的结果。

2. 预防为主、防治结合　随着社会经济的发展和卫生工作经验的积累，我国的卫生工作方针有过几次修改。但“预防为主”始终都放在首位，从未改变。而且，随着社会经济的发展和文化水平的提高，人们不仅需要在有病时能得到临床医学的及时治疗，而且更多地要求懂得疾病的预防知识和保健知识，提高自我保健能力。社会就更需要既具有预防疾病的知识，又能治疗疾病的全科医生和专科医生。因此，分属医学两大范畴的预防医学和临床医学的结合则是医学在新形势下发展、顺应时代需求的必然趋势。防治结合，向促进健康、提高生活质量和人口素质的方向发展是预防医学的基本理念之一。

3. 群体意识　在对疾病与健康影响因素规律性的认识与思考中，以群体观念为基础，从群体的角度关注并研究环境与健康、疾病间的关系，研究各种疾病和健康状况；从疾病或健康状况的频率或分布出发，研究影响分布的因素及其原因，从而提出预防和控制疾病、促进健康的有效策略和措施。

三、预防医学与临床医学的关系

（一）三级预防

新的医学模式（即生物—心理—社会医学模式）对推动预防医学理论的发展产生了深远的影响，病因预防、临床前期预防和临床预防三级预防的原则已成为预防医学的核心策略。

1. 第一级预防　又称病因预防。

首先是宏观的根本性措施，称为根本性预防，即从全球性预防战略和各国政府策略及政策角度考虑，建立和健全社会、经济、文化等方面的措施。如为了保障人民健康，从国家角度颁发一系列的法律、法规或条例，如《中华人民共和国食品安全法》《中华人民共和国传染病防治法》《学校卫生工作条例》及《中华人民共和国尘肺病防治条例》等来实施第一级预防。宏观的根本性的第一级预防包括针对机体和环境的措施。针对机体的措施，既可针对整个人群，又可针对选择性人群或健康的个人。如儿童卡介苗接种、入学新生拍摄 X 线胸片（结核病筛检）和实施《学校卫生工作条例》中的急、慢性传染病的预防工作等即属于选择性人群或健康个体的一级预防范畴。针对整体人群可以从以下几方面实施预防措施：① 增进健康，提高抗病能力；开展健康教育，注意合理营养和体格锻炼，培养良好的行为与生活方式；② 提高人群免疫水平，预防疾病，有组织地进行预防接种；③ 预防遗传性疾病，做好婚前检查和禁止近亲结婚；④ 做好妊娠期和儿童期的卫生保健工作。

其次是针对环境的措施，即根据环境保护方针，对大气、水源、土壤、食品等采取保护措施（如各种法律、法规及卫生标准的制定与实施），以创造并维护有益于身心健康的自然条件和社会条件，减少致病因素。

2. 第二级预防　又称临床前期预防，即在疾病的临床前期做好早期发现、早期诊断、早期治疗（三早）的预防工作，以控制疾病的发展和恶化，防止疾病的复发或转为慢性。

早期发现疾病可以通过普查、筛检、定期健康检查、高危人群重点项目检查及设立专科门诊等实现。达到“三早”的根本办法是宣传、提高医务人员诊断水平和建立高灵敏而可靠的社会性疾病监测系统。对于某些有可能逆转、停止或延缓发展的疾病，则早期检测和预防性体格检查更为重要。对于传染病，除了做好“三早”，尚需做到疫情早报告及病人早隔离。

3. 第三级预防　即临床预防。

对已患某些病者，采取及时、有效的治疗措施，防止病情恶化，预防并发症和伤残；对已丧失劳动力或残疾者，主要实施功能康复和心理康复，进行家庭护理指导，使病人尽量恢复生活和劳动能力，并能参加社会活动及延长寿命。

对不同类型的疾病，有不同的三级预防策略。但任何疾病或多数疾病，不论其病因是否明确，都应强调第一级预防，特别是病因明确的疾病，采取第一级预防尤易见效。对于一些多病因的慢性疾病（如心脑血管疾病、代谢性疾病），除针对其危险因素致力于第一级预防外，还应兼顾第二和第三级预防。对那些病因不明，又难以觉察预料的疾病，则应实行三级预防为主。

（二）临床预防服务

临床预防服务是临床医生通过临床场所对病伤危险因素进行评价和预防干预，主要是健康维护、健康促进以及减少病伤的危险因素;它对健康者和无症状的患者采取个体保健服务,是在临床环境下第一级预防和第二级预防的结合。它弥补了预防医学和临床医学的空隙,是二者之间的一个连接点,是未来医学发展的必然趋势。

开展临床预防服务是贯彻执行国家卫生工作"预防为主"方针的重要方面。对健康人群进行健康教育、疾病筛检和早期诊断,能使无症状患者的疾病发生率和死亡率显著降低;预防接种和化学治疗可以有效防止疾病的慢性化过程;早期预防更能在阻断疾病的发生和发展上取得显著成效;同时,临床和预防的紧密结合也有利于社区卫生服务的深入开展。

临床预防服务的主要内容包括健康教育和咨询、体格检查和疾病筛查。

(三)学习目的

1988 年的世界医学教育会议,发布了《爱丁堡宣言》,指出了"医学教育的目的是培养促进全体人民健康的医生",为医学教育的改革指明了方向。1995 年 5 月召开的世界卫生大会决议之一是实现"人人享有卫生保健"的医学教育和实践的再定向。决议的中心思想是:医务人员在改善相关性、优质和高效的卫生保健和达到"人人享有卫生保健"的目标,起着关键的作用。决议要求 WHO 及其成员应注意利用现有资源,使现代医学实践更好地适应个人和社区卫生保健需求;会议鼓励所有国家进行医学教育和实践的改革,以提高卫生保健的相关性、优质、高效和公平性的服务。

1992 年,世界卫生组织(WHO)卫生人力开发教育处 Bowelen 博士提出了"五星级医生"(five star doctor)的概念,在医学教育界引起较大反响。该概念反映了医学发展的趋势,体现了大众的需要,亦为医学教育指明了方向,目前已经被许多国家和地区所接受。所谓"五星级医生",即指未来医生应具备以下五个方面的能力:① 卫生保健提供者(care provider):即能根据病人预防、治疗和康复的总体需要,提供卫生服务;② 医疗决策者(decision maker):即能从伦理、费用与病人等多方面的情况,综合考虑和合理选择各种诊疗新技术;③ 健康教育者(health educator):即医生不只是诊疗疾病,更应承担健康教育的任务,主动、有效地增强群体的健康保护意识;④ 社区领导者(community leader):即能参与社区保健决策,平衡与协调个人、社区和社会对卫生保健的需求;⑤ 服务管理者(service manager):即协同卫生部门及其他社会机构开展卫生保健,真正做到人人享有卫生保健。

到 21 世纪,我国的卫生服务将发展为卫生保健型体制,突出发展社区卫生服务和农村初级卫生保健。这些都为医学教育改革和加强预防医学教育指明了方向,具有战略意义。为此,要求医学生通过本门课程的学习及参加预防医学的社会实践,达到以下目的:

(1) 完整地认识现代医学的目标,透彻理解健康、健康和疾病的关系,能按照"三级预防"的原则做好基本医疗服务和公共卫生服务工作。

(2) 认识和掌握预防医学观念、知识和技能,将预防意识融入日常工作中去,运用预防手段提高居民健康水平。

(3) 学习运用预防医学的思维方法。医学模式的转变决定了医务工作者的未来,特别是医生,必须谨慎地权衡个人与社区卫生、治疗和预防保健的关系,选择适宜技术来提供优质的服务,预防医学的思维方法能帮助人们更全面、宏观地观察及分析。

思考与练习题

1. 试述预防医学的概念、研究的主要内容及其特点。
2. 试述预防医学的发展简史。
3. 试述现代预防医学的思维模式。
4. 试述预防医学与临床医学的关系。
5. 何谓三级预防?

（李　研）

第一篇

环境与健康

第一章 人类环境与健康

第一节 人类与环境

1934 年 5 月 11 日凌晨，美国西部草原地区发生了一场人类历史上空前的黑色风暴。风暴整整刮了 3 天 3 夜，形成一个东西长 2 400 km、南北宽 1 440 km、高 3 400 m 的迅速移动的巨大黑色风暴带。风暴所经之处，溪水断流，水井干涸，田地龟裂，庄稼枯萎，牲畜干渴而死，毁掉耕地 4 500 余万亩，千万人流离失所。

这场黑色风暴是什么原因造成的？对人类环境与健康造成哪些影响？

一、环境的概念

环境(environment)是相对于某项中心事物而言的周围情况。人类的环境，中心就是人类。世界卫生组织(WHO)公共卫生委员会给环境的定义是：在特定时刻由物理、化学、生物及社会的各种因素构成的整体状态，这些因素可能对生命机体或人类活动直接或间接地产生现时的或远期的作用。《中华人民共和国环境保护法》称："环境是指影响人类生存和发展的各种天然的和经过人工改造的自然因素的总体，包括大气、水、海洋、土地、矿藏、工厂、森林、草原、野生生物、自然遗迹、人文遗迹、自然保护区、风景名胜区、城市和乡村等。"环境与健康所研究的环境是人类生存的环境，也是与人类健康密切相关的重要条件。与人类健康关系密切的环境包括自然环境与社会环境。

（一）自然环境

人类的自然环境(natural environment)由空气、水、土壤、阳光和各种矿物质、植物、动物等环境因素组成。自然环境包括原生环境和次生环境两部分。

1. 原生环境(primary environment)　原生环境是指天然形成的、未受或少受人为因素影响的环境，其中存在着多种对机体健康有利的因素，如清洁并含有正常化学成分的空气、水、土壤，适宜的阳光照射和小气候，以及秀丽的风光等。但有些原生环境由于种种原因也会对人体健康产生不利的影响。例如，由于地球结构的原因，造成地球表面化学元素分布的不均匀性，使某一地区的水或土壤中某些元素含量过多或过少，当地居民通过长期饮水、摄食后，导致体内出现相应元素的过多或过少，最终引起某些特异性疾病，称为生物地球化学性疾病(biogeochemical disease)。这类疾病的发病特点具有明显的地区性，故又称为地方病(endemic disease)。

2. 次生环境(secondary environment)　次生环境是指在人类活动影响下，环境中的物质交换、迁移和转化以及能量、信息的传递等都发生了重大变化的环境。这种变化对人类产生有利或有害的影响。人类的活动如能重视环境中物质和能量的平衡,就会带来好的影响。例如,在黄河下游修建大堤,控制河水泛滥,垦殖农田,使华北平原的次生环境优于原生环境。如果在生产过程中不重视环境中的物质、能量平衡,就会使次生环境的质量变劣,给人类带来灾难。100 多年来,随着工农业和交通运输事业的发展,大量排放废水、废气和废渣,严重污染了水、大气和土壤等自然环境,在世界范围内发生多起严重公害事件。

(二) 社会环境

社会环境(social environment)是指人类在长期的生活和生产活动中所形成的生产关系、阶级关系和社会关系等。人类生活在社会中,社会经济、政治、文化教育、人口、就业、家庭、行为习惯、道德观念等,都与人类生活和健康有直接关系。社会经济政治及文化传统直接影响人们的心理、价值观念、文化教育水平、行为习惯和卫生服务质量,也决定了对上述自然环境的保护、利用、改造的政策和措施。随着生物—心理—社会医学模式的出现,人们认识到社会因素对人类健康有重要影响,尤其是通过影响人的情绪作用于机体的神经、内分泌和免疫系统,对健康产生影响。

二、环境因素

人类环境中含有许多与健康有关的物质因素与非物质因素,按其属性可分为物理、化学、生物和社会因素。

1. 物理因素　太阳辐射、天然放射线元素产生的电离辐射、声波以及气温、气湿、气流与气压等气象条件都是人类环境中永存的自然物理因素(physical factor)。在适当的接触或暴露水平,它们是人类生存必不可少的外部条件;但在环境中的强度过高或过低时可对人类健康造成危害。除此之外,人类生产与生活等活动也可对环境施加污染性物理因素,如使用机械与交通运输工具产生的噪声、振动,使用无线电通信设备产生的电磁辐射,使用放射线物质产生的电离辐射等。这些人为物理因素可使环境物理性状发生异常改变,危害人类健康。

2. 化学因素　空气、水、土壤与食物中含有许多人类生存必不可少的化学物质,如氧气、水、必需微量元素等,均为化学因素(chemical factor)。环境中化学物质的过多或过少都可使机体受到损伤。例如,饮用水和食物中的微量氟有益于牙齿的正常发育,若摄入氟过多则会引起急、慢性氟中毒。另外,由于人为的污染原因,可使人类环境中化学物质的组成与含量发生异常改变,如锅炉废气向大气中排放,可改变空气的正常化学组成,使空气中二氧化硫(SO_2)与氮氧化物(NO_x)等物质的含量增加;用含铜工业废水灌溉农田,农田土壤受到铜污染,农作物中铜含量显著增加。若人们长期过量接触这些化学污染物,可造成急、慢性化学性中毒或潜在性危害。

3. 生物因素　人类环境中的生物种类有动物、植物与微生物,它们构成自然环境的生物因素(biological factor)。这些生物相互之间通过食物链的方式进行能量传递与物质转移,实现各种化学元素从无机界到有机界,再从有机界到无机界的生物化学循环,保证环境的生态系统完整性和生态平衡。其中,许多生物是人类赖以生存所需营养素的丰富资源。但是,有些生物可成为某类疾病的致病因子或传播媒介,如致病微生物与寄生虫、病媒昆虫等;又有些生物内部含有毒素，如河豚体内的河豚毒素，发芽马铃薯中的龙葵素以及毒蛇、毒蜂与毒蕈所含有的相关毒素。

4. 社会因素（social factor） 包括政治经济制度、文化教育、军事措施、宗教信仰、生活方式和医疗卫生服务等。社会因素是一类非物质因素，作为外在信息刺激源通过机体的感觉器对人的心理或精神领域起作用，它与物质环境因素一样对人类健康具有双重作用，即良好的社会环境（如政治稳定、经济条件优越、融洽的人际关系等）可促使人精神愉快，心身健康；不良的社会环境（如社会动乱、经济负担过重、战争爆发、恐怖活动、人际关系危机等）可使人精神紧张，甚至诱发某些疾病。

三、生态系统与生态平衡

地球环境系统可分为大气圈、水圈、土壤岩石圈和生物圈。这些圈系相互重叠、相互依赖和相互影响。生物圈是指人类和生物生存的范围，大致包括了约 11 km 深的地壳与海洋和 15 km 以内的地表大气层，为生物的生命活动提供了一切必要的物质条件。人类存在于生物圈内，生物圈内各种因素的变化可直接或间接影响人类健康。

（一）生态系统

生态系统是指生物群落和其周围自然环境所构成的相互依赖又相互制约的整体。生态系统按环境的特征可分为陆生生态系统和水生生态系统。凡是能实现能量流动、物质循环和信息传递基本功能的生物环境单位都可构成生态系统。因此，生态系统有大有小，大至整个地壳，小至一个池塘、一片森林、一条河流。例如，一口池塘中有水、底泥、水生动物（如鱼虾）、植物、微生物，同时也与大气、阳光接触，水和底泥中有各种无机物、有机物等，它们之间保持相对稳定、相互适应，相互之间进行着物质、能量和信息的交换，并处于一种动态的平衡状态。

1. 概念 生物群落和其生存环境所构成的系统（或综合体）称为生态系统。生物群落指地球有机界的整体，包括人类、动物、植物和微生物，人是生态系统中的主体。生态系统是生物群落与复杂的环境相结合所构成的自然基本单位。

2. 组成 生态系统由四个基本组成部分构成。

（1）生产者 指能进行光合作用而合成有机物的绿色植物和自养菌。生产者在生态系统中的任务就是把无机物转化为有机营养物，不仅供自身的需要，也为消费者提供食物和能量的来源。在地球上尚存在少量能利用化学能的生物体。

（2）消费者 指直接或间接以绿色植物为食的各种动物。消费者自己不能合成有机物，只能利用生产者合成的有机物。草食动物以植物为直接食物，是一级消费者；以草食动物为食物的动物是二级消费者；以二级消费者为食物的动物是三级消费者。

（3）分解者 指具有分解能力的各种微生物和原生动物，主要是细菌和真菌等微生物。分解者在生态系统中的作用是将有机物分解为无机物。

（4）无机界 亦称非生物环境或自然环境，指生态系统中各种无机物和自然因素，包括阳光、空气、水、土壤、矿物质等。无机界构成生物乃至生态系统存在的物质基础。在生态系统中存在着物质循环和能量转移。各种物质在生产者、消费者、分解者和自然环境之间往复循环，被生物重复利用，如氧循环、碳循环、氮循环等。来自太阳的能量，从生产者到消费者再到分解者,为生命活动提供了必不可少的能量供应。

地球上最大的生态系统为生物圈。

(二)食物链与物质转移

在生态系统中,维系生物种群间物质和能量流动的纽带和渠道是食物链和食物网,即在生态环境中不同营养级的生物为满足生存需要而建立起来的锁链关系。一种生物被另一种生物吞食,后者再被第三种生物吞食,彼此以食物连接起来的锁链关系称为食物链(food chain);而各种食物链在生态系统中又彼此交错构成食物网。食物链具有重要作用,在生态系统中的物质迁移、转化以及能量代谢与流动等几乎都是通过食物链实现的。更为重要的是,食物链并非简单机械地转运物质和能量,而是在转运传递过程中发生一系列重要变化,如重金属毒物和某些难降解的毒物,随着食物链的延长,处于高位级的生物体内的浓度比处于低位级的生物体内的浓度逐渐增多加大,这种情况称为生物放大作用(biological amplification)。一种生物对某种物质的摄入量大于其排出量,随着生物生命过程的延长,该物质在生物体内的含量逐渐增加,称为生物蓄积作用。某种生物摄取环境中的某些物质或化学元素后,在生物体内的某个部位或器官逐步浓缩起来,使其浓度大大超过环境中原有的浓度,称为生物浓缩作用。

(三)生态平衡

生态平衡是指生态系统中各个组成部分的结构和功能处于稳定、相互适应、相互协调的状态。判断一个生态系统是否处于生态平衡状态,最主要的标志是生物群落种类与数量是否发生改变。生态系统具有一定程度的自我调节和代偿能力,使本身的结构和功能处于相对稳定状态。但是,当外来因素的影响超过自身的调节和代偿阈值时,生态平衡就会受到破坏,即生态平衡失调。

四、人类与环境的关系

人类是地球演化到一定阶段的历史产物,人和环境是一个不可分割的对立统一的整体,即人类环境。人是环境中的人,环境是人周围的环境。人类与其他生物不同的是,人类具有改造客观物质世界与创造社会环境的能动作用。一般生物只能被动适应周围环境,从事一些本能的活动;但人类却具有认识世界的能力,并且能有意识、有目的地改造周围的环境。人是一个有机的整体,人体的一切活动都是受高级神经系统所支配的。所以,人对自然环境和社会环境的适应能力和改造能力都是依赖于人的神经与精神活动来实现的。在人和环境的关系中,人是起主导作用的。在多变的自然环境和社会环境中,人能充分发挥其主观能动作用。

(一)人类与自然环境的关系

人类与自然环境之间本质的联系是物质和能量的交换。一方面,人体从周围的自然环境中摄取各种必需的物质(如氧气、水分、营养素、无机盐等),通过机体自身的分解、合成构成机体组织和细胞成分,并产生能量供给机体生长发育以及各类生理活动的需要;另一方面,机体在代谢过程中产生的许多分解产物通过不同途径排入周围环境。机体通过这种新陈代谢方式,不断同周围环境进行物质和能量交换,以维持机体的生命活动。

人类由于与自然环境长期接触,使机体与环境在物质上得到统一与平衡。英国科学家汉密尔顿调查了220名英国人血液中60余种化学元素的含量,同时测定了当地地壳中相应元素的含量。结果发现,除碳、氢、氧、硅外,其余元素的含量与地壳含量呈明显正相关。人和环境的这种物质和能量交换关系是人们认识自然环境有害因素危害人体健康的理论基础。在人和环境的物质和能量交换过程中,环境中污染物可随其进入人体,从而改变生物机体的正常组成和功能。例如,在重金属矿石开采地区,重金属(如镉、汞、铅等)污染土壤环境和水环境,这些污染物继之可通过食物、饮用水进入人体,危害健康。许多环境医学调查表明,矿区周围环境居民体内生物材料(如血液、头发等)中的镉、汞含量显著高于清洁区居民,并且重金属污染物进入机体的量和对机体产生的损害程度与环境中重金属的污染程度呈明显正相关。

人类和其他生物一样,对环境因素具有一定程度的适应能力和防御能力。当环境条件发生变化时,人体可通过本身的生理生化调节功能,适应改变着的环境。如人初次进入高原环境,一开始对氧气缺乏会感到不适,甚至可能产生某些生理功能障碍。经过一定时间后,可通过自身的生理调节逐步适应这一低氧环境。另外,人类对环境中某些因素有一定的防御能力,包括特异性或非特异性的免疫能力。

人类与环境之间的关系是辩证统一的关系,人是环境的组成部分之一,包括在环境之中,人和环境构成一个既相互依存又相互影响的不可分割的整体。人和环境的这种复杂辩证关系,可以从物质的统一和对立来理解,主要表现在以下三方面。

1. 物质的统一性　在人类生态环境中,人和环境之间不断地进行着物质、能量、信息交换,保持着动态平衡而成为不可分割的对立统一体。这种统一性是通过新陈代谢与周围环境进行着物质交换来实现的。人体内从细胞、原生质、酶到骨骼、肌肉和皮肤等成分都是由自然环境中水、氧、氮、蛋白质、脂肪、糖类、无机盐类等元素和化合物所构成。英国科学家汉密尔顿上述的调查就有力地说明了人和周围环境在物质上的统一性。

2. 人体结构和功能对环境的适应性　人体的各种结构和功能,是在长期发展的历史中与环境相互作用和制约下形成和发展起来的。这种适应能力经过了由低级到高级的发展过程,从各器官、系统及其生理功能到完美的神经体液调节功能紧密联系成为一个整体。因此,当环境发生异常变化时,人体能通过机体的调节功能对变化的环境产生适应,以保持人体与环境的动态平衡,保障生命的延续和发展。但人体对环境的适应能力是有一定限度的,一旦环境异常变化的程度超出了人体的适应能力,就会使人体某些结构和功能发生异常改变,甚至造成疾病。

3. 环境是人体一切感觉和活动的源泉　环境在为人类生长发育提供物质和能量的同时,又是人体一切感觉和反射活动的源泉,不断提供各种刺激。例如声响,虽然过强声波(90 dB以上)的刺激可以引起噪声性耳聋和神经衰弱综合征,但完全无声的环境似乎也不适应人类的生存,人离不开声音,或者说人需要适量的声音刺激,小溪淙淙的流水声和山林阵阵的松涛声就构成了美妙的自然界音乐。伴随着环境的各种必要而适当的刺激,人体更趋完善。

(二)人类与社会环境的关系

社会环境是人类自身创建的,人既是社会环境因素的唯一决定者,同时又是社会环境因素的影响对象。社会环境因素对人类健康的影响有以下三种方式:① 社会因素通过影响自然环境质量来作用于人体健康,如环境资源开发的管理制度与措施的缺陷造成环境污染,继之危害人体健康;② 社会因素通过制约人们的营养水平、生活居住条件与医疗保健等,对健康产生相应的影响;③ 社会因素作为一种外来的信息刺激源直接作用于人的心理或思维活动过程,影响人的心身健康。

第二节　环境污染及其对健康的影响

一、环境污染的概念

环境污染(environmental pollution)是指由于人为的或自然的原因,使环境的组成与性质发生改变,扰乱了生态平衡,对人类健康造成了直接、间接或潜在性有害影响的现象。严重的环境污染危害叫公害(public nuisance),即环境污染对居民健康以及生态平衡造成了严重影响的情况,其突出的标志是许多人因此出现急、慢性中毒与死亡。由环境污染引起的地区性疾病称公害病(public nuisance disease)。在 20 世纪,全世界共发生过数十起较大的公害。

污染源(pollution)是指向环境排放有害物质或对环境产生有害影响的场所或设备与装置,即污染因素的发生源。污染源一般有以下几类:① 生产性污染源:如工业生产过程中排出废气、废水、废渣与产生噪声、振动,农业生产滥用农药化肥;② 生活性污染源:如居民生活过程中排出粪便、垃圾和污水,生活锅炉排出烟尘废气等;③ 交通运输性污染源:如汽车、火车、轮船等交通工具排出废气与产生噪声;④ 其他污染源:如电视塔和其他无线电通信设备产生微波与其他电磁辐射,使用放射线、同位素的机构产生电离辐射等。

污染物是指进入环境并引起环境污染的有害物质。污染物一般可分为三大类:① 化学性污染物:如铅、汞、铬等重金属,二氧化硫、氮氧化物、一氧化碳(CO)等有害气体,农药化肥等;② 物理性污染物:如噪声、振动、电离辐射、电磁辐射等;③ 生物性污染物:如致病性微生物、寄生虫卵等。

有害物质(物理、化学、生物等因子)进入环境后,污染物的数量、浓度、持续时间超过了环境的自净能力,使环境质量恶化,对人群或生物造成的直接、间接或潜在的危害称为环境污染。进入环境并能引起环境污染的物质叫作环境污染物(pollutant)。根据污染物进入环境后其理化性质是否改变,可将污染物分为一次污染物(primary pollutant),亦称原生污染物和二次污染物(secondary pollutant),亦称次生污染物。前者是由污染源直接排入环境后,其理化性状未发生改变的污染物,如镉、汞、SO_2、CO 等;后者是指有些一次污染物进入环境后,由于物理、化学或生物学作用,或与其他物质发生反应而形成的、与原来污染物的理化性状完全不同的新的污染物,如酸雨、过氧乙酰硝酸酯、有机汞等。典型的二次污染物,如汽车废气中的氮氧化物(NO_x)和碳氢化合物(HC),在强烈的日光紫外线照射下能形成光化学烟雾,其中包括臭氧、过氧酰基硝酸酯(PANs)和醛类等多种物质,它们都具有极强的氧化能力,统称为光化学氧化剂(photochemical oxidant)。

二、环境污染物的来源

1. 生产性污染

(1) 工业生产　形成的废气、废水、废渣(工业“三废”),如未经处理或处理不当即大量排放到环境中去,就可造成空气、水、土壤、食物等环境的污染。工业“三废”是常见的有害物质及其污染来源。

(2)农业生产　农药(杀虫剂、杀菌剂、除草剂、植物生长调节剂等)的广泛长期应用,造成农作物、畜产品及野生生物中农药残留,空气、水、土壤也可能受到不同程度的污染。例如,日本近30年来有机氯农药,特别是“六六六”的用量很大,1970年以后调查发现,大米、牛奶、鱼、蛋、肉制品及河流中均有“六六六”污染,人奶及人体脂肪中也测出“六六六”,甚至在2 000 m高的山顶上的积雪也受到“六六六”的污染。

2. 生活性污染　垃圾、污水、粪尿等生活废弃物的卫生处理不当,也会污染空气、水和土壤等环境。随着人口的增长和消费水平的提高,生活垃圾量的大幅度增加,垃圾的成分也发生了巨大变化,如生活垃圾中塑料等高分子化合物排入环境后的无害化处理非常困难,形成所谓“白色污染”问题。污水中含有大量有机物(如纤维素、淀粉、糖类、脂肪、蛋白质等)及微生物(包括肠道病原体、病毒、寄生虫等),还含有大量无机物(如氯化物、硫酸盐、磷酸盐、胺盐、亚硝酸盐、硝酸盐等)。近年来大量使用含磷洗涤剂,造成湖泊、水库、河流、海洋发生富营养化(eutrophication)。粪尿可作为农作物的肥料,但无害化处理不好时,可产生恶臭、蚊蝇滋生,导致传染病的流行。

3. 交通污染　交通运输工具可产生噪声、振动和各种废气。

4. 其他污染　来自医疗单位的污水包括病人的生活污水和医疗废水,含有大量病原体及各种医疗、诊断用废弃物,是一类特殊的生活污水,其主要危害是引起肠道传染病等。电磁波通信设备所产生的微波和其他电磁辐射波,医用和军用的原子能和放射性同位素机构所排放的放射性废弃物和飘尘,均可污染环境。

5. 自然灾害　如火山爆发、森林大火、地震等,所释放的大量烟尘、废气等,可使环境受到不同程度的污染,造成不良后果。

三、化学污染物在环境中的转归

污染物的转归是指污染物进入环境以后,在物理、化学和生物因素的作用下,发生分布或迁移、生物转化、生物富集和自净作用的全部过程。转归过程可使污染物的数量与性质发生变化,其变化过程极为复杂,既可将有机物无机化,又可将无机物有机化;既可使某些污染物的毒性降低,又可使某些污染物的毒性增加。污染物在环境中的转归速度主要取决于污染物本身和其所处的环境条件等。

1. 分布迁移　由于环境因素的综合作用,污染物在环境中可发生分布状态或空间位置的移动。在非生物环境中,污染物在环境物理动力学作用下可在大气、水、土壤圈系中相互进行扩散分布;在生物环境中,污染物通过食物链的关系在各种生物体内进行转移。污染物分布或迁移具有以下特点:① 梯度性:即污染物在环境中的浓度随着与污染源的距离增加而降低;② 广泛性:即污染物在非生物环境和生物环境中均可分布;③ 多向性:即非生物环境之间、生物体之间以及生物环境与非生物环境之间均可相互迁移。

2. 生物转化　生物转化是指环境中污染物进入生物体内,并在其酶系统的催化作用下进行代谢转化的过程。生物转化后污染物的生物毒性发生改变,大部分的污染物经生物转化作用后毒性降低或消失;但也有一些污染物经生物转化后变成毒性更大的新的有害物质。例如,苯并(a)芘进入人体后在肝微粒体混合功能氧化酶的作用下,变成环氧化物,后者为终致癌物;无机氟进入植物体内可变成氟乙酸盐,后者的生物毒性比无机氟大100~300倍;汞污染水体后,可沉积于淤泥中,在微生物酶系统作用下,淤泥中的汞可转化为毒性更大的甲基汞和二甲基汞。

3. 生物富集　生物富集(biological concentration)是指某些污染物(如甲基汞、有机氯农药等)进入生物机体内,逐渐蓄积并通过食物链的方式逐级转移,使污染物在生物体内的浓度逐渐提高的过程。生物富集程度可用生物浓集系数表示。

食物链可分为陆生食物链和水生食物链,前者与人类的关系十分密切。食物链是生物富集的一个不可忽视的途径。

4. 自净作用　自净作用是指少量污染物一时性地进入环境中,环境通过本身的物理、化学和生物学作用使污染物的浓度降低或使污染物危害消失,使破坏了的生态系统得到恢复的过程。环境的自净作用主要有以下三种方式。

(1) 物理作用　进入到非生物环境(如大气、水、土壤)中的污染物可以通过稀释、扩散、沉降、冲洗、吸附与蒸发等途径降低浓度。例如,从烟囱排出的废气,可受到大气的稀释和扩散作用,同时废气中颗粒物因本身的重力作用而沉降到地面,下雨时废气中的污染物可溶解于降水中而降落到地面,使大气中污染物的浓度降低。

(2) 化学作用　环境中的污染物可以通过中和、氧化、还原、水解等化学反应,使污染物分解失去毒性作用或使毒性高的变成毒性较低的物质而达到自净。例如,有机磷农药在碱性土壤中易发生水解,酯键断裂,变成简单的无机物,使有机磷农药失去其生物毒性。又如,碱性废水可被酸性废水中和,从而降低二者的生物毒性。值得提出的是,环境中有少数污染物经化学作用后,不但不能自净,反而使其生物毒性增加。例如,大气环境中的汽车尾气,在紫外线的作用下可发生光化学反应,产生生物毒性更大的光化学烟雾。

(3) 生物作用　进入土壤中的有机物,在微生物的作用下可发生一系列生物化学变化,包括有机物的无机化和有机物的腐殖质化。例如,土壤中含氮有机物在氨化微生物的作用下,分解产生氨;后者在亚硝酸菌和硝酸菌的作用下可进一步氧化为亚硝酸盐和硝酸盐。另外,由于环境微生物的分解与拮抗作用,某些病原体可失去致病作用。

四、化学物质进入人体的途径及代谢过程

(一) 化学物质进入人体的途径

环境污染物和生产性毒物进入人体的途径与其形态、污染环境的方式以及接触方式等有关,主要有以下三种。

1. 呼吸道　呈气体、蒸气和气溶胶(指尘、烟、雾)形态的化学物质都可经呼吸道进入人体。大气环境、室内空气及生产场所空气环境中的各种化学物质主要是通过呼吸道作用于人体,特别是见于职业接触者,呼吸道为生产性毒物进入人体的最重要途径。整个呼吸道黏膜都能吸收化学物质,尤其是肺泡的总表面积很大(50~100 m^2)、肺泡壁很薄、肺泡间又有丰富的毛细血管,所以化学物质经肺泡吸收进入血液极为迅速。经呼吸道吸收的化学物质,可不经过肝的转化、解毒即直接进入全身血液循环,这与消化道吸收不同。固体微粒状态的化学物质,

其颗粒越小、在体液中的溶解度越大,则吸收越快越多。

2. 消化道　水及食品中的化学污染物可通过消化道进入人体。由于水和食物是人类不能缺少的必需品,而环境毒物又不可避免地污染水和食物,特别是通过生物富集作用,污染物以极高的浓度存在于食品中,因而消化道是生活环境中的污染物进入人体的重要途径。经消化道吸收的环境毒物和生产性毒物,大部分先经肝转化后再进入血液循环。

3. 皮肤　有些毒物可通过无损伤的皮肤进入人体。例如,有机磷、苯胺、硝基苯等脂溶性毒物,可通过皮肤进入血液。如果毒物除具有较大脂溶性外,又有较大水溶性,更能较快地通过皮肤和黏膜被吸收。汞、砷等无机盐类可与皮肤中的脂肪酸结合,能经毛囊、皮脂腺被吸收。有些气态毒物(如氰化氢等)也可经皮肤吸收。经皮肤吸收进入人体的毒物也可不经肝转化、解毒即可直接进入全身血液循环。

环境毒物进入人体的途径主要为呼吸道和消化道。对生产性毒物而言,进入人体的途径以呼吸道最为常见,皮肤次之,消化道极少见。

(二)化学物质在体内的分布和转运

1. 转运　吸收进入血液的化学毒物,一部分呈游离状态溶于体液中,另一部分则与体液中的物质结合,最常见的是与血浆清蛋白、球蛋白等物质结合。游离状态与结合状态的毒物在各器官组织中呈动态平衡,两者的比值对毒物的转运、蓄积有重要影响。

2. 分布和蓄积　外来化学毒物在体内各器官的分布是不均衡的,常常表现出某种毒物对某些组织和器官具有选择性的亲和力。例如,铅进入机体,早期主要分布在肝、肾,后期主要集中在骨骼。无机汞早期多分布在肝,后期多分布在肾;有机汞则主要分布于中枢神经系统。苯、二硫化碳等脂溶性毒物多分布于骨髓等富含脂肪、类脂质的组织,并可以通过血脑屏障而作用于中枢神经系统。

长期接触某些毒物(如铅、汞等重金属)时可在体内蓄积,即储存在人体内某些组织和器官内的毒物量可逐渐积累并达到一定水平,这种现象叫物质蓄积。蓄积量超过中毒剂量时,可导致中毒。因此,蓄积是慢性中毒的基础。蓄积在组织器官内的毒物,在疲劳、患病、饮酒等诱因下可重新进入血液,有时引起慢性中毒的急性发作。另外一种情况是,长期接触某种毒物后体内不一定能检出该物质蓄积,但由该毒物引起的功能改变却逐步积累起来,并表现出中毒的病理征象,这种情况称为功能蓄积。

3. 转化　毒物的生物转化过程一般都经历两个阶段:第一阶段为氧化、还原、水解;第二阶段为结合。但有些毒物也可不经过第一阶段而直接结合。大多数毒物的生物转化主要在肝进行,催化毒物转化的酶系统主要存在于肝细胞内的粗面内质网中。

(1)氧化作用　各种结构不同的脂溶性毒物,几乎都能被微粒体的氧化酶所催化,产生各种代谢产物。但参与代谢的微粒体酶的特异性较低,通常称为混合功能氧化酶,它所催化的反应都是向作用物分子中加入一个氧原子,故又称单氧加氧酶。

(2)还原作用　在肝细胞微粒体中还发现有各种硝基化合物及偶氮化合物的还原酶,如硝基苯可经微粒体硝基还原酶作用还原成苯胺。

(3)水解作用　在肝、肾、肠及其他组织的微粒体内含有各种酯酶和酸胺酶,能水解各种酯类或胺类毒物而消除其活性。许多有机磷农药主要依靠酶的水解作用而消除其毒性。

(4) 结合作用　各种毒物不论其是否经过上述氧化、还原或水解过程,大多要与体内某些化合物或基团(如葡萄糖醛酸、甘氨酸等)结合,生成的结合产物水溶性增大,有利于被排出。经过体内的转化,多数情况下外来化学物质的毒性降低,称为解毒作用。解毒作用是机体防御功能的重要组成部分。动物的种属、年龄、性别、营养状况及遗传特性,对生物转化均有重大影响。少数毒物进入人体内经生物转化后可使毒性增强,或形成对机体危害更大的代谢产物,这种现象称为活化。

4. 排泄　体内的毒物可通过不同途径排出体外,主要的排出途径包括泌尿道、消化道和呼吸道。

(1) 经泌尿道排泄　肾是排泄毒物及其代谢产物的主要器官,尿中毒物浓度与血液中的浓度常密切相关。因此,常测定尿中毒物或其代谢产物来间接衡量一定时期内接触和吸收该毒物的情况,但是尿中的浓度与中毒的临床表现常无直接关系。

(2) 经消化道排泄　粪便中可发现许多毒物,这可能是由于口服毒物未被胃肠道吸收或毒物经胆汁排泄或胃肠道直接排泄所致,其中胆汁排泄是重要途径。

(3) 经呼吸道排出　在体内不易分解的气体和易挥发性毒物(如 CO、苯等),主要以简单扩散方式从肺泡经呼吸道呼出,呼出的速度与吸收速度成反比。血液中溶解度低、肺泡中毒气分压小、肺通气量加大等因素均可加速排出,因此将急性吸入气态毒物中毒的患者转移至新鲜空气环境中或吸入氧气,不仅能停止继续吸入毒物,而且可促进毒物经肺排出。

(4) 其他排泄途径　毛发、唾液、乳汁、月经、汗液等。进入细胞内的毒物,可随各种上皮细胞的衰老脱落而排出,也可随各种分泌物(如汗液、乳汁和唾液)而排出。铅、汞、砷等毒物就可经毛发、唾液、乳汁和月经排出,苯的氨基和硝基化合物、汞、砷化物、卤代烃等可有少量从皮脂腺和汗腺排出。这些途径虽然不是毒物排泄的主要途径,但仍有重要意义。对能从毛发中排泄的毒物,可将头发中该毒物的含量作为监测指标;而经乳汁排泄的毒物可由母乳传给婴儿,也可由牛乳传至人。

五、人体对环境污染的反应过程

长期生活在不同地区的人群,对各种异常的外环境变化有着不同的反应性和适应性,任何外环境因素的变化,只有通过机体内环境的改变才能发生相应的效应。

1. 调节适应　当环境发生轻微异常改变,尚未超过人体正常调节功能时,人体通过自己的生理调节功能,对变化的环境产生适应,此时对人体不会产生危害和有害影响。例如,从事铅作业的工人,进入体内的铅数量少时,人体可通过正常调节将铅从粪、尿中排出,以维持正常的生理功能。

2. 功能代偿　人体的生理调节功能是有一定限度的。如果进入人体内的污染物剂量超过了人体正常调节功能时,则会引起某些生理功能的异常改变。但是这种改变尚未到形成病理变化、产生症状的程度,这种情况称为功能代偿(function compensatory)。功能代偿是一个可逆过程,当环境异常变化一旦停止,如有害物质停止对环境的污染,机体则向健康方面转化,生理功能完全恢复正常。相反,如果环境继续恶化,代偿功能不能恢复而向更严重的方向发展,变成不可逆状态。例如,从事铅作业工人,当进入体内的铅的量进一步增加并超过机体的排出能力时,机体可将过量的铅蓄积在骨骼,并有一定的生理生化的异常改变,但机体还没有表现出有关的临床症状。如果继续接触大量铅，则可能出现相应的功能改变或疾病。

3. 失代偿状态　如果环境异常变化加重，机体代偿功能发生障碍，则会呈现病理状态、出现症状、发生疾病或其他明显危害，这种情况称为代偿不能或失代偿。例如，接触铅作业工人，虽然可在骨骼内蓄积一定量的铅，但这种蓄积是有限的，如果进入体内的铅的量进一步增加，超过了机体的蓄积能力，则过多的铅会作用于靶器官，出现相应的临床症状和体征，继续发展则病情加重甚至死亡。有些病理损伤是不可逆的，从预防医学的角度看，在人体进入失代偿状态后才采取措施为时已晚。

六、影响污染物对健康损害的主要因素

健康损害是环境污染物在一定条件下与生物机体相互作用的结果。污染物对人体健康损害的性质与程度主要受三个方面的影响：污染物因素、机体因素、环境因素。

（一）污染物因素

1. 污染物的理化性质　污染物的理化性质对它在环境中的稳定性、进入机体的机会与在体内的生物转运和生物转化过程均具有重要影响，它决定对健康损害的程度、性质与部位。污染物的化学结构是最主要的影响因素。

2. 污染物的作用剂量　污染物对人体健康的损害程度，主要取决于污染物进入人体的剂量或暴露于人体的浓度或强度。作用剂量是指进入机体的化学物质的数量，一般是以每千克体重进入的化学物质的毫克数表示。一定的作用剂量能引起一定的生物学效应。在环境医学研究中，作用剂量与健康损害程度的相互关系有以下两种评价方法。

（1）剂量 - 效应关系　即化学物质的摄入量与摄入该化学物质的生物机体呈现某种生物学效应程度之间的关系。例如，有机磷农药对生物机体的危害，体内胆碱酯酶活性随着有机磷农药进入机体的量的增加而降低。

（2）剂量 - 反应关系　是指一定剂量的化学物质与在接触其有害作用的群体中呈现某一生物学效应并达到一定程度的个体在群体中所占比例的关系，一般以百分率表示。

3. 污染物的作用时间　在一定的剂量或暴露水平的条件下，机体与污染物接触时间的长短是影响污染物健康危害的重要因素。由于生物机体对污染物具有一定的缓冲能力，环境中许多污染物需要在体内蓄积达到一定的量，才能对健康造成损害作用。污染物在体内的蓄积量与污染物持续作用于机体的时间（或暴露时间）有关，持续作用的时间越长、蓄积量越大，对健康的危害也就越大。

污染物在体内的蓄积与其摄入量、生物半衰期和作用时间三个因素有关。其中摄入量主要取决于污染物在环境中的浓度；生物半衰期对某一污染物来说是一个相对稳定的常数，是指污染物在生物体内浓度衰减一半所需要的时间。体内最大可能蓄积量可由以下公式进行估算：

$$L = A \times t_{1/2} \times 1.44$$

式中 L 为体内最大可能蓄积量，A 为每日摄入量，$t_{1/2}$ 为生物半衰期（d），1.44 为蓄积常数。

（二）机体因素

人群中不同的个体，在同一环境污染物同一暴露水平或暴露条件下，出现的有害生物学效

应不同,有的可不出现效应,有的则出现严重损伤甚至死亡,其原因是生物机体对污染物损害作用的敏感性存在明显的个体差异。那些对环境污染物毒性作用特别敏感的个体被称为高危个体。常见影响污染物健康危害的机体因素有健康状况、生理状况、遗传因素、营养条件。

(三)环境因素

环境因素在一定程度上可通过直接或间接的方式影响污染物对人体的危害程度。例如,气温、气湿和气流可改变污染物在环境中的存在形式、浓度和空间分布情况,从而影响污染物的吸收量。在生产环境中,高温、高气湿时,由于不利于汗液的蒸发,颗粒性污染物容易被汗液黏附在皮肤表面,可增加其危害作用。另外,环境污染物常常不是独立存在的,而是与其他物理、化学因素同时作用于人体,从而产生联合毒作用,它们可相互促进中毒的发展,增加相互中毒的严重性。

七、环境污染对健康的危害

环境污染物(因素)种类极为繁杂,按其属性通常分为三大类,即环境化学性污染物(因素)、环境物理性污染物(因素)和环境生物性污染物(因素)。环境污染对人群健康是一个十分复杂的问题,表现为:① 环境污染物(因素)可通过多种环境介质(水、空气、食物等)多种渠道进入人体;② 受环境污染影响人群的反应个体差异大,包括老、幼、病、弱甚至胎儿及具有遗传易感性的敏感人群;③ 人群常处于低浓度、长时间暴露状况,探索灵敏而特异的反应指标较难;④ 环境污染物在环境中可通过物理、化学、生物作用而发生转化、降解或形成新的污染物。因此,环境污染对人体健康的作用具有多种不同的危害。

(一)特异性损害

1. 急性危害　环境污染物在短时间内大剂量进入机体可引起不良反应、急性中毒甚至死亡。环境污染引起中毒的范围大小不一,有时可波及整个工业城市;有时可影响一个或整个工业区;有时仅影响工厂附近的居民点。当出现比较严重的污染源或事故排放,同时又有不良的气象条件或特殊的地形存在时,往往更容易发生急性中毒。例如,在英国多次发生的伦敦烟雾事件,在美国的洛杉矶、纽约和日本大阪、东京发生的光化学烟雾事件等。这些事件都给人群健康造成了严重危害和巨大的经济损失。又如,1984 年印度博帕尔市化工厂的毒气泄漏事件,由于储气罐泄出大量异氰酸甲酯污染大气,使工厂周围地区 6 万多人发生急性中毒,5 万多人失明致残,有 2 500 人死亡,其他幸存者的健康也受到严重损害,同时还发现大批食物、水源被污染,大批牲畜和动物死亡,造成生态环境严重破坏。20 世纪 80 年代以来,苏联和美国都先后发生过核电站泄漏事故,给周围居民带来了深重的灾难,放射性物质飘浮于上空,其远期危害效应将会更加严重;随着核电站建设的发展,防止核污染应予以特别关注。

2. 慢性危害　环境中有毒、有害的低浓度污染物长期反复对机体的危害称为慢性危害。慢性危害是由于毒物本身在体内蓄积或由于毒物对机体轻微损害的逐次累积所致。

环境中的污染物在多数情况下常以微克级存在,慢性危害的特征如下。

(1) 可影响机体的生长发育和生理生化功能,可使机体防御功能受到破坏、抵抗力降低、对感染的敏感性增加以及一般健康状况下降,表现为人群中患病率增高,儿童生长发育受到影响。

（2）可直接造成机体某些慢性疾病。例如，由于大气受到污染，人们经常不断吸入有害气体，长期作用下使呼吸道黏膜受损、纤毛运动受限，甚至使纤毛部分消失，可能逐渐形成慢性阻塞性肺疾病（COPD）。COPD 包括慢性支气管炎、支气管哮喘和肺气肿等。这是大气污染物对机体微小损害逐次累积的典型表现。

（3）可通过食物链以千倍或万倍以上浓度在生物体内蓄积，继而转移到人体，对人体健康产生危害。如日本的水俣病是由于长期食用受甲基汞污染的鱼、贝类而引起的慢性汞中毒疾病；骨痛病是由于人们长期食用受镉污染的大米而引起的慢性镉中毒。体内长期蓄积的毒物在机体出现生理或病理变化时，蓄积的毒物可能从蓄积的器官或组织中释放出来造成对机体的损害，机体内有毒物质还可通过胎盘屏障或母乳传递给胚胎和婴幼儿，对下一代的健康产生危害。

环境污染慢性危害所致的机体不良反应和损害结局，大多不具有特异性损害特征，故不易确证该污染物与机体慢性损害的因果关系。因此，探索不同污染物在体内引起特异的生物标志物和效应生物标志物是十分重要的。

3. 致癌作用　目前，癌症已成为严重危害人体健康和生命安全的多发病和常见病，全世界每年因癌症死亡人数达 400 万～500 万人，我国每年约 70 万人死于癌症。我国 1957—1995 年对部分城市人口死因进行的统计表明，肿瘤的死因构成顺位已从 1957 年的第七位上升到 1995 年的第二位，癌症的发病和死亡与环境污染有密切关系，其中主要是化学因素。现已证明的环境致癌因素可分为物理、化学、生物三类。

（1）物理性因素　如放射性的外照射或吸入放射性物质可引起白血病、肺癌，紫外线高度照射可引起皮肤癌等。

（2）化学性因素　目前已知的化学致癌物有 1 000 多种。1969 年，国际癌症研究中心（IARC）经过对各国提供的流行病学资料和致癌实验数据进行审核，最后专家工作组对 628 种化学因素的致癌性进行总评，并归纳分为四类。已经确定的一类化学致癌物有苯并（a）芘、萘胺、砷化物、氯甲醚、黄曲霉毒素和石棉等；二类致癌物有亚硝胺类化合物及铜等。化学致癌物进入体内，不需要经过代谢活化即可直接产生致癌效应者称为直接致癌物（direct carcinogen），这种致癌物种类不多，但危害甚大。化学致癌物进入体内后必须经过代谢活化才能致癌，称为间接致癌物，化学致癌物多数属于这一类。

（3）生物性因素　如乙肝病毒导致肝癌、EB 病毒可诱发鼻咽癌、热带恶性淋巴瘤是由血吸虫所传播的一种病毒所引起的等。

4. 致突变作用　生物细胞内的遗传物质和遗传信息突然发生剧变称为突变。环境化学物引起生物体细胞的遗传物质发生可遗传改变的作用，称为环境化学物的致突变作用。凡能引起生物体发生突变的物质，称为突变物或诱变物。突变主要表现在两方面：① 基因突变：包括碱基对置换、颠倒、移码异常等；② 染色体畸变：主要是染色体数目异常和结构异常（裂隙、断裂、缺失、倒位、易位等）。突变可由环境中的化学毒物、物理因素和生物因素引起，其中化学致突变物占重要地位。现已证明，大部分致癌物都是致突变物，而许多致突变物也是致癌物，二者有密切的关系。因此，对环境污染物进行致突变性检测，是对该污染物致癌作用初步定性的重要步骤。

5. 致畸作用　环境因素作用于胚胎引起胚胎致死效应，如重吸收、流产、死胎和整个胚胎（或整个器官）生长迟缓称为胚胎毒性或胚胎毒作用。引起胚胎发生功能和结构异常称为致畸作用，具有致畸作用的物质称致畸物。放射线照射、某些药物（如“反应停”）以及风疹病毒感染，已经肯定能干扰胚胎的正常发育，造成胎儿畸形。工农业生产环境中某些毒物、农药等，在动物实验中也发现有致畸作用。

6. 对免疫功能的影响　环境污染对免疫功能的影响主要表现在以下两方面。

（1）致敏作用　某些环境污染物可以作为致敏原引起变态反应性疾病，即这些化学物进入体内可与组织蛋白结合，形成具有免疫原性的物质——抗原，刺激机体产生相应的致敏淋巴细胞或抗体，在致敏原第二次接触时，则发生变态反应。如大气中的 SO_2 是哮喘的变态反应原之一，日本四日市哮喘病由大气污染所致；一些洗涤剂可引起过敏性哮喘；铬、镍、甲醛等引起过敏性皮炎；一些花粉、尘螨等为生物性致敏原；一些化妆品也有致敏作用。

（2）免疫抑制作用　某些环境污染物还可能对机体的免疫功能起抑制作用，使机体的免疫反应过程的某一个或多个环节发生障碍。如空气污染可使呼吸道黏膜纤毛的清除能力和巨噬细胞的吞噬能力下降，同时还可以使体液中的补体、溶菌酶含量下降，引起呼吸系统患病率增高。流行病学调查资料证实，大气污染区儿童的一些非特异免疫指标（如吞噬指数、唾液溶菌酶的活力、血清中补体的含量）比对照区明显降低，而呼吸道疾病比对照区明显增多。

（二）非特异性损害

环境污染物的非特异性损害作用主要是指污染物作为疾病的促进因素或者通过降低机体对疾病的抵抗力或者为特异性致病因素提供致病条件等来影响机体健康。例如，接触二氧化硅粉尘的人群肺结核患病率增高；又如，在二氧化硫严重污染地区的居民上呼吸道感染性疾病患病率增加。

（三）公害与公害病

1. 公害事件　是因环境污染造成短期内人群大量发病和死亡的事件。我国对公害的定义是指“凡污染和破坏环境对公众的健康、安全、生命及公私财产等造成的危害”。据调查，从1909 年到 1973 年的 65 年中，世界各国发生了 65 起公害事件，近 50 万人受害，14 万人死亡。英国伦敦 1873—1962 年曾发生过 6 次重大的大气污染公害事件，美国 1961—1976 年曾发生过 130 起水污染事件。日本是研究公害和公害病最早的国家之一，如大气污染引起的四日市哮喘、水污染引起的水俣病、土壤污染引起的骨痛病、食物引起的砷中毒等。公害病是环境严重污染引起的损害或产生的疾病，是自然对人类无节制索取的报复，是人类生产活动和生活活动不断发展而导致环境污染的严重后果，没有污染则无公害和公害病。

2. 职业病　职业病是由生产环境和生产劳动过程中存在的职业性有害因素所引起的一类疾病。职业病的范围是由国家法令加以规定的。2013 年，国家卫生和计划生育委员会、人力资源和社会保障部、安全监管总局、全国总工会 4 部门联合印发《职业病分类和目录》。例如，长期在含有高浓度苯蒸气生产环境中劳动或工作引起的苯中毒称为职业性苯中毒。

3. 食物中毒　食物中毒是摄入含有生物性、化学性有毒物质的食品，或把有毒有害物质当成食品摄入后引起的急性、亚急性中毒性疾病，其中许多食物中毒与环境污染有关。例如，有机磷农药污染蔬菜等农作物引起的食物中毒。

4. 传染病　由环境污染引起的传染性疾病对健康的危害很大。例如，水体（特别是饮用水）被污染引起的伤寒、霍乱、痢疾等。

八、环境污染的特点

1. 长期性　外界环境（如大气、水与土壤）一旦受到污染，就很难及时消除。特别是污染物在环境中的浓度相对较小时，有害作用在短期内难以被发现，容易被人们忽视，导致其对人体健康产生较长时间的有害作用。

2. 广泛性　由于污染物在环境中广泛迁移与分布，其影响的范围大、人口多、作用对象广，其危害对象包括男女老幼，甚至影响到子代的健康。

3. 复杂性　环境中的污染物既有生物性的，又有化学性、物理性的；污染物既可通过大气进入机体，又可随饮用水、食物进入机体；而且环境中各类污染物可共存。因此，探索环境污染危害的原因十分复杂。

4. 多样性　环境中污染物的危害是多种多样的，既可有局部损害作用，又可有全身损害作用；既可有急性损害作用，又可有慢性损害作用；既可有特异性损害作用，又可有非特异性损害作用；既可有直接损害作用，又可有间接损害作用。

九、环境污染的防治措施

环境保护是我国的一项基本国策，关系到广大人民健康和造福子孙后代。其基本方针是“全面规划、合理布局、综合利用，化害为利、依靠群众、大家动手、保护环境、造福人民”。保护环境是一项系统工程，必须把环境作为一个有机整体来看待，既要合理开发和利用资源发展生产，又要尽可能消除或减少污染，全方位综合治理，保护环境，保障人民健康。

我国对环境保护一向高度重视，各级政府都建立了环境保护行政管理和科研机构，先后制定了一系列环境保护法规并取得了一定成就。根据我国国情，主要采取以下综合防治措施。

（一）治理工业“三废”

1. 全面规划，合理布局　这是保护环境、防止污染危害的一项战略性措施。在选择厂址时，对排放有毒废气、废水的企业，应设在城镇暖季最小频率风向的下风侧和河流的下游。一切新建、扩建和改建的企业要将防止“三废”污染的项目和主体工程同时设计、同时施工、同时投产。

2. 改革工艺、综合利用　这是治理“三废”的根本性措施。厂矿企业要“一业为主、多种经营”，大搞综合利用，将生产过程中排放的“三废”回收利用、化害为利。

3. 净化处理　对于暂时还没有适当方法进行综合利用的“三废”，应采取经济有效的方法加以净化。常用的净化方法有：物理方法（如筛滤、沉淀、浮选等）、化学方法（如加混凝剂、氧化剂、还原剂或与某些化合物反应形成其他化合物等）以及生物方法（主要是利用微生物分解废水中的有机污染物质）。

（二）预防农药污染

1. 合理使用农药，减少农药残留　一些有机氯农药（如“六六六”、DDT）和含铅、砷、汞等重金属制剂的农药，残留时间长、危害性大。应当提倡综合防治和生物防治，大力推广高效低毒的农药，限制使用毒性大、残留时间长的农药。施用农药要严格按照规定控制使用范围、执行一定间隔期、控制用量，以减少农药在作物上的残留量。对于有致癌作用的农药，则应绝对禁止使用。

2. 加强污水灌溉农田的卫生管理　利用城市污水灌溉农田，既解决了城市污水的处理问题，又为农业生产提供了不可缺少的水、肥。但如果用未经处理的含毒工业废水灌溉农田，则可能带来破坏土壤、污染环境（特别是污染地下水）等不良后果。因此，要求在灌溉前进行预处理，使水质达到灌溉标准后才能使用。

（三）预防生活污水污染

生活污水是指人们日常洗涤废水和粪便污水等。生活污水中99%以上是水，固体物一般不足1%，大多为无毒的有机物，主要为纤维素、油脂、蛋白质及其分解产物等，很适宜多种微生物的繁殖，因此常含有大量细菌和病原体（如肠道致病菌、寄生虫卵等）。生活污水通常进入污水处理厂，经处理后方能排入水体。对于未建污水处理厂的城镇，应在建筑物外的空地上构筑化粪池，以接纳粪便污水和其他生活污水。化粪池具有沉淀和消化双重作用，对沉淀的杂质进行厌氧发酵3～6个月，促使病原微生物和寄生虫卵死亡。另外，随着居民生活水平提高，商品消费量迅速增加，垃圾的排放量也随之增加，质量成分也发生了变化，如难以降解的塑料等高分子聚合物类的垃圾比重增大，使垃圾无害化的难度加大，垃圾一定要无害化处理后才能排放或使用。应特别注意医院污水和垃圾的妥善处理，医疗机构的污水垃圾中常常被许多病原微生物和一些放射性废弃物污染，需要经过特殊处理才能排放。

（四）制定完善的环境保护法律、法规、条例、标准等保证体系

我国先后颁布了《环境空气质量标准》《中华人民共和国大气污染防治法》《大气污染物综合排放标准》《污水综合排放标准》等，明确了经济建设、城乡建设、环境建设要同步规划、同步实施、同步发展，实施经济效益、社会效益和环境效益统一的环境保护战略方针。为落实可持续发展战略，应当采取一系列较大规模、实质性的环境保护行动，主要包括：① 加快环境保护方法的步伐；② 加大环境保护执法力度；③ 增加环境保护投入；④ 实施“绿色计划”；⑤ 加强环境保护的监测、监督和管理。这样才能尽快使我国的环境问题得到控制和改善。

第三节　生活环境与健康

一、大气卫生与健康

人体与外界环境不断地进行着气体交换和热交换，以保持其正常的生命活动。因此，大气的物理、化学和生物学特性与人类的健康有着极为密切的关系。

（一）大气的垂直结构

大气的物理和化学性状随其高度不同而有很大变化，将其垂直结构按气温的垂直变化特

点分为五层。

1. 对流层 是大气圈中最靠近地表且密度最大的一层。该层的厚度随地球纬度不同而异，赤道处为 16 km 左右，两极处为 8 km 左右。夏季较厚，冬季较薄。该层空气温度随高度的增加而递减，此现象称为气温递减，也可出现气温逆增现象。该层集中了空气总质量的 3/4 以上，并以垂直运动为主，同时存在着的气象变化也发生在此层，排入大气的污染物绝大多数在此层内活动，故对流层对人类生命活动的关系最为密切。

2. 平流层 位于对流层之上，其上界伸展至约 55 km 处，空气以水平运动为主，没有垂直对流。空气稀薄，水汽很少。在平流层的 30 km 以上，温度随高度升高而升高；而在 30 km 以下，温度随高度的增加变化不大，恒定在 -60 ~ -50℃，故该层又称为同温层。

在平流层中高 15 ~ 35 km 处，有一厚度约为 20 km 的臭氧层，能吸收太阳的短波紫外线和宇宙射线，保护地球上的各种生物免受这些有害射线的危害，得以生存繁衍。

3. 中间层 位于平流层之上，上界可达 85 km，空气更加稀薄。该层的气温随高度的增加而迅速降低，也存在比较明显的空气对流运动。

4. 热层 位于中间层之上，上界至 800 km。该层的气体在宇宙射线的作用下处于电离状态，电离后的氧能吸收太阳的短波辐射，使空气迅速升温，所以其气温特点是随高度的增加而增加，昼夜变化也很大。热层能反射无线电波，对于无线电通信有着非常重要的意义。

5. 外大气层 又称逸散层，是 800 km 以上的区域，没有明显的上界，是大气圈的最外层。该层气温高、分子运动速度快、地球对气体分子的吸引力小，因此气体和微粒可飞出地球引力场而进入太空。

（二）大气的组成及其卫生学意义

自然状态下的大气是无色、无臭、无味的混合气体，在一般情况下，大气的各组成成分几乎是恒定的。氮、氧、氩三种组分占大气总量的 99.96%，分别为 78.10%、20.93%、0.93%；另外，大气中还存在着 0.03% 的二氧化碳和 4% 以下的水蒸气。

通常一个成年人每昼夜约呼吸 2 万次，吸入空气量 10 ~ 15 m^3。每小时呼出 CO_2 约 22.6 L。当空气中氧含量降至 12% 时，人体可发生呼吸困难；降至 10% 时，可发生智力活动减退；降至 8% 以下时，则可危及生命。近年来研究发现，在清洁大气中含有自由基，主要为羟自由基（·OH）。其天然来源是臭氧的光化学作用。当臭氧受到波长小于 320 nm 的太阳辐射作用时，生成激发态的原子氧和氧气。前者与大气中的水分子作用，生成 2 个 OH^-。此外还有 $HO_2^·$、$RO_2^·$ 等自由基。自由基有非常强的氧化作用，可使大气中的硫化氢、氨、甲烷等还原性气体被氧化成硫酸、硫酸盐、硝酸、硝酸盐、二氧化碳等氧化态物质。

（三）大气的物理性状及其卫生学意义

大气的物理性状包括与人类健康关系密切的太阳辐射、空气离子化、气象因素等。

1. 太阳辐射 太阳是一团炽热的熔融物体，像一个巨大的热核反应堆。在反应过程中，产生大量的辐射能。太阳辐射是产生各种气象的根本原因，也是地球上光和热的源泉。当太阳辐射透过大气层时，仅有 43% 的能量到达地面。太阳辐射中波长小于 290 nm 的射线都已被平流层的臭氧层吸收，避免了宇宙射线、短波紫外线等有害射线对地球表面生物的杀伤作用。太阳光谱通常由紫外线、红外线和可视线组成。

(1) 紫外线　波长 100 ~ 400 nm，不同波长的紫外线生物学作用不同，但在自然环境中，只有 200 ~ 400 nm 的紫外线具有较强的生物学效应，而 100 ~ 190 nm 波段的紫外线大多被空气分子所吸收。第二届哥本哈根光学会议根据其生物学效应将紫外线辐射分为以下三段。

1) A 段　波长 320 ~ 400 nm，也称为长波紫外线，其生理学意义较小，主要是产生色素沉着作用。这是人体对光线刺激的一种防御反应。A 段紫外线可以使人皮肤细胞中的黑色素原通过氧化酶的作用，转变成黑色素而沉着于其中，可以防止短波光线透入皮肤组织，起到保护皮肤的作用。

2) B 段　波长 275 ~ 320 nm，也称为中波紫外线，具有抗维生素 D 缺乏病的作用。由于皮肤和皮下组织中的麦角固醇和 7 – 脱氢胆固醇在 B 段紫外线作用下可形成维生素 D_2（麦角钙化醇）和维生素 D_3（胆钙化醇），以维持正常钙磷代谢和骨骼的正常生长发育，所以这段紫外线具有抗佝偻病作用。此外，B 段紫外线还具有较强的红斑作用，这是人体对 B 段紫外线的特异反应。红斑是皮肤被紫外线照射后局部出现的皮肤潮红现象。原发性红斑可在紫外线照射后立即发生；继发性红斑在紫外线照射后 6 ~ 8 h 发生。紫外线的照射可使皮肤细胞释放出组胺和类组胺，刺激神经末梢，反射性地引起皮肤毛细血管扩张、血管壁通透性增加，导致皮肤出现潮红、水肿。这段波长的紫外线对机体的生理功能促进作用最大。

3) C 段　波长 200 ~ 275 nm，也称为短波紫外线，具有明显的杀菌作用。C 段紫外线使蛋白质发生变性解离，在核酸中形成胸腺嘧啶二聚体，从而使 DNA 结构与功能受损，导致细菌死亡。不同细菌对不同波长紫外线的敏感性不同，但紫外线波长越短，杀菌效果越好。

适量的紫外线照射可以增强机体的免疫力，加速伤口的愈合，但长期大量的紫外线照射对机体可造成危害，如长波紫外线可穿透角膜引起紫外线白内障、电弧光发出的紫外线照射可致电光性眼炎。长期暴露在紫外线中会加速皮肤的老化，使皮肤弹性减弱，严重者可出现白内障和皮肤癌。

(2) 红外线　波长 760 ~ 1 000 nm，又称热射线，其主要的生物学作用是使机体产生热效应。红外线经皮肤吸收后，可使照射部位或全身血管扩张充血、血流速度加快，引起温度升高，促进细胞新陈代谢和细胞增生，并有消毒和镇痛作用。医学上可以利用红外线治疗冻伤、某些慢性皮肤疾病和神经痛等病症。

过量的红外线照射能引起皮肤组织损伤、体温升高，当皮肤温度达到 44 ~ 45℃时，则引起烧伤。过强的红外线照射机体还可引起热射病、日射病、红外线白内障等疾病。

(3) 可视线　波长 400 ~ 760 nm，为七色光谱，是视觉器官可以感受到的光线，根据波长由短到长分别呈紫、蓝、绿、黄、橙、红等不同颜色。该段光谱综合作用于机体的高级神经系统，能提高视觉功能和代谢功能，平衡兴奋和镇静作用，是生物生存中不可少的条件之一。适宜的照度可以预防眼睛疲劳和近视，提高工作效率；但光线微弱可使视觉器官过度紧张而易引起疲劳。

2. 空气离子化　空气中的气体分子或原子，在宇宙线、紫外线、雷电、瀑布、海浪等的作用下，使气体分子失去外层电子，而成为带有正电荷的正（阳）离子，游离的电子与另一个中性分子结合，成为带负电荷的负（阴）离子。这个使空气中的气体分子或原子形成正、负离子的过程，称为空气离子化。每个正离子或负离子均能将周围 10 ~ 15 个中性分子吸附在一起形成正离子或小负离子。这类小离子再与空气中的悬浮颗粒物、水滴等相结合形成直径更大的大正离子或大负离子。

空气负离子对人体的作用是有益的,但正离子也有其独特的生物学作用。一般情况下正负离子的生物学作用是相反的,但也不尽然。空气负离子的生物学作用概括起来有:① 调节中枢神经系统的兴奋和抑制功能,缩短感觉时值与运动时值;② 刺激骨髓造血功能,使异常血液成分趋于正常;③ 降低血压;④ 改善肺的换气功能,促进气管纤毛运动;⑤ 促进组织细胞生物氧化、还原过程。

3. 气象因素　气温、气流、气湿和气压等气象因素对机体的冷热感觉、体温调节、心脑血管功能、神经系统功能、免疫功能等多生理活动起着综合调节作用。合适的气象条件可使机体处于良好的、舒适的状态。气象条件的变化超过机体调节能力的范围(如酷暑、严寒、高湿、低气压、暴风雨等)时,均可引起机体生理代偿能力下降,从而导致许多疾病(主要有心脑血管疾病、呼吸系统疾病等)。

此外,气象因素对大气中污染物的扩散也具有极重要的作用。

(四)大气污染与健康危害

1. 二氧化硫(SO_2)

(1) 理化性质　又称亚硫酸酐,为无色气体,有刺激性臭味,相对密度 1.433 7,易溶于水,亦可溶于乙醇和乙醚。在大气中遇水蒸气可生成具有腐蚀性的亚硫酸,进而被氧化成硫酸。它在日光照射或在空气中某些金属氧化物(亚铁、锰、镁或钒的氧化物等)的催化作用下易被氧化成 SO_3。亦有很强的吸湿性,能吸收大气中的水分,形成硫酸雾。

(2) 污染来源　一切含硫的燃料在燃烧过程中都产生 SO_2。煤的含硫量一般为 0.5%～5%。大部分石油含硫量在 1% 以下,但也有高达 5% 的。大气中的 SO_2 约 70% 来自火力发电厂、小型取暖锅炉和民用煤炉的燃料燃烧;约 26% 来自有色金属、钢铁、化工、炼油和硫酸厂矿等的生产工艺过程;其他来源仅占 4%。

(3) 危害

1) 刺激作用　SO_2 易溶于水,易被上呼吸道和支气管黏膜的富水性黏液所吸收。吸收后约有 40% 进入血液分布于全身,在气管、肺、肺门淋巴结和食管中含量最高,其次为肝、肾、脾等器官。吸收后的 SO_2 形成亚硫酸根离子,在亚硫酸氧化酶作用下与氧结合,生成硫酸根离子,最后以硫酸盐形式随尿排出。SO_2 主要作用于上呼吸道和支气管以上的气道,造成该部位的平滑肌内末梢神经感受器受到刺激而产生反射性收缩,使气管和支气管的管腔变窄,呼吸道阻力增加,分泌物增加,严重时可造成局部炎症或腐蚀性组织坏死。

个体对 SO_2 的耐受性差异较大,敏感个体吸入含 SO_2 0.1 mg/m^3 的空气即可出现呼吸道阻力增加;长期吸入 SO_2 含量为 0.5～1 mg/m^3 的空气时,呼吸道的纤毛运动和黏膜的分泌功能受到抑制,可引起支气管炎、慢性鼻咽炎,并对其他刺激物的敏感性提高;SO_2 含量达 2 mg/m^3 或更高时,刺激作用明显增强,引起咳嗽,并能刺激眼结膜引起炎症,即使已习惯于低浓度 SO_2 的人,此时也会感到不适;当 SO_2 含量达到 2.5 mg/m^3 时,气道的纤毛运动将有 65%～70% 受到障碍;若每天接触的 SO_2 含量为 1.1 mg/m^3,8 h,支气管和肺将出现明显的刺激症状,组织受损；当 SO_2 含量达40 mg/m^3 时，可危及生命。

由于呼吸道阻力增加和呼吸道炎症所致的通气障碍以及肺泡本身受到 SO_2 的刺激，导致肺泡壁弹力蛋白和胶原破坏，可以发生肺气肿和支气管哮喘等疾病。慢性支气管炎、支气管哮喘和肺气肿三者合称为"慢性阻塞性呼吸道疾病"，可以继发地引起心脏功能障碍。

2）其他作用　① 对大脑皮质功能的影响：SO_2 可使脑电波被阻断，节律受到抑制。可使光敏感增加、暗适应受到抑制。② 致突变和促癌作用：动物实验证明了 SO_2 有促癌作用。对硫酸生产厂工人的外周血淋细胞染色体畸变研究发现，SO_2 可引起人染色体断裂，具有潜在的致突变效应。③ 影响新陈代谢：SO_2 能破坏正常情况下的体内维生素 B_1 与维生素 C 的结合，使体内维生素 C 的平衡失调。还能抑制或破坏某些酶的活性，如肺组织中的三磷腺苷含量显著下降，糖分解酶活性增加，使蛋白质和酶的代谢发生紊乱，从而影响机体生长和发育。

3）联合作用　SO_2 和可吸入颗粒物的联合作用：① SO_2 吸附在可吸入颗粒物上进入细支气管和肺泡，毒性可增加 3 ~ 4 倍。此外，还被认为是一种变态反应原，能引起支气管哮喘。② SO_2 和苯并（a）芘的联合作用：动物实验证明可以加强苯并（a）芘的致癌作用。③ SO_2 和紫外线的联合作用：近年来证实 SO_2 可以增加紫外线引起的真核细胞和原核细胞的突变频率。

4）对动植物及其他物体的损害　SO_2 对多种植物（如树木、谷物及蔬菜等）均可造成损害，破坏其叶绿素，使组织脱水坏死，症状为叶脉或叶面出现白色斑点。SO_2 对各种动物（如牛、羊、狗、猪等）均可引起疾病或致死。在 1952 年伦敦烟雾事件中，病牛达 100 头，其中 5 头死亡。SO_2 对其他物体（如建筑物、桥梁等）有腐蚀作用，特别是 SO_2 遇湿而变成硫酸后，其腐蚀力增强，能使纸制品、纺织品、皮革制品等受腐蚀而破碎，能使金属涂料变质，降低其使用效果。

2. 可吸入颗粒物（inhalable particulate，IP）

（1）理化性质　IP 具有很强的吸附性，可将很多有害气体、液体和病原微生物吸附在 IP 上而被带入肺的深处。IP 的金属成分能起催化作用，促使其他有害物质的毒性增加。不同粒径的 IP 滞留在呼吸道的部位不同，可滞留在上呼吸道、细支气管和肺泡。颗粒物越小，进入的部位越深。

（2）污染来源　主要来源于火力发电、钢铁、有色金属冶炼、水泥和石油化工企业的生产过程以及垃圾的焚烧、采暖锅炉烟囱和家庭炉灶等排出的煤尘和粉尘，其次来源于自然界的风沙尘土、火山爆发、森林火灾等。

（3）危害

1）引起呼吸系统疾病　吸附了有毒气体的 IP 可以刺激和腐蚀呼吸道黏膜和肺泡壁，在长期持久作用下，可使呼吸道防御功能受到破坏，引起慢性鼻咽炎、慢性支气管炎、肺气肿、支气管哮喘等疾病。

2）具有免疫毒性　IP 可以引起机体免疫功能下降，长期暴露在 IP 污染环境下（0.47 mg/m^3）小学生的免疫功能受到明显的抑制。动物实验也证实，IP 一方面可以影响局部淋巴结和巨噬细胞的吞噬功能，导致免疫功能下降；另一方面又可增加动物对细菌感染的敏感性，导致肺对感染的抵抗力下降。

3）引起儿童维生素 D 缺乏病发病率和某些经空气传播的疾病增加　大气中的颗粒物能吸收太阳的直射光和散射光，影响日光射到地面的强度，特别能减弱富有生物学作用的紫外线的强度和波长范围。许多调查资料表明:工业城市太阳辐射强度较农村减弱 10% ~30%;紫外线减弱 10% ~25%。因此,在大气严重污染的地区,儿童维生素 D 缺乏病发病率增高,某些经空气传播的疾病容易流行。

4)具有致突变和致癌作用　大气中的颗粒物粒径越小,致突变和致癌作用越强,粒径小于 2 μm,IP 的致突变活性可占致突变总活性的 52% ~98%。流行病学调查表明,大气中的颗粒物污染与人的肺癌发病率有关。我国卫生标准规定,居住区大气中 IP 的日平均最高容许浓度为 0.15 mg/m^3。

3. 氮氧化物　氮氧化物(NO_x)是 NO、N_2O、NO_2、N_2O_5、N_2O_4、N_2O_6 等含氮气体化合物的总称。其中,造成大气严重污染的主要是 NO 和 NO_2。

(1)理化性质　氮氧化物难溶于水,其中 NO 是红褐色气体,有刺激性。

(2)污染来源　全世界每年由于雷电、森林火灾、火山爆发和细菌分解含氮化合物质量浓度为 3 000 $\mu g/m^3$ 以上。温度越高,NO 的生成量越大。

(3)危害

1)刺激作用　毒性比 NO 高 4 ~5 倍。由于 NO_x 难溶于水,故对上呼吸道及眼结膜的刺激作用较小,而主要作用于呼吸道深部的细支气管及肺泡。长期吸入低浓度 NO 可引起肺泡表面活性物质的过氧化,损害细支气管的纤毛上皮细胞和肺泡细胞,破坏肺泡组织胶原纤维,并可发生肺气肿样症状。它尚能缓慢地溶解于肺泡表面的水分中,形成亚硝酸,对肺组织产生强烈的刺激及腐蚀作用,导致肺毛细血管壁通透性发生改变,使大量的血浆蛋白从血管中渗出,造成血管内胶体渗透压下降,过多的液体流入组织间隙,引起肺水肿。严重时,也能引起 COPD。NO_x 以亚硝酸根离子和硝酸根离子的形式通过肺而进入血液,经过全身循环后由尿排出。因此,NO_x 的影响不仅表现在呼吸道,而且在其他器官(如肝、心脏等)亦可发生继发性病变。

2)对血液的影响　进入血液的亚硝酸和硝酸可以逐步与碱结合生成亚硝酸盐和硝酸盐,亚硝酸盐可使低铁血红蛋白转变成高铁血红蛋白,使血红蛋白的携氧能力降低,引起组织缺氧。

3)促癌作用　动物实验表明,NO_x 能促使苯并(a)芘诱发支气管鳞状细胞癌的发病率增加。

4)与其他污染物的联合作用　与人共存时,对肺功能的危害可产生相加作用。与多环芳烃(PAH)共存时,可使 PAH 发生硝基化作用,形成硝基 PAH。目前已知在硝基 PAN 中有很多物质(如 1 - 硝基化等)均有致突变性和致癌性。与烃类共存时,在强烈日光照射下可发生光化学反应,生成一系列光化学氧化剂,对机体产生多种危害。

5)对植物的影响　在高浓度 NO 影响下,植物叶面可出现不规则的坏死斑;在低浓度下,植物生长可受到抑制。

(五)大气环境的卫生防护

1. 全面规划,合理布局　工厂是社区大气污染物的主要来源。因此,对工业企业的建设实行预防性卫生监督,做到全面规划、合理布局是防治大气污染的根本措施。在社区,要严格控制工厂的发展规模和速度,以免引起社区环境质量的下降。工厂原则上应远离居民区,其位置应在社区主导风向的下风侧，以减少对居民的影响。

2. 消烟除尘，综合利用　燃料燃烧产生的烟尘废气是社区大气污染的主要来源，其解决的办法如下。

（1）改进锅炉燃烧方法　燃料燃烧不仅需要一定的氧气，还要求氧气与燃料间有良好的混合接触，并且需保持一定的温度。因此，改进燃煤技术，保持良好的通风和一定的温度就能使燃料充分燃烧，减少烟尘的产量，减轻社区环境污染。

（2）安装消烟除尘设备　除尘是环境保护的一项重要措施。除尘的基本方法有重力除尘、离心力除尘、静电除尘、湿式除尘等。另外，可通过提高烟囱高度，使排出的烟尘得到较好的稀释。

（3）改善燃料构成和种类　煤是目前工业企业与生活锅炉的主要燃料，选择低含硫量的煤是降低大气污染物浓度的措施之一。

（4）做好卫生监测　大气卫生监测的主要目的是摸清情况，掌握动态，查明危害，发现规律，及时处理问题；监督和检查各企业、事业单位废气排放及其污染情况；为社区治理措施的效果进行验证，为开展社区环境质量评估提供数据资料等。大气卫生监测的基本内容有大气污染源的调查、大气污染物浓度的监测、居民健康状况与生活卫生条件的调查。

（5）大力开展绿化，净化大气　植物可增加大气的自净作用，减轻大气污染的危害。绿化工作是防治大气污染理想的生物学措施。

二、住宅卫生与健康

人们约有 80% 以上的时间是在室内度过的，特别是老、幼、弱、病、残者在室内活动的时间更长。据近年来的一些调查研究资料显示，室内空气污染程度高于室外。故室内空气污染与健康的关系更为直接和密切。

住宅环境是人类最重要的生活环境，其环境质量与人体健康的关系最为密切。据调查，我国人民日常活动的时间分配，约 94% 是在室内，其中在住宅中的时间约占 66%。随着居民生活水平的提高，住宅室内的建筑材料、装饰材料、现代家用电器设备以及日用生活化学品等引发了许多新的室内环境污染问题。

（一）卫生学意义

住宅是人们休息、睡眠、家庭团聚的室内环境，对老人与婴幼儿来说，住宅更有其特别重要的卫生意义。住宅建成后一般要使用几十年，有的甚至上百年，所以住宅卫生条件的好坏，不仅影响一代人，而且影响几代人的健康。住宅室内的环境因素包括微小气候、日照、采光、噪声和室内空气等。住宅室内环境是经过人工创造的局部小环境，其环境质量与住宅位置、室内设计与布局、建筑质量以及室内设施等有着密切的关系。良好的住宅室内环境（如微小气候适宜、光线充足、空气清洁、安静整齐等）可改善居民的身心健康，增强对疾病的抵抗力，防止疾病发生与传播，降低居民患病率与死亡率。反之，不良的住宅室内环境因素（如寒冷、炎热、潮湿、阴暗、空气污浊、过分拥挤、噪声、不合格的建筑装饰材料与家具等散发出的有害物质以及现代家用电器带来的不利因素）均可影响居民的精神状况与生理功能，降低对疾病的抵抗力，使居民健康水平下降。

住宅室内环境对人体的作用一般是长期的、慢性的，不易在较短的时间内明显地表现出来，而且室内各种环境因素常常是同时综合地作用于人体，因而它与居民健康的关系较为复杂。对住宅室内卫生问题的研究是21世纪面临的新课题。

（二）住宅基本卫生要求

为了提高居民的健康水平，住宅建筑物应采取各种措施特别是住宅工程设计措施来满足下列各项基本卫生要求：

（1）室内阳光充足，采光与照明良好。

（2）住宅应干燥，防止潮湿。

（3）空气清洁，避免室外污染物对室内空气的污染，冬季应有适当的换气设施。

（4）室内建筑材料、装饰材料、家用电器设备等不应带来有害影响。

（5）住宅组成和平面配置适当，有必要的主室和辅室，以适于家庭成员的使用，避免拥挤并保证家庭生活的方便。

（6）室内有适宜的微小气候，冬暖夏凉，必要时应有采暖、通风、防寒、隔热等设备。

（7）环境安静，保证人们的休息和睡眠。

（8）有上下水道和卫生设施，保证居民生活的良好室内卫生条件。

（9）能防止病媒虫等的侵扰和控制疾病的传播。

（10）室外有足够的绿化园地等。

（三）室内空气污染对健康的危害

1. 致癌物污染　吸烟排放的烟雾、建筑材料排放的氡气、燃料不全燃烧排放的苯并(a)芘等，都与呼吸道癌症的发病有关。

2. 病原微生物污染　对呼吸道传染病的传播有重要意义，如流行性感冒、麻疹、流行性腮腺炎、百日咳、白喉、猩红热、结核病及军团病等，均可经空气传播。

3. 空调综合征　“空调综合征”在某种场合亦称“大楼综合征”，是建筑卫生学领域的新问题。目前认为，空调综合征是由多种因素综合作用引起的。如室内空气污染和通风不良，温度、湿度、采光、空气负离子数、情绪等舒适因素的失调。空调综合征的主要症状表现为：眼、鼻、咽、喉部有刺激感，头痛，胸闷，恶心，易疲劳，呼吸困难，嗜睡，哮喘等非特异症状。

4. 一氧化碳中毒　一氧化碳（CO）是一种无色、无臭、无味、无刺激性的有害气体，相对密度为0.967，几乎不溶于水，在空气中比较稳定，不易与其他物质产生化学反应。室内空气中的CO主要来自燃料（如煤、木炭、煤气等）燃烧与吸烟过程。在较为封闭的室内环境中燃烧木炭、煤等燃料，或在卫生间违章安装燃气热水器，同时又无通风换气设施时，极易出现急性一氧化碳中毒事件。CO是一种最常见的窒息性气体。CO随空气经呼吸道进入血液，与血液中的血红蛋白（Hb）、肌肉中的肌红蛋白和体内还原型细胞色素氧化酶的二价铁发生可逆性结合。CO和Hb结合成碳氧血红蛋白（HbCO），其结合力比与Hb的结合力大200～300倍，而HbCO的离解速度只是氧合血红蛋白（HbO_2）的1/3 600。因此，生成HbCO后，不仅减少了血细胞的携氧能力，而且抑制、减缓了HbO_2的解析与氧的释放。可见，血红蛋白的载氧能力与释氧能力下降是CO导致机体组织缺氧的重要原因。室内CO浓度较高时，还可直接抑制组织细胞呼吸。室内长期低浓度 CO 还可损害心肌与中枢神经系统。据调查，室内空气 CO 污染与动脉粥样硬化、心肌梗死、心绞痛等病有密切关系，而且室内 CO 污染水平与居民血液中 HbCO 含量成正相关，HbCO 增加可促进心肌缺氧的发展。

5. 甲醛污染　甲醛（HCHO）主要来源于室内家具与某些装饰材料，具有刺激作用与致敏作用。HCHO 含量为 0.13 mg/m^3 时，可刺激上呼吸道黏膜；含量为 0.39 mg/m^3 以上时，使人感到明显不适，出现头痛、眩晕、恶心等；含量为 1.30 mg/m^3 时可使人出现畏光、流泪等严重症状。HCHO 又是一种致敏化学物质，反复接触可致变态反应性疾病，能引起喷嚏、咳嗽、呼吸困难、哮喘等。此外，动物实验证实，HCHO 能引起大鼠鼻腔扁平上皮细胞癌。

6. 香烟烟雾　香烟烟雾中含有多种有害物质，最主要的有尼古丁、焦油及多环芳香烃，还有 CO 与重金属等。这些物质进入机体后对许多组织器官的生理、生化和代谢产生影响，降低机体抵抗力，诱发肿瘤，使人的期望寿命缩短。大量流行病学调查资料表明，吸烟可增加许多疾病的发病率或死亡率，其中影响最大的是支气管炎、肺源性心脏病、肺癌等。吸烟不仅危害吸烟者本人的健康，其散发的烟雾污染空气后，还会使不吸烟者被动吸烟而受到危害。孕妇吸烟影响胎儿的健康，可导致死胎和自发性流产、早产儿和低出生体重儿增多。香烟烟雾还与环境中的其他污染物有协同致病作用。因此，要严禁在室内吸烟，特别是在封闭的室内环境状况（如使用空调时）下禁烟。

（四）住宅环境质量设计卫生要求

室内日照是指通过门窗进入室内的直接阳光照射。阳光作用于机体，使机体各系统的功能（如免疫力、组织再生力、新陈代谢等）增强，促进机体发育，并且使人自觉舒适、精神振奋，提高工作效率。阳光中的紫外线具有抗佝偻病和杀菌作用。阳光直射可以提高室内温度，在南方炎热地区，夏、秋季节室内日照过多，可以引起室内过热，因此夏季应尽量减少日照，防止过热。为了充分利用阳光的良好作用，冬季室内应保证有适当的日照时间，这对保证儿童的生长发育、预防佝偻病与呼吸道传染病尤为重要。

为使住宅的居室有良好的日照，在选择用地时，应选用有南向坡度的地区修建住宅楼，并远离大气污染源；住宅间应有足够的间距；居室应配置在良好朝向一侧；庭院中的高大树木应与住宅保持适当的距离，以免遮光；窗玻璃应经常保持清洁；室内家具布置也应尽量使人们可以接受更多的直射阳光。另外，应当有适当的室外活动时间，以弥补室内日照的不足。

（五）室内采光与照明

太阳光谱和人工光源光谱中的可视部分（波长 400 ~ 760 nm）是维持机体视功能的重要环境要素。合理的采光和照明，对机体的生理功能有良好的作用，使视功能和神经系统处于舒适状态，有利于提高工作效率。若采光和照明不良，不仅对全身一般生理状态有不良影响，同时可因视功能过度紧张，而致全身疲劳。长期在光线不足条件下进行紧张的视力工作，可促成近视发生。因此，住宅采光与照明在质和量上都应满足卫生要求。

1. 自然采光的卫生要求　要满足视觉功能的生理要求，室内的自然照度至少需要 75 Lx。室内自然采光状况常用采光系数和自然照度系数来表示。

（1）采光系数　指采光口有效采光面积与室内地面面积的比例。一般住宅室内采光系数为 1/15 ~ 1/5，住宅居室应为 1/10 ~ 1/8。在使用该指标时，要同时考虑投射角和开角的要求。投射角是指室内工作面中心至窗上缘连线与工作面水平线的夹角。投射角不应小于 27°，如果采光口附近有遮光物时，还须规定开角的要求。开角是室内工作面中心与窗上缘连线和工作点与窗外遮光物顶点连线的夹角，开角不应小于 3°。

（2）自然照度系数　自然照度系数指室内水平面上散射光的照度与同时室外空阔无遮光物的地方接受整个天空散射光的水平面上照度的百分比。自然照度系数能反映当地光气候、采光口状况（大小、位置和朝向）、室外遮光物等的影响，所以是比较全面的指标。通常规定室内最暗处的自然照度系数住宅居室应不低于 0.5%，卫生间、楼梯间应不低于 0.3%。

2. 人工照明的卫生要求　在夜间或白天自然光线不足的情况下，须利用人工光源的直射光或散射光进行照明以满足人体功能的需要。人工照明应满足以下要求。

（1）限度应足够　人工照明的照度标准可按视力工作精密程度和持续时间而不同。在阅读或从事缝纫等较精细的工作时，工作面的照度须高些，一般应达 100 Lx 左右；卧室则可低些，但不应低于 25 Lx，楼梯间不应低于 75 Lx。

（2）照度稳定、分布均匀　如光源亮度不稳定，工作面时亮时暗或分布不均，工作面出现浓密的阴影，则视功能要适应不断变动或不均匀的照度，容易引起视觉疲劳。因此，人工照明光源亮度必须稳定，不晃动，工作面上尽量不产生阴影。室内相距 0.75 m 的两个明暗不同的工作点，较暗点与较亮点的照度比应在 0.5 以上；相距 5 m 者应在 0.3 以上。整个室内最暗点与最亮点照度之比应在 0.25 以上。

（3）避免眩目　较强光源光线或反光强的物体的发射光直接照射到眼部，或物体与背景亮度明暗相差太远，都可以引起眩目。眩目可降低对比感度、识别速度和明视持久度，易致疲劳。光源亮度不应超过 0.2 sb，视标不应产生反光，视野中不应出现发光体或光源。

（4）光谱组成接近昼光　人的视功能久已习惯于昼光，人工光源的光谱应尽可能接近昼光光谱。

（5）人工照明设备应防止造成室内过热和空气污染。

三、生活饮用水与健康

生命源于水。水是构成机体的重要成分，人体一切生理活动和生化反应都需要在水的参与下完成。成年人体内水分含量约占体重的 65%，胎儿则可达 90% 左右。成年人平均 1 日需水量为 2 ~ 3 L。水中常含有多种无机盐类，是供给机体所需盐类的重要来源之一。水的比热和蒸发散热很高，能储存和吸收多量的热，故有调节体温的作用。同时，水又是自然环境的重要组成部分，是不可替代的自然资源，在经济发展中占有极其重要的位置。由此可见，水不仅孕育了生命，而且还与人类的生存与发展密切相关。

地球表面的 70% 被水覆盖，总储水量约为 13.86×10^8 km^3，但大多数是海洋的含盐水，以陆地为生的动物和大多数植物所依赖的淡水，只占地球上水的一小部分（2.7%）。虽然淡水总量很低，但是足够供养地球上的所有生物。淡水在全球的分布不均匀。我国水资源总量并不少，但由于人口众多，人均水量只有 2 380 m^3，约为世界人均水量的 1/5，而且不少地区，特别是华北、西北地区，由于淡水资源缺乏而常常出现水荒，直接影响到这些地区的工农业生产与人民生活。

由上可知，保证供给量足质优、使用方便的饮用水，对于提高人们的卫生水平，增进健康，防治疾病，都有重要的意义。特别是随着我国经济建设发展和人民生活水平的提高，人们的用水量将不断增加，而水源水质受污染的危险性还依然存在，因此更应重视生活饮用水的卫生。

（一）水资源种类及其卫生学特征

地球上的天然水资源，分为降水、地面水和地下水三大类。天然水含有的物质可分：① 溶解性物质：如钙、镁、钠、铁、锰等的盐类或化合物及氧、二氧化碳等气体；② 胶体物质：包括硅胶、腐殖酸等；③ 非溶解性物质：包括黏土、沙、细菌、藻类及悬浮物质。这三类水资源的水质状况各有不同的卫生学特征。

1. 降水　降水指雨、雪水。在降水过程中，雨、雪水因与大气接触可吸收大气中的一些污染物，并由于大气成分的地域性差异，使降水的化学组成出现差异。如沿海地区降水中的氯化钠浓度比内陆地区高；内陆地区则因大气中硫酸盐含量较沿海地区高而使降水中的硫酸盐含量较高。我国沿海岛屿和内地干旱地区的居民常收集降水供生活饮用。降水的特点是矿化度很低，在收集与保存过程中易被污染，且水量没有保证。

2. 地面水　地面水包括江、河、湖、塘水等。因其主要来自降水，故含盐类较少；但在流经地面时，大量杂质混入水中而含有较多的悬浮物质。季节、气候等自然条件对地面水的理化性质及细菌含量有较大影响。当降水大量进入江、河时，水量最大，此时称丰水期。一年中水流量最小，水位最低的时期称枯水期。

江河水在丰水期或暴雨后，水中常含有大量泥沙及其他杂质，使水混浊或带色，细菌含量增高，但盐类含量较低。

湖水由于流动较慢，湖岸冲刷较少，水中杂质沉淀较完全，因此水质一般较清澈。但往往有大量浮游生物生长、繁殖，使水着色并带臭味。有时，水体受城市污水及含氮、磷的工业废水的污染，使水中氮及磷含量大大增加，出现富营养化现象。

塘水容量较小，自净能力差，受地表生活性污染物质污染的机会多，因而是地面水中水质较差的水源。

3. 地下水　地下水可分为浅层地下水、深层地下水和泉水三种。

（1）浅层地下水　浅层地下水系指潜藏在地表与第一个不透水层之间的水。浅井即取自浅层地下水。此种水多半来自附近渗入地下的降水或湖、河水。经地层的渗滤，其中大部分悬浮物和微生物已被阻留，致使浅层地下水的水质物理感官性状较好，细菌含量较少；降水渗入地层时，所经土壤的化学组成不同，而溶解了各种不同的矿物盐类，使水质变硬。

（2）深层地下水　位于第一个不透水层以下的水称为深层地下水。往往潜藏在两个不透水层之间。因距地表较深，覆盖的地层厚，不易受到地面的污染，水质及水量都比较稳定，水温恒定，水质无色透明，细菌数少，矿化度高，硬度大，是一种比较理想的饮用水水源。故常作为城镇集中式供水的水源之一。

（3）泉水　由地表缝隙自行涌出的地下水称泉水。因地质构造不同，泉水分为靠重力流出和靠压力流出两种。前者多来自浅层地下水，故水质与浅层地下水相似，较易受污染，水量不稳定。后者来自深层地下水，水质与深层地下水相似。泉水在农村常用作分散式给水的水源。

（二）饮用水基本卫生学要求

1. 保证流行病学上的安全　为了保证饮用水不传播介水传染病,《生活饮用水卫生标准》中规定了3项细菌学指标——细菌总数、总大肠菌群数和游离性余氯。饮用水应不含有各种病原体（包括致病微生物与寄生虫卵）,以保证不传播介水传染病。实验研究资料表明,用氯化消毒法使水中大肠菌群降至10个/mL时,水中伤寒杆菌、副伤寒杆菌、痢疾杆菌和钩端螺旋体等病原体均被杀死,故总大肠菌群数是水质是否达到流行病学安全的重要指标,而细菌总数则是评价水质清洁和净化效果的指标。因此,水质卫生标准要求总大肠菌群数不超过3个/L、细菌总数不超过100个/L。为了确保水质安全,当水进行氯化消毒时,应保证接触时间不少于30 min、水中游离余氯不低于0.3 mg/L。当自来水管网出现二次污染时,余氯易被消耗,故余氯可作为二次污染的信号,标准中规定自来水管网末梢水中游离余氯不低于0.05 mg/L。

2. 感官性状良好　卫生标准中规定,饮用水在外观上应无色、透明、无臭、无异味。清洁水应无色,当水质受到某种污染时,可呈现出特定的颜色。经过净化处理后的水体,色度通常不超过15度。清洁水应是透明的,当含有大量悬浮物时,则可使水产生混浊。当混浊度为10度时,可使人感到水的混浊。因此,饮用水标准中规定不超过3度,特殊情况下不超过5度。清洁水应不具有任何臭气和异味,如水中有异味,则可能是水被污染。

3. 化学性状良好,不含任何有害物质　为了使水质有良好的化学性状,使水质所含化学成分对人体健康有益无害,饮用水水质卫生标准规定了11项化学性指标和15项毒理学指标。前者主要是为了使水质不影响氯化消毒效果,不腐蚀自来水管,不影响日常生活使用等而规定的;后者是为了防止人体通过饮用水引起急、慢性中毒而规定的。同时,为了防止放射性物质污染的危害,水质标准中规定了总α放射性和总β放射性的含量。

4. 水量充足,取水方便　饮用水水质除了应符合上述国家规定的卫生标准以外,水量也应满足城镇居民用水量的要求。根据我国部分省、市居民用水量的调查,集中式给水的居民每人平均日生活用水需要量为40～80 L,而且取用要方便。

（三）水质污染对健康的危害

水体遭受有毒化学物质污染后,通过饮水或食物可使人群发生急性或慢性中毒,含致病微生物的人、畜粪便或污水污染水源时,可引起肠道传染病流行。有些污染物可使水质感官性状恶化,妨碍水体的正常利用。也有些污染物能抑制非病原性微生物的生长和繁殖,影响水中有机物的氧化分解及水体的天然自净能力。

1. 生物性污染　水中微生物绝大多数是天然寄生者,大部分来自土壤及大气降尘,对人一般无致病作用。但随垃圾、人和畜的粪便以及某些工农业废弃物进入水体的微生物可包括一些致病微生物,如饮用或接触此种未经消毒的水,则可引起介水传染病的流行。介水传染病主要有霍乱、伤寒、痢疾、病毒性肝炎、脊髓灰质炎、胃肠炎等。此外,血吸虫病、钩端螺旋体病、肠道寄生虫等疾病的传播也与水有关。肠道病毒和某些原虫包囊不易被常规的饮用水消毒所杀灭。例如,印度新德里在1955年11月至1956年1月间,由于集中式给水水源受生活污水污染,引起戊型病毒性肝炎的大规模流行。在170万人口中,仅黄疸患者就达29 300人,而该集中式给水采用混凝沉淀和氯消毒,自来水中的余氯量和细菌学指标均符合饮水卫生标准。

介水传染病的流行特点是:① 水源一次大量污染后,可出现暴发性流行,绝大多数病例的发病日期集中在该病最短和最长潜伏期之间。但如水源经常受污染,则病例可终年不断。② 病例的分布与供水范围一致,绝大多数患者都有饮用同一水源的历史。③ 一旦对污染源采取治理措施,加强饮用水的净化和消毒后,疾病的流行能迅速得到控制。

2. 化学性污染　目前常见污染水源的化学物质有汞、镉、砷、铬、铅、农药等,这些污染物造成的危害程度,与污染物在饮用水中的浓度以及持续污染的时间等有关。常见水体污染物的危害列举如下。

(1) 汞　天然水体中的汞含量甚微,一般不超过 0.1 μg/L。常见的汞污染源主要为工业(如化工、仪表、冶炼、灯泡等)废水,医院废水与使用含汞农药也是常见的污染源。污染水体的汞多吸附在悬浮的固体微粒上而逐渐沉于水底,故底泥中汞含量较水中为高。污染水体的汞(特别是在底泥中的汞),在微生物的作用下可被甲基化形成有机汞(以甲基汞为主),后者毒性较无机汞增大许多倍,更易为生物体吸收,并可通过食物链在生物体内逐级浓集,致使某些水生生物体内汞含量达到致人中毒的水平。日本熊本县水俣湾地区发生的水俣病就是由于居民长期食用该水俣湾含甲基汞甚高的鱼类而引起的一种公害病。当时造成 50 多人死亡、数百人致残的严重后果。甲基汞吸收入人体后分布很广泛,除在肾、肝等脏器蓄积外,尚可通过血脑屏障在脑组织内蓄积,也可透过胎盘屏障进入胎儿体内,产生胚胎毒性。已有调查报告指出,甲基汞污染区内的畸胎率及染色体畸变率增加。甲基汞从体内排出很慢,生物半衰期全身平均约为 70 d,中毒的临床表现为开始时有肢体末端或口唇周围麻木刺激感,随后可出现手部动作障碍、感觉障碍、无力等,以及震颤、语言障碍、听力及视物障碍、步态失调等,严重者可致全身瘫痪、精神失常,甚至死亡。

(2) 铬　铬在天然地面水中的含量平均为 0.05 ~ 0.5 μg/L。由于铬在工业生产中应用较为广泛,含铬的工业废水(如电镀废水)和废渣(如铝盐生产性废渣)是污染水体的主要来源。铬化合物的毒性以六价铬为最大,可干扰多种重要酶的活性,影响物质氧化、还原和水解过程,能与核酸、核糖体结合,并可诱发癌症。饮用水中铬含量较高时,可对消化道产生刺激和腐蚀作用,表现有恶心、呕吐、腹痛、腹泻、血便以至脱水;同时可伴有头痛、头晕、烦躁不安、呼吸急促、口唇指甲青紫、脉速,甚至少尿或无尿等严重中毒现象。有研究表明,六价铬属于可疑致癌物。

(3) 氰化物　氰化物分无机和有机两类。无机氰化物主要是氢氰酸及其盐类(氰化钠、氰化钾等)。有机氰化物主要有丙烯腈和乙腈等。氰化物在工业中应用很广,如电镀、炼焦、选矿、染料、化工和医药等工业中均可用到氰化物,其废水可导致水源污染。国内外均有报道氰化物污染水体引起人群、家畜及鱼类急性中毒的事例。长期饮用被氰化物污染的水(浓度大于 0.14 mg/L)可出现头痛、头昏、心悸等症状。

(4) 多氯联苯(PCB)　多氯联苯为无色或淡黄色,油状或树脂状。性质稳定,基本不溶于水,不易水解和氧化。工业上常用作增型剂、绝缘剂、高温润滑剂、橡胶软化剂以及油漆、油墨的添加剂等。如未经处理任意排放,可造成水源污染。多氯联苯进入人体内可蓄积于脂肪组织及脏器中。据报道,人摄入 0.2 ~ 0.5 mg PCB 即出现中毒症状,表现为皮疹、色素沉着、水肿、无力、呕吐等,已证实多氯联苯可通过胎盘屏障进入胎儿体内。

（四）水质净化与消毒

饮用水水质如未能达到标准要求时，应找出原因并采取相应的卫生对策，以改善水质，使之达到水质标准要求。一般可采取改进（或另选）水源、加强其卫生防护，以及采取必要的净化或消毒处理等措施。

1. 水源水的卫生防护　饮用水的给水方式有两种，即集中式给水和分散式给水。集中式给水通常称为自来水，是指由水源集中取水，对水进行净化和消毒后，通过输水管和配水管网送到给水站和用户。集中式给水是城镇居民的主要取水方式。分散式给水是指居民直接从水源分散取水，是广大农村居民的主要取水方式。

（1）集中式给水的卫生防护　采用地面水水源作饮用水应设置卫生防护带。要求在取水点周围半径不小于 30 m 没有明显标志的水域内，不得从事一切可能污染水源的活动，河流取水点上游 1 000 m 至下游 100 m 水域内，不得排入工业废水和生活污水，其沿岸不准堆放污染水源的废渣、垃圾、有毒物品等；进水口应高于河床约 1 m，低于水面约 1.5 m。采用地下水作饮用水源时，要注意井壁的结构应当严密不漏水，井周围应有一定距离的卫生防护带，在这个区域内不得有污染源存在。

（2）分散式给水的卫生防护

1）井水卫生防护　用井水作水源时，应注意井址的选择和井的结构。并应设在污染源的上游、地势较高不易积水处，周围不得有可造成井水污染的污染源（如厕所、粪坑、污水沟、牲畜圈等）。井的结构要合理：井壁上部距地面 2 ~ 3 m 范围内应以不透水材料构筑，井周以黏土或水泥填实，以防附近污水渗入井内；井底用砂、石铺装；井口应用不透水材料做成高出地面 0.5 m 左右的井台，井台向四周倾斜，井周围设专门的排水沟，以防井台上污水倒流入井；台上井口应置高出井台面 0.1 ~ 0.5 m 的井栏；井口设盖，配备公用吊桶并保持桶底清洁。我国南方和北方农村均曾推广密封水井，用压水机抽水；或筑管井以手压式或脚踏式抽水机取水，既方便取水，又可防止污染，是一种较好的井水防护方法。

2）地面水卫生防护　取水点周围半径 30 m 范围内不得有污染源；江河水应采用分段分时用水；多塘水地区可分塘用水；水库、湖水可分区用水。应禁止在用水区进行洗涤、养殖等可能污染水源的活动，以保证饮用水清洁。有条件的地区可建造岸边自然渗井或砂滤井进行过滤取水。

2. 水的净化　在一般情况下，水源水质往往不能满足生活饮用水水质标准的要求。为此，需要经过净化、再消毒等卫生措施处理后才能饮用。水的净化包括沉淀和过滤处理，目的是除去水中的悬浮物质、胶体物质和部分病原体，改善水的感官性状。如果水中有异味或含有过量的铁、铜、氟等，则需采取特殊处理。

（1）混凝沉淀　天然水中的细小悬浮物（特别是胶体微粒）带负电荷，而且颗粒越小，带的电荷、电动电位越高，相互间静电斥力就越大，因而能保持胶体的稳定性，难以自然下沉去除。因此，需加混凝剂进行混凝沉淀。

1）原理　混凝沉淀的原理，目前尚未完全清楚。一般用双电层作用和吸附架桥作用来解释。

双电层作用是根据胶体化学原理阐述胶体凝聚的物理学现象。悬浮微粒在水中形成胶团,胶团由胶核、吸附层和扩散层构成。当向水中加入电解质时,解离后的正离子挤入扩散层,使扩散层呈现被压缩的状态,微粒表面的电位降低,微粒间的静电斥能也会降低。当这种斥能降低到一定程度时,微粒间的排斥力就失去作用,促进微粒相互靠近而发生凝聚。它强调了对微粒的电中和作用和脱稳作用。

吸附架桥作用主要是混凝剂水解后产生的高分子聚合物对微粒具有强烈吸附作用。当吸附颗粒增多时,在水中形成颗粒较大的松散的网状结构,其表面积很大,吸附能力很强,使微粒相互黏附架桥而发生凝聚。

在混凝沉淀过程中,这两种原理是同时存在的。尽管对混凝沉淀原理的见解有所不同,但在混凝中发生的下述反应是被普遍接受的。① 脱稳:混凝剂加入水中,解离的金属阳离子可中和悬浮物表面上的负电荷,使胶体微粒之间的排斥力降低,进而发生聚集,使颗粒逐渐增大。胶体微粒的脱稳,为进一步凝聚创造了条件。② 架桥:铝盐或铁盐混凝剂加入水中,经过水解作用所形成的凝胶状氢氧化合物,或作为助凝剂加入的有机高分子化合物,可在已脱稳的胶体微粒之间起桥梁作用。③ 附和网罗:在搅拌过程中,使氢氧化物或有机高分子化合物与微细絮状物之间的接触碰撞增多,所形成的絮状物可吸附其周围的悬浮物,逐渐增大其体积和质量,在其沉降过程中,还可网罗一些悬浮物共同下沉。

2)影响混凝效果的因素　主要有:① 原水中悬浮粒子的性质和含量;② 原水中溶解有机物和离子的成分和含量;③ 水的 pH(酸碱度);④ 混凝剂的种类和用量;⑤ 混凝剂的投加法、搅拌强度和反应时间。由于影响因素多,故需通过混凝试验以选择混凝剂品种和投药量。

3)常用混凝剂　主要有无机盐类及高分子混凝剂两大类。无机盐类混凝剂常用硫酸铝,现使用三氯化铁($FeCl_3 \cdot 6H_2O$)等,后者的作用原理与硫酸铝基本相同。高分子混凝剂中加有:① 聚合氯化铝:其化学式有多种,我国目前常用的是聚合氯化铝和碱式氯化铝两种。一般而言,聚合氯化铝对各种水质适应性较强,最优 pH 范围广,对低温水效果好。② 聚丙烯酰胺:是由丙烯酸胺聚合而成,其通式为$\left[CH_2—CH(CONH_2) \right]_n$,式中 n 多达 2 万 ~9 万。聚丙烯酰胺单独处理浊度高的水体,亦可用于助凝作用。

为改善混凝条件,有时需加一定量的助凝剂。例如,当水的碱度不足时,可加石灰等碱剂;或当铝盐所产生的絮凝体小而松散时,可使用聚丙烯酸胺、活化硅胶、骨胶等高分子助凝,使絮凝体变粗且紧密,以改善絮凝体结构,促进混凝沉淀作用。混凝沉淀的效果,可使混浊度降低 99%,色度减少 80% 以上,病原微生物减少 95% 左右。

(2)过滤　过滤是利用多孔性或具有孔隙结构的物质(滤料)截留水中微细的悬浮杂质,使水净化澄清的处理过程。

1)原理　过滤的净水作用原理,因滤料的种类而有所不同,一般有以下几种作用:① 筛滤作用:当浊水流经滤层时,水中比滤料颗粒间的孔隙大的颗粒,可被截留于滤料表层,被截留的颗粒增多,逐渐使滤层孔隙变小,水中较细小的悬浮颗粒也相继被阻留,从而可去除一部分悬浮颗粒;② 沉淀作用:比滤料孔隙更小的微细颗粒,在通过滤层时沉淀在滤料颗粒间的孔隙中;③ 接触凝聚作用:当水通过滤料层时,滤料颗粒起接触介质的作用,使水中悬浮微细颗粒与滤料有更多的碰撞机会,在分子引力的作用下,悬浮颗粒与细小絮状物被吸附在滤料表面,逐渐使水澄清,这是一种凝聚过程;④ 生物膜作用:被截留在滤层表面的悬浮物,逐渐积聚而形成一层黏性薄膜,称为滤膜。各种浮游生物、有机物和微生物等可在上面进行繁殖,使滤膜更为黏稠致密。有的微生物还能产生抗生素和抗微生物因子，能杀灭或抑制肠道细菌。生物膜不仅能凝聚和阻留水中的微细颗粒，还能吸附和吞噬各种微生物，并能促进有机物、氨、亚硝酸等物质的氧化。因此，生物膜对水质净化有显著作用。

2）过滤装置　集中式给水系统中使用各种形式的砂滤地。分散式给水的过滤装置，可因地制宜、就地取材采用砂滤井、砂滤地和砂滤缸等。砂滤井多用作塘水及河水的过滤，建在岸边或塘边，使河、塘水经过滤料层渗入井中备用。居民家庭用可自制砂滤缸（桶），缸（桶）内自下而上铺石子 10～15 cm、棕皮两层、细砂 40 cm、棕皮一层和碎石 5 cm。初滤时往往净化效果不好，待使用一段时期形成滤膜后效果渐佳。注意砂滤层上应经常保持有水，否则砂层内进入空气会影响过滤效果。

水通过过滤可除去 80%～90% 的细菌及 80%～90% 的悬浮物，大大改善水的色、臭、味，使饮水达到感官性状标准。

（3）水的消毒　水经过净化处理之后，尚不能保证完全去除全部病原微生物。为了使水质符合饮用水各项细菌学指标的要求，确保防止介水传染病的发生和传播，必须进行水的消毒。目前大多数国家都采用氯化消毒法，其他还有煮沸、紫外线、臭氧、碘、高锰酸钾消毒法等。一种好的饮水消毒方法必须是对人无害、不恶化水质、消毒效果好、适用范围广、不与水中成分形成有害物质，使用方便。

1）氯化消毒法

① 原理：氯气或氯制剂加入水中后，在常温下很快水解成次氯酸（HOCl），其反应式如下：

$$Cl_2 + H_2O \rightarrow HOCl + H^+ + Cl^-$$

$$2Ca(OCl)Cl + 2H_2O \rightarrow Ca(OH)_2 + 2HOCl + CaCl_2$$

次氯酸分子小，不荷电，易于穿过微生物的细胞壁。同时，它又是一种强氧化剂，影响细菌的多种酶系统。例如，使磷酸葡萄糖脱氢酶的巯基被氧化破坏，并损伤细胞膜，使蛋白质、RNA 和 DNA 等物质释出而导致细菌死亡。次氯酸对病毒的作用在于对核酸的致死性破坏。

由于水中常含有一定量的有机物或“三氮”产物，当氯加入水中时，除产生次氯酸外，还可产生一氯胺（NH_2Cl）和二氯胺（$NHCl_2$）。氯胺为弱氧化剂，有杀菌作用，但需要较高的浓度和较长的接触时间。

② 消毒方法

常量氯化消毒法：即按常规加氯量进行饮水消毒的方法。加氯量的多少根据水质具体情况而定。从理论上要求，适宜的加氯量应为需氯量与余氯之和。一般认为，用氯化消毒法时，余氯是评价和控制消毒效果的一项指标。适当的余氯表示水中已达到消毒所用氯的数量，并略有所余，尚有保持继续消毒的能力。水中的余氯含量是不稳定的，它随时间的进展而逐渐下降，其降低的速度与水质的优劣有密切关系，混浊水的余氯消失快。实际加氯量的多少可根据简单实验确定。

持续氯消毒法：在井水或缸水内一次加氯消毒后，余氯仅可维持数小时。因此，消毒持续的时间较短。如反复进行消毒又较烦琐。所以，一些地区在实际工作中，采用了各种持续氯消毒法，例如可用竹筒、塑料袋、广口瓶或青霉素瓶等。主要在下列情况时使用：新井启用，旧井修理或淘洗，当地发生介水传染病，井水中大肠菌群数明显增高，水井被有机物或细菌严重污染，在野外急用水。加入消毒剂 10～12 h 后才能用水。如果急用水，可用硫代硫酸钠脱氯，用量按 1.0 mg/L 余氯加 3.5 mg/L 硫代硫酸钠计算。

③ 影响消毒效果的因素

加氯量和接触时间：加氯量包括需氯量和余氯两部分。需氯量是指用于杀灭细菌和氧化有机物所需消耗的氯量。另外，为了抑制水中残存细菌的繁殖，管网中尚需维持少量剩余氯。标准规定，接触 30 min 后游离余氯不应低于 0.3 mg/L。

水的 pH：次氯酸是弱电解质，pH < 5.0 时，平衡向左移，主要以次氯酸的形式存在；pH > 7.0 时，次氯酸解离成次氯酸根增多，次氯酸浓度下降。次氯酸的杀菌作用比次氯酸根高 80 ~ 100 倍，故 pH 太高不利于消毒。

水温：水温越低，杀菌效果越差。水温每提高 10℃，病菌杀灭率可提高 2 ~ 3 倍。在 0 ~ 5℃ 下，杀灭水中一定量的大肠埃希菌所需的时间较在 20 ~ 25℃ 下所需的时间约多 3 倍。

水的混浊度：悬浮颗粒可吸附微生物，使之凝集成团，而团块内的微生物不易受到消毒剂的作用。因此，消毒前应通过净化处理，尽量降低水的混浊度。

水中微生物的种类和数量：不同微生物对氯的耐受性不尽相同。但概括地讲，除腺病毒外，肠道病毒对氯的耐受性高于肠道病原菌。

2）其他消毒方法

① 臭氧消毒法：臭氧是强氧化剂，在水中的溶解度比氧大 13 倍。臭氧极不稳定，须临用前制备，并立即通入水中。用臭氧消毒过滤后的水，其用量一般不大于 1 mg/L。当接触时间为 15 min、剩余臭氧为 0.4 mg/L 时，可达到良好的消毒效果。臭氧消毒的优点在于其对细菌和病毒的杀灭效果均较好，且用量少，接触时间短，在 pH 6.0 ~ 8.5 范围内均有效，不产生卤仿反应等；其缺点是投资大、投加量不易调节以及在水中不稳定、不易维持剩余臭氧等。

② 紫外线消毒法：波长 200 ~ 275 nm 的紫外线具有杀菌作用，其中以波长 254 nm 的紫外线杀菌作用最强。紫外线光源为高压石英水银灯。用于饮水消毒的设备有两种，即浸入式和水面式；前者消毒效率较高，后者构造简单。紫外线的杀菌效果除与波长有关外，尚取决于照射的时间及强度、被照射的水深及水的透明度等因素。故用紫外线消毒的饮用水必须预先通过混凝沉淀及过滤处理，水深最好不超过 12 cm。因此，紫外线消毒的优点是接触时间短、效率高、不影响水的气味；缺点是消毒后无持续杀菌作用；另外，每支灯管处理水量有限，耗资较大。

思考与练习题

1. 何谓原生环境与次生环境？
2. 何谓生态系统与生态平衡？
3. 何谓食物链、生物放大作用、生物蓄积作用与生物浓缩作用？
4. 人与环境的关系表现在哪几方面？
5. 环境污染的主要来源有哪些？
6. 人类可采取哪些有效方法完成污染物在环境中的转归？
7. 污染物对人体健康损害的主要因素有哪些？
8. 环境污染对人体健康的主要危害有哪些？
9. 防治环境污染可采取哪些措施？

10. 大气的物理性状及其卫生学意义有哪些？
11. 大气污染对健康危害有哪些？
12. 室内空气污染对健康有哪些危害？
13. 饮用水有哪些基本卫生学要求？

（李　新）

第二章　职业环境与健康

适当的劳动强度、方式和良好的劳动条件有利于人体健康，相反则有可能损害劳动者的健康，严重者可导致职业病（occupational disease）。随着社会经济发展的结构性调整，企业性质和类型的改变，新工种、新行业、新毒物的出现，有些工业生产危害物地点向防护薄弱的乡镇迁移，在劳动生产过程中及生产环境中出现的新职业卫生问题值得关注。

第一节　职业性有害因素与职业性损害

2007年8月23日上午，某市建筑工程公司的3名工人在该市某主干道上的污水井进行工程施工。该井直径0.6 m，深2.5 m，下面支管直径0.3 m，总管直径0.8 m。下午14:30，当工人李某在污水井内敲破旧污水管封头时，突然从管内冲出许多污水并伴有臭鸡蛋味，致使李某当即昏倒在井下，在场的另两名工人宋某和霍某下去救人也相继昏倒。一位居民见后奋不顾身下井救人，拉出了霍某一人，刚爬出井后也昏倒在地。地面上的旁观者立即打119报警，火速赶到的119消防人员戴上防毒面具后下井将昏倒在井内的另两名工人救出，4人均被送至该市人民医院抢救。

这是一起什么性质的事件？假如你遇到类似事件该如何处理？

一、职业性有害因素

职业性有害因素可以来自以下几个方面。

（一）生产过程中产生的有害因素

生产过程是指由原材料加工到成品的整个工艺过程，其产生的有害因素如下。

1. 化学因素

（1）生产性毒物　生产性毒物可以来源于原料、中间产品、辅助材料、产品、副产品及废弃物等；可以固体、液体、气体、蒸气、粉尘、烟或雾等多种形态存在；生产环境中常见的生产毒物种类有：① 金属及类金属；② 有机溶剂；③ 刺激性气体和窒息性气体；④ 苯的氨基和硝基化合物；⑤ 高分子化合物生产过程中的毒物；⑥ 农药等。

（2）生产性粉尘　来源甚广，几乎所有的工厂、矿山在生产过程中均可产生，如游离二氧化硅粉尘、石棉尘、煤尘、有机粉尘等。

2. 物理因素　不良的气象条件（如高气温、高气湿）、异常气压、强噪声、震动、非电离辐射（如紫外线、红外线、激光等）和电离辐射（如X射线、γ射线）等。

3. 生物因素　农业、畜牧、皮革、毛纺、森林等作业过程中可能接触到病原微生物、寄生虫、病毒、真菌等。

（二）劳动过程中产生的有害因素

劳动过程是指劳动者为完成某项生产任务而进行的各种操作的总和，其有害因素有：劳动组合、劳动作息制度不合理；劳动生产所致精神（心理）过度紧张；劳动强度过大或生产定额不当、安排的作业与生理状态不相适应；人体个别器官或系统过度紧张；长时间处于某种不良体位或不合理地使用工具等。

（三）生产劳动环境中产生的有害因素

生产劳动环境是指劳动者在生产劳动时所处的外界环境，主要有害因素是：厂房建筑布局不合理，如将有害工序、工种和无害工序、工种等安排在同一个车间内；工作场所缺乏卫生防护设施，如产生尘、毒的车间或岗位无除尘、排毒设施等。自然环境中的有害因素，如炎热季节太阳的辐射、冬季的低温等。

在实际劳动生产过程和生产环境中，职业性有害因素不是单一存在，往往是多种有害因素同时存在，对劳动者的健康损害往往产生联合作用，增加了对劳动者健康影响的复杂性，给防治工作提出了新课题。

人机因素不适当也会对劳动者健康产生不良影响。人机因素是指劳动者、机器设备和工作环境三者之间彼此协调配合的关系，如设备的设计与布局是否考虑到工效学的原则、机器设备操作方便的程度、工作环境的污染程度、气象条件舒适与否、工作空间是否限制人体活动范围、是否尽量避免和减少静力作业、工作场所的采光和照明是否符合卫生学要求等。人机因素对劳动者健康的影响越来越受到人们的关注。

二、职业性损害

（一）职业性有害因素的致病条件

当职业性有害因素、劳动者个体与有关的作用条件联系构成引起职业性损害的条件时，才会造成职业性损害。

生产环境、劳动环境、生产过程不符合卫生要求，生产性有害因素的性质和量是产生职业性危害的基本条件。

劳动者接触某些职业性有害因素的作用条件包括接触机会、接触方式、接触时间、接触强度（浓度），后两种因素是决定人体接受危害剂量（强度）的主要因素。

个体遗传因素、年龄、性别、营养与健康状况、行为生活方式的差异使得个体对职业性有害因素的易感性不同，个体敏感性增加是产生职业损害的重要条件。

（二）职业性有害因素对健康的影响

职业性有害因素对劳动者健康的损害一般可以归纳为职业病（occupational disease）、职业性多发病（work-related disease）和职业性外伤（occupational injury）三大类，又称工伤。

1. 职业病　职业性有害因素作用于人体的强度与时间超过一定限度时，人体不能代偿其所造成的功能性或器质性病理改变,出现相应的临床征象并影响劳动能力,这类疾病通称为职业病。

（1）定义　职业病是由于生产活动引起,但并不是所有工作中得的病都是职业病。职业病概念通常有广义与狭义之分。

广义的职业病泛指所有因为职业性有害因素而引起的疾病。

狭义的职业病是指政府有关法律规定的职业病,称为法定职业病。各国法定的职业病范围都不一样,同一个国家在不同的历史时期,法定的职业病范围也不一样。

《中华人民共和国职业病防治法》(以下简称《职业病防治法》)对职业病的定义是:企业、事业单位和个体经济组织的劳动者在职业活动中,因接触粉尘、放射线物质和其他有毒、有害物质因素而引起的疾病。我国在2013年将法定的职业病增为10类132种。

（2）特点　职业病具有如下的特点:① 病因明确:病因由工作环境中的生产性有害因素引起;② 存在剂量-反应关系:病因大多数可定量检测,且接触有害因素的水平与发病率及病损程度有接触水平(剂量)-反应(效应)关系;③ 群发性:在接触同样的职业性有害因素的职业人群中,有一定数量的人发病,很少只出现个别病例;④ 疗效不满意:大多数职业病目前尚无特效治疗办法,发现越晚,治疗效果越差;如果能及早诊断、及时治疗、妥善处理,预后较好,康复容易;⑤ 可预防性:由于职业病的病因明确,因此,只要有效控制和消除病因,就可以预防职业病的发生。

（3）职业病的诊断和处理　职业病的诊断机构是由省、自治区、直辖市人民政府卫生行政部门批准并获准开展职业病诊断项目的医疗卫生机构。一般医疗单位不能进行职业病诊断和出具职业病的诊断证明书。

职业病诊断依据如下。

1）职业史　是诊断职业病的先决条件。职业史内容包括:工种和工龄、接触有害因素的情况、症状出现的时间、同工种人群的发病情况、非职业性接触和其他生活情况等。

2）现场调查资料　对工作场所进行调查,了解工作场所中存在的职业性有害因素种类、特点、强度等,收集历年来生产环境测定的资料和劳动者健康、疾病资料。

3）临床检查资料　① 询问病史:了解患者接触职业性有害因素后出现的临床症状、体征及目前的状况,分析判断这些症状与职业病危害因素接触的关系;② 体格检查:在一般检查的基础上,进行针对性的重点检查;③ 辅助检查:选择与职业病危害因素接触有关的特殊项目,必要时进行适当的实验室检查。

职业病的诊断和处理是一项政策性和科学性很强的工作。因此,必须根据国家颁布的有关法规和标准诊断,力求诊断准确,防止漏诊、误诊或有人假冒职业病。根据《职业病防治法》和《职业病诊断与鉴定管理办法》,职业病的诊断应当由省级卫生行政部门批准的职业病诊断机构承担,并由三名以上取得职业病诊断资格的执业医师进行集体诊断。职业病一经确诊,应由授权诊断医生共同签署职业病的诊断证明书,并经承担职业病诊断的医疗卫生机构审核盖章。一式三份,患者、其所在单位及诊断机构存档各一份。

2. 职业性多发病　又称工作有关疾病,是由于生产环境和劳动生产过程中某些不良因素造成职业人群常见病的发病率增高、潜伏疾病发作或现患疾病的病情加重等,这些疾病称为职业性多发病。

（1）职业性多发病的特点 ① 职业性多发病的发生与工作有一定关系，但是，职业有害因素不是其唯一的直接发病原因，而是该病发生发展的多种因素之一，或者是导致潜在疾病加重的一个因素；② 控制职业性有害因素和改善工作环境，可减少疾病的发生；③ 职业性多发病不属于我国法定的职业病范围。

（2）常见的职业性多发病 可以表现在呼吸、肌肉骨骼、心血管、消化道、生殖等多系统，如慢性气管炎、肺气肿、腰背疼痛、肩颈疼痛等。接触二硫化碳、一氧化碳等化学物质导致冠心病的发病率及病死率增高；接触铅、汞及二硫化碳可导致早产及流产发生率增高；高温作业可导致消化不良及溃疡病的发生率增高等。

3. 职业性外伤 是指劳动者在生产过程中，由于外部因素直接作用而引起机体组织的突发性意外损伤，通常由临床外科处理，而不是职业病科处理。导致工伤的主要原因有客观因素，也有主观因素，包括：企业领导不重视安全生产；劳动者缺乏相应的安全生产知识；生产设备本身有缺陷；防护设备缺乏或不全；劳动组织不合理或生产管理不善；个人因素（如患病或精神因素、年龄、性别、文化程度等）不适合本人的工作；操作环境因素，如生产环境布局不合理、照明不良或不合理等。

第二节 生产性毒物与职业性中毒

一、概述

在生产劳动场所存在的可能对人体健康产生损害的化学物质称为生产性毒物。劳动者在职业活动过程中，由于接触生产性毒物而发生的中毒称为职业性中毒（occupational poisoning）。

（一）生产性毒物存在的状态与接触机会

1. 毒物在生产过程中的存在形式 毒物在生产过程中可能以多种形式出现，同一化学物质在不同行业或不同生产环节呈现的形式又各不相同。毒物主要的存在形式有：原料、中间产品（中间体）、辅助材料、成品、副产品或废弃物以及夹杂物等。此外，生产过程中的毒物尚可以分解产物或“反应产物”的形式出现。

2. 毒物在生产环境中存在的形态 毒物可以固体、液体、气体或气溶胶的形态存在。悬浮在空气中直径小于 0.1 μm 的固体微粒称为烟（尘），直径 0.1～10 μm 的称为云（粉尘的一类）。悬浮于空气中的液体微粒称为雾。雾与粉尘（烟）的混合物称为气溶胶（aerosol）。同一种生产性毒物存在的形态常不是单一的、固定不变的。

3. 接触机会 在劳动生产过程中，主要有以下操作或生产环节可能接触到毒物：① 原料的开采与提炼；② 材料的搬运与储藏；③ 材料加工与准备；④ 加料与出料；⑤ 产品处理与包装；⑥ 辅助操作；⑦ 化学反应；⑧ 生产中应用；⑨ 其他：在特定情况下，有些作业亦可因接触到毒物而发生中毒。如进入地窖、矿井、下水道或清除化粪池时发生硫化氢中毒；修船时，在船体内局限空间中进行气割、电焊时可因接触锰烟、一氧化碳等而中毒。

（二）生产性毒物进入人体的途径

1. 呼吸道吸收　呼吸道是生产性毒物进入人体的主要途径。进入呼吸道的毒物，通过肺泡直接进入大循环，毒性作用发生较快。影响毒物呼吸道吸收的主要因素有：① 毒物在空气中的浓度或分压；② 毒物的血/气分配系数（blood/air partition coefficient），此系数越大，毒物越容易吸收进入血液；③ 毒物的质量：质量轻的气体，扩散快，易进入机体；④ 毒物的水溶性：水溶性大的毒物（如氨气）易在上呼吸道溶解吸收，水溶性低的毒物（如光气）由于对上呼吸道的刺激性较小，易进入呼吸道的深部。此外，劳动强度、呼吸深度和频率、肺血流量与肺通气量，以及生产环境中的气象条件等因素也可影响毒物经呼吸道的吸收。

气溶胶状态的毒物进入呼吸道吸收的情况比气态物质复杂，它们在呼吸道不同部位滞留的量和受呼吸道清除系统的量与粒径大小有密切关系。

2. 皮肤吸收　经皮肤吸收途径有两种：一是经表皮屏障到达真皮，进入血液循环；二是通过汗腺，或通过毛囊与皮脂腺，绕过表皮屏障到达真皮。经皮肤吸收的毒物不经过肝而直接进入大循环。影响毒物经皮肤吸收的因素有：毒物本身的化学性质（如脂溶性、毒物的浓度和黏稠度），接触的皮肤部位、面积，环境气温、气湿等。

3. 消化道吸收　生产性毒物经消化道进入人体内而致职业中毒的事例甚少。不可忽视的是进入呼吸道的难溶性气溶胶被呼吸道清除到咽部时，可经由咽部进入消化道，通过小肠吸收。有的毒物（如氰化物），可在口腔内经黏膜吸收。

（三）职业性毒物在体内的代谢过程

1. 分布　毒物被吸收后进入血液和体液，随血流和淋巴液分散到全身的过程称为分布（distribution）。影响化学毒物分布的因素有：① 器官和组织的血流量及其对毒物的亲和力；② 血浆蛋白作储存库；③ 特殊屏障：主要的屏障有血－脑屏障、胎盘屏障、血－眼屏障、血－睾屏障等，但它们都不能有效阻止亲脂性毒物的运转；④ 蓄积作用：毒物进入体内后，如解毒和排毒速度慢于吸收的速度，毒物或其代谢产物在体内逐渐增加，称为蓄积。毒物量在体内增加的现象称物质性蓄积；而毒物对机体正常功能的损害的积累（体内毒物量并没有明显增加）的现象称功能性蓄积；毒物或代谢产物蓄积的部位称储存库。

2. 生物转化　毒物吸收后在体内经过一系列的生化代谢，其化学结构发生一定改变的过程，称为毒物的生物转化（biotransformation）。生物转化主要在肝进行氧化、还原及水解，可使大多数毒物的毒性降低，称为解毒；此外也有些毒物经过生物转化后毒性反而增强，甚至产生致突变、致癌和致畸作用，此现象称代谢活化（metabolic activation）或生物活化。许多致癌物（如芳香胺）就是经过体内生物转化而被激活的。毒物代谢产物进一步与体内的葡萄糖醛酸、硫酸、乙酸或氨基酸等结合，水溶性增加，更易于随尿或胆汁排出体外，称为结合反应（conjugation）。

3. 排出　进入人体的毒物可经转化后或不经转化而排出。排出的途径有：① 肾：肾是机体排出毒物极有效的器官，许多毒物（包括大部分金属毒物）都经过此途径排出；② 呼吸道：气体及挥发性毒物多经呼吸道呼出；③ 消化道：一些金属毒物（如铅、锰、镉等）随胆汁由肠道随粪便排出，有些毒物可经过肠黏膜吸收，再进入肝，称为肠－肝循环，延缓毒物排出；④ 其他途径:有些毒物可经乳汁、唾液及汗液排出,但其量甚微。头发和指甲虽不是排泄器官,但有些毒物(砷、汞、铅、锰等)可积聚于此。毒物及其代谢产物在生物材料中的含量可作为生物检测指标,如呼出气中苯含量的测定,尿、血、头发中的铅、汞含量的测定,苯作业工人尿中酚含量的测定等。毒物在排出人体的过程中,可造成排出器官的损害,如汞随唾液排出引起口腔炎等。

(四)影响生产性毒物对机体作用的因素

影响生产性毒物对机体作用的因素主要包括:毒物的理化特性、毒物的剂量、浓度和作用时间、毒物的联合作用、工作场所与劳动强度、个体易感性等。

二、常见的职业性中毒

(一)铅中毒

1. 理化特性　铅(lead,Pb)是一种柔软略带灰白色的重金属,相对密度 11.3,熔点 327℃,沸点 15~25℃,加热到 400~500℃时有大量铅蒸气逸出,在空气中迅速氧化、冷凝为铅烟。铅的氧化物多以粉末状态存在,其在酸性条件下溶解度升高。

2. 接触机会　铅锌矿的开采及冶炼、蓄电池及颜料工业的溶铅及制粉、含铅油漆的生产与使用、制造电缆和铅管、铅化合物的生产和使用、电子显像管的制造、印刷铸字、食品罐头及电工仪表的元件焊接等,可以职业性广泛接触到铅及其化合物。

日常生活中有不少接触到铅的机会,如长期食用含铅食品、饮料(如常吃爆米花、皮蛋,用铅壶和含铅锡壶烫酒饮酒),使用不合格的陶瓷彩釉餐具;密切接触彩印的书籍报纸、广告宣传品、食品包装、化妆品、染发剂等;食用含铅药物、滥用含铅的偏方治疗慢性疾病;吸入汽车尾气等。

3. 毒理　① 进入途径:在工作场所中,铅及其化合物主要以粉尘、烟的形式经呼吸道进入人体,少量被吞咽经消化道摄入。② 分布:经呼吸道吸收的铅,25%~30% 被吸收进入血液循环,进入到血液中的铅约 90% 与红细胞结合,10% 存在于血浆中。血浆中的铅由可溶性磷酸氢铅($PbHPO_4$)和与血浆蛋白结合铅两部分组成。血浆中的铅初期分布于肝、肾、脾、肺等器官中,以肝、肾浓度最高;数周后约有 95% 的铅离开软组织,以不溶性的磷酸铅[$Pb_3(PO_4)_2$]形式,缓慢地沉积于骨、毛发、牙齿等。人体内 90%~95% 的铅积存于骨内。骨中铅比较稳定,其半衰期约为 27 年。③ 转归:铅在人体内的代谢与钙相似,当食物中缺钙或因感染、饮酒、外伤和服用酸碱药物而造成酸碱平衡紊乱时,均可使骨内不溶性的磷酸铅转化为可溶性磷酸铅进入血液,常可引起铅中毒症状。铅主要随尿排出,小部分随粪、胆汁、乳汁、唾液和月经排出。血铅可通过胎盘进入胎儿体内,影响子代健康;母体内的铅也可通过乳汁影响婴儿。④ 毒作用:铅可影响体内许多化学过程。铅对卟啉代谢产生影响(图 2.2.1)。

基于铅对血红蛋白合成系统损害的机制,可测定相应的生物指标来帮助诊断。铅可致肠壁和小动脉壁平滑肌痉挛引起腹绞痛、暂时性的高血压、铅面容、眼底动脉痉挛与肾小球滤过率降低。铅使大脑皮质兴奋和抑制过程失调,导致一系列神经系统功能障碍。铅对神经鞘细胞的直接作用,可引起神经纤维节段性脱髓鞘,最终导致垂腕征。

4. 临床表现　急性职业性铅中毒少见,以腹绞痛、贫血、中毒性肝炎三大症状为主要临床

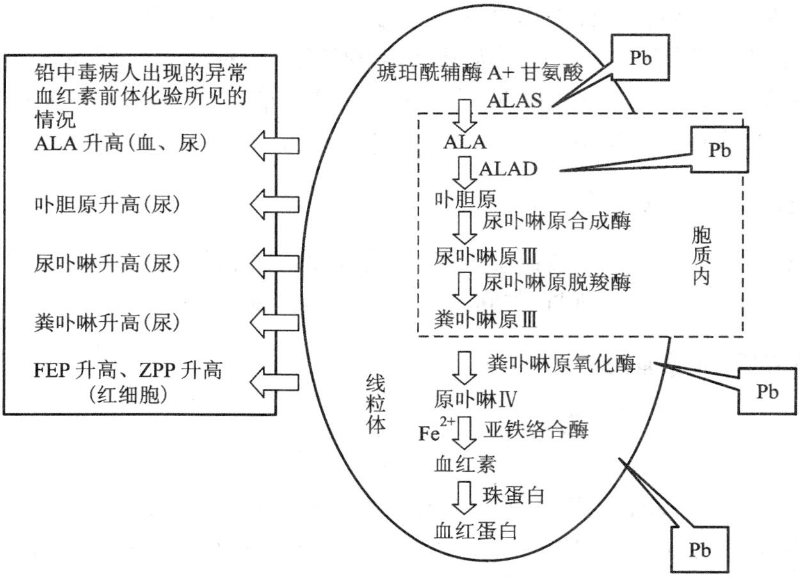

图 2.2.1 铅对血红素合成酶影响的示意图

注：ALA：δ－氨基乙酰丙酸；ALAS：δ－氨基乙酰丙酸合成酶；ALAD：δ－氨基乙酰丙酸脱水酶；FEP：游离原卟啉；ZPP：锌原卟啉

表现。职业性铅中毒多为慢性中毒，其主要临床表现为神经系统、消化系统和血液系统的损害。

（1）神经系统 ① 中毒性神经衰弱综合征：是铅中毒早期常见症状，主要表现为头痛、乏力、肌肉关节酸痛、失眠和食欲减退等。② 周围神经炎：随着病情的进展，可出现感觉运动型或混合型周围神经病，表现为肢体麻木，呈手套或袜套样感觉障碍；伸肌无力，握力下降，重者可出现伸肌瘫痪（即腕下垂）。③ 中毒性脑病：严重的铅中毒病例可出现铅中毒性脑病，主要表现为癫痫样发作，以及精神障碍或脑神经受损的症状。

（2）消化系统 ① 消化不良：铅中毒的患者口内有金属味、食欲减退、恶心、腹胀、腹隐痛，腹泻与便秘交替出现也是常见症状。② 铅线：口腔卫生较差者在切牙、尖牙牙龈边缘有蓝黑色“铅线”。③ 腹绞痛：中等或较重中毒病例，可以出现铅绞痛（lead colic）：多为突发性，呈持续性绞痛，阵发性加剧，部位多在脐周，少数在上腹部或下腹部，发作时面色苍白，出冷汗，多伴有呕吐、烦躁不安，手压腹部疼痛可缓解；一般止痛药不易缓解，发作可持续数分钟以上。检查时腹部柔软平坦，可能有轻度压痛，但无固定压痛点，肠鸣音减弱。

（3）血液系统 低色素正细胞型贫血，多属轻度，周围血中可见点彩红细胞、网织红细胞及早幼红细胞（嗜碱性成红细胞）增多。

此外，铅尚可引起肾的损害，表现为尿中可见蛋白、红细胞及管型。女性患者有月经不调、流产及早产等。哺乳期妇女可通过乳汁影响婴儿，甚至引起母源性婴儿铅中毒。

5. 诊断 铅中毒诊断必须依据：① 职业史；② 工作场所的条件；③ 临床表现；④ 实验室检查。在鉴别诊断和综合分析基础上集体诊断（国家职业卫生标准 GBZ37－2002《职业性慢性铅中毒诊断标准》)。

6. 治疗 包括驱铅治疗、对症治疗及一般治疗。

(1) 驱铅治疗 首选药物为依地酸二钠钙($CaNa_2-EDTA$),0.5 ~ 1 g 加入 10% 葡萄糖液 250 ~ 500 mL 静脉滴注,每日 1 次,3 ~ 4 d 为一个疗程,间隔 3 ~ 4 d 重复用药,根据驱铅情况决定疗程。依地酸二钠钙在络合铅的同时也可与体内的钙、铜、锌等形成稳定的络合物而排出,从而导致血钙降低及其他必需微量元素排出过多,故不合理用药可出现“络合综合征”,患者自觉疲劳、乏力、食欲减退等。另外,还可用二巯基丁二酸钠(Na - DMS)和二巯基丁二酸(DMSA)驱铅。近年来研究发现 DMSA 性质较稳定,可口服,应用方便,剂量为 0.5g,每日 3 次,连用 3 ~ 4 d,两个疗程间隔停药 3 ~ 4 d,再进行下一疗程。

(2) 对症治疗 铅绞痛发作时,可静脉滴注葡萄糖酸钙或皮下注射阿托品,以缓解铅绞痛。

(3) 一般治疗 适当休息,合理营养,补充维生素等。

7. 预防 降低生产环境中空气铅浓度,使之达到卫生标准是预防的关键;同时应加强个人防护。

(1) 降低铅浓度 ① 加强工艺改革;② 加强通风;③ 控制熔铅温度,减少铅蒸气逸出;④ 以无毒或低毒物代替铅。

(2) 加强个人防护和安全卫生操作制度。

(二) 苯中毒

1. 理化特性 苯(benzene)在常温下是无色透明、具有芳香气味的易燃液体。苯沸点 80.1℃,易挥发,蒸气相对密度 2.77,易沉积在车间空气的下方。苯微溶于水,易溶于乙醇、乙醚、氯仿、汽油、丙酮和二硫化碳等有机溶剂。

2. 接触机会 ① 苯的制造过程:由焦炉气(煤气)和煤焦油的提炼,或石油裂解重整而获得;② 作为有机化合物的原料使用,如制造酚、氯苯、药物、农药、塑料、合成纤维、合成洗涤剂、合成染料和炸药等;③ 作为溶剂、稀释剂和萃取剂应用,如用于油墨、油漆、树脂、人造革、黏胶和制鞋业等;④ 现代装潢等。

3. 毒理 ① 进入途径:苯在生产环境空气中以蒸气状态存在,主要通过呼吸道进入人体,皮肤仅能吸收少量,消化道吸收很完全,但职业性中毒意义不大;② 分布与代谢:吸收的苯约 50% 以原形由呼吸道呼出,40% 左右在体内氧化,形成酚、对苯二酚、邻苯二酚等,这些代谢产物与硫酸根和葡萄糖醛酸结合后随尿排出,故测定尿酚的量可反映近期体内苯吸收的情况;③ 蓄积:蓄积在体内的苯(约 10%),主要分布在骨髓、脑及神经等富有类脂质的组织,尤其骨髓中含量最多,约为血液中的 20 倍;④ 毒性作用:苯的急性毒性作用主要表现为对中枢神经系统的麻醉作用;慢性毒性作用主要为造血系统的损害,其发病机制迄今尚未清楚。

4. 临床表现 职业性急性苯中毒以中枢神经系统麻醉作用为主,职业性慢性苯中毒以造血系统的损害为主。

(1) 急性苯中毒 因短时间内吸入大量苯蒸气所致。轻者表现为兴奋、面部潮红、眩晕等酒醉症状;中毒进一步发展,可出现恶心、呕吐、步态不稳以至意识丧失,对光反射消失,脉细速,呼吸浅表,血压下降,严重者可因呼吸和循环衰竭而死亡。实验室检查可见白细胞先轻度增加，然后降低，尿酚升高。轻度中毒者经治疗可恢复正常，无任何后遗症。

（2）慢性苯中毒　早期出现不同程度的中毒性类神经征，主要表现为头痛、头晕、记忆力减退、失眠、感觉异常、食欲减退等。对造血系统的损害是慢性苯中毒的主要特点，早期表现为白细胞总数降低及中性粒细胞减少，而淋巴细胞相对增多；中性粒细胞可出现中毒性颗粒或空泡。随后可发现血小板减少，皮肤、黏膜出血及紫癜，出血时间延长；女性有月经增多。出血倾向不一定与血小板减少相平行。在苯中毒早期，红细胞由于补偿作用及其寿命较长，其数量不见明显减少。少数中毒晚期患者可出现全血细胞减少，甚至发生再障性贫血，最严重者可发展成白血病。苯所致白血病有多种类型，其中以急性粒细胞性白血病较多见。

5. 诊断　苯中毒诊断必须依据职业史、工作场所的条件、临床表现及实验室检查结果进行综合分析诊断。

急性苯中毒的诊断是根据短期内吸入大量的高浓度苯蒸气、临床表现有意识障碍，并排除其他疾病引起的中枢神经功能改变而做出的。慢性苯中毒应根据较长时间密切接触苯的职业史，以造血系统损害为主的临床表现，参考工作场所的调查检测资料进行综合分析，排除其他原因引起的血象改变，并按 GBZ 68—2002 国家职业卫生标准《职业性苯中毒诊断标准》诊断。

6. 治疗　急性苯中毒时，应迅速将病人移至空气新鲜的场所，立即脱去被污染的衣服、清洗皮肤。可静脉注射葡萄糖醛酸和维生素 C，忌用肾上腺素。慢性轻中度苯中毒时，治疗重点是针对造血系统损害的对症治疗，设法恢复已经受损的造血功能，调节中枢神经系统功能。可采用中西药物，如给予多种维生素、核苷酸类药物以及皮质激素、丙酸睾丸酮和升血细胞药物等。

慢性重度苯中毒的治疗原则和其他原因引起的（或原因不明的）白血病和再生障碍性贫血相同。

7. 预防

（1）以无毒、低毒物质代替苯。

（2）改革工艺，减少苯的接触机会。

（3）通风排毒，有效防止苯对作业者的危害。

（4）卫生保健　① 定期测定车间内苯的浓度，控制在国家规定的最高允许浓度以下；② 坚持就业前的检查，就业禁忌证规定如下：血象低于或接近正常值下限者；各种血液病；严重的全身性皮肤病；月经过多或功能性子宫出血；③ 定期的健康检查：一般每年一次，包括白细胞计数和分类以及血红蛋白测定；④ 工人的自我防护等。

（三）刺激性气体中毒

刺激性气体（irrigative gas）是对皮肤、眼、呼吸道黏膜有刺激性作用的一类有害气体，在化学工业生产中最常见。刺激性气体多具腐蚀性，在生产过程中，常因设备、管道被腐蚀或意外事故而发生跑、冒、滴、漏现象，致使气体外逸污染环境，造成急性中毒。长期接触较低浓度情况下，可能产生慢性影响。有些物质在常温下虽不是气体，但可以通过蒸发、升华及挥发后的蒸气或气体作用于机体。

1. 刺激性气体的种类　主要种类有酸、成酸氧化物、成酸氢化物、卤族元素、无机氯化物、卤烃、酯类、醛类、有机氧化物、成碱氧化物、强氧化剂、金属化合物等。常见的刺激性气体有氯、氨、氮氧化物、光气、氟化氢、二氧化硫和三氧化硫等。

2. 临床表现　刺激性气体中毒以急性损害为主，根据中毒情况的轻重，主要临床表现如下。

（1）局部刺激症状　出现流泪、畏光、结膜充血、流涕、喷嚏、咽部充血疼痛、发音嘶哑、呛咳、胸闷、局部皮肤灼伤等。

（2）喉痉挛、水肿　突然出现严重呼吸困难，由于缺氧、窒息而发生发绀甚至猝死。喉头水肿发生缓慢，持续时间较长。

（3）化学性气管炎、支气管炎及肺炎　剧烈咳嗽、胸闷、气促。肺部可有散在干湿性啰音；体温及白细胞均可增加。支气管黏膜损伤严重时，恢复期可发生黏膜坏死脱落，突然出现呼吸道阻塞而窒息。

（4）中毒性肺水肿　临床表现可分为四期：① 刺激期：表现为上呼吸道炎或合并支气管肺炎，短时间内出现呛咳、胸闷、胸痛、气急、头痛、头晕、恶心、呕吐及全身症状。有时此期症状并不突出。② 潜伏期（诱导期或“假象期”）：刺激期后，患者自觉症状减轻或消失，但潜在病变仍在发生，潜伏期一般 2 ~ 12 h，少数可达 24 ~ 48 h，甚至达 72 h，潜伏期的长短主要取决于毒物的溶解度和浓度。期末可有气短、胸闷、干性啰音，胸部 X 射线片可见肺纹理增多、模糊不清；临床症状不突出，但在病情的转归上具有重要意义。③ 肺水肿期：潜伏期后症状突然加重，表现为剧咳、咳粉红色泡沫痰、气促、呼吸困难、恶心、呕吐、烦躁。体检可见明显发绀，两肺可闻湿啰音，血压下降、血液浓缩、白细胞增高。胸部 X 射线检查：早期可见肺纹理变粗、边缘模糊，随着肺水肿的加重，可见两肺散在大小不等的粗大斑片状阴影，界限不清，有时出现由肺门向两侧肺野呈放射状的大片阴影，如蝴蝶状。④ 恢复期：经治疗 3 ~ 4 d 后症状减轻，7 ~ 11 d 可基本恢复，多无后遗症。

3. 诊断　职业性刺激性气体中毒的诊断必须依据：① 职业史；② 工业场所的条件；③ 临床表现；④ 实验室检查；⑤ 进行鉴别诊断和综合分析，参照《职业性急性化学物中毒性呼吸系统疾病诊断标准》GBZ73 – 2009 进行分级诊断。

4. 治疗　刺激性气体急性中毒最严重的危害是肺水肿，且病情急、变化快。因此，积极防治肺水肿是抢救刺激性气体中毒的关键。

（1）阻止毒物继续吸收　立即将患者撤离现场到空气新鲜处，脱去污染的衣服，迅速用大量清水彻底清洗受污染的皮肤。亦可采用中和剂冲洗皮肤和雾化吸入，如为酸性气体，可用 5% 碳酸氢钠溶液；碱性气体可用 2% ~ 4% 硼酸或 5% 醋酸溶液；但某些无机氯化物遇水可产生氯化氢和大量的热，加重灼伤，故应先用布类吸去液体，再用水彻底清洗。注意保暖、静卧。

眼烧伤应立即用大量自来水或生理盐水冲洗，滴 1% 丁卡因止痛，滴抗生素和可的松眼药水，并用玻璃棒分离结膜囊，以防睑球粘连。

（2）早期应用激素　激素能增加机体的应急能力，改善血管的通透性，减少并阻止电解质、胶体和细胞液向细胞外渗出，提高细胞对缺氧的耐受力和防止细胞坏死。潜伏期可注射地塞米松 20 mg。卧床休息，避免体力活动，预防肺水肿发生。

（3）限制静脉补液量　要保持出入量为负平衡（相差 500 ~ 1 000 mL）。补液量以不加重肺水肿为原则。

（4）对症治疗　镇静、解痉、止咳、化痰。如吸入光气等水溶性小的气体，可用 4% 碳酸氢钠加氨茶碱、地塞米松和抗生素雾化吸入。

(5) 肺水肿的治疗　处理原则是通气、利水。

1) 通气　① 及早吸氧,纠正缺氧:可用鼻导管或面罩给氧。必要时可用加压辅助呼吸,以增加肺泡压、肺组织间隙压力和胸膜腔内压减少静脉回流量、肺内血容量及毛细血管内液体渗出,并可促使肺内泡沫的消除等。② 应用去泡沫剂:1% 二甲基硅油(消泡净)雾化吸入,可重复使用,效果较好。③ 吸痰:必要时吸痰、气管切开、取出坏死脱落的黏膜。④ 降低胸腔压力:如并发气胸或纵隔气肿,须绝对卧床休息,避免增加胸腔压力的一切活动,给予镇咳及适当镇静药物。

2) 利水　① 吸氧:间歇正压给氧,使渗出液体吸收;② 肾上腺糖皮质激素的应用:为降低毛细血管通透性和减少渗出,除应早期使用外,还应短期、足量应用。可用氢化可的松 200 ~600 mg/d 静脉滴注或地塞米松 20 ~40 mg/d,分次静脉或肌内注射。当症状改善后逐渐减量。③ 应用利尿剂和脱水剂等维持水、电解质及酸碱平衡。④ 对症治疗,预防和控制感染。

(四) 窒息性气体中毒

窒息性气体(suffocating gas)可分为两类。一类为单纯性窒息性气体,本身毒性很低或是惰性气体。如果这种气体在空气中浓度很高,使空气中氧分压降低,导致肺内氧分压降低,随之动脉血氧分压下降,引起机体缺氧窒息。如氮气、甲烷和二氧化碳等。另一类为化学性窒息性气体,进入机体后使血液的运氧能力和组织利用氧的能力发生障碍,导致组织缺氧或细胞内窒息。如一氧化碳、硫化氢、氰化氢等。

第三节　生产性粉尘与职业性肺部疾病

一、概述

较长时间飘浮在空气中的固体微粒叫作粉尘。生产性粉尘概念上强调在生产过程中产生的粉尘,长期吸入可致多种职业性肺部疾病。

(一) 生产性粉尘的来源及分类

1. 生产性粉尘的来源　工农业生产的很多生产过程中都可接触到生产性粉尘,如矿山开采、隧道开凿、筑路、矿石粉碎及生产中固体物质的破碎和机械加工;水泥、玻璃、陶瓷、机械制造、化学工业等生产中的粉末状物质的配料、混合、过筛、包装、运转等;皮毛、纺织业的原料处理;金属熔炼、焊接、切割以及可燃物的不完全燃烧等。此外,生产环节中沉积的降尘也可因机械振动、气流变化等形成二次扬尘而可成为生产性粉尘的另一来源。

2. 生产性粉尘的分类　按粉尘性质可分为三类:无机粉尘(inorganic dust)、有机粉尘(organic dust)、混合性粉尘(mixed dust)。大部分生产性粉尘是以两种或多种粉尘的混合形式存在,称之为混合性粉尘。

（二）生产性粉尘的理化特性及其卫生学意义

在粉尘的理化特性中，粉尘的化学组成、在空气中的浓度、分散度、相对密度、形状、硬度、溶解度、荷电性、爆炸性等都具有卫生学意义。生产性粉尘的理化性质、粉尘浓度和接触时间是决定粉尘对机体健康危害的主要因素。

1. 粉尘的化学组成　粉尘的化学成分是决定其对机体作用性质的最主要因素。不同化学成分的粉尘对机体作用性质各异，如游离型二氧化硅粉尘可致硅沉着病（矽肺），含结合型二氧化硅的石棉尘可引起石棉沉着病（石棉肺），铅尘可致铅中毒，棉、麻尘可引起棉尘病等。

2. 粉尘的分散度　粉尘的分散度是指物质被粉碎的程度，以粉尘粒子直径大小（μm）的数量组成百分比来表示时，称粒子分散度。以粉尘粒子质量大小的数量组成百分比来表示时，称质量分散度。小粒径粉尘或轻质量的粉尘占比例越大，则粉尘的分散度越高。粉尘的分散度影响其在空气中的悬浮稳定性，分散度越高，其在空气中悬浮的时间越长，沉积速度越慢，被人体吸入的机会越大；分散度越高，其比表面积越大，生物活性越高，对机体危害则越大；分散度还影响粉尘在呼吸道中的阻留部位和阻留率。直径较大的尘粒常被鼻腔和上呼吸道屏障所阻挡；直径小于 15 μm 的尘粒可进入呼吸道，被称为可吸入性粉尘（inhalable dust）；粒径在 10～15 μm 的粉尘（固有粉尘）主要沉积于上呼吸道；粒径小于 5 μm 的尘粒可达呼吸道深部和肺泡，被称为呼吸性粉尘（respirable dust）。1～2 μm 的粉尘危害很大；小于 0.5 μm 的粉尘，因为其重力极小，可以随呼气气流排出，阻留率又下降；0.1 μm 以下的微粒，因弥散作用而使其阻留率再度升高。

3. 粉尘浓度与接触时间　工作场所中粉尘浓度、接触时间以及粉尘分散度等是影响肺内粉尘沉积的主要因素。同一粉尘，浓度越高、接触时间越长，对机体危害越严重。

4. 其他　粉尘的相对密度、硬度、溶解度、荷电性、爆炸性等均具有一定卫生学意义。

（三）生产性粉尘对人体的损害

粉尘对人体的危害和产生的病理改变，常常是复合的，主要表现在以下方面。

1. 局部作用　被吸入的尘粒首先对呼吸道黏膜早期产生局部刺激作用，大量分泌黏液，引起鼻炎、咽炎、气管炎等，最后可形成萎缩性改变。刺激性强的粉尘（如铬酸盐尘等）还可引起鼻腔黏膜充血、水肿、糜烂、溃疡，甚至导致鼻中隔穿孔；粉尘堵塞皮肤毛囊、汗腺的开口可引起粉刺、毛囊炎、脓疱病等；沥青粉尘可引起光敏感性皮炎；金属和磨料粉尘的长期反复作用可引起角膜损伤，导致角膜感觉丧失和角膜混浊。

2. 全身作用　含有毒物的粉尘可引起急、慢性中毒，如吸入铅、锰、砷等粉尘可致相应中毒。

3. 呼吸系统疾病

（1）肺尘埃沉着病（pneumoconiosis）　又称尘肺，是长期吸入生产性粉尘而引起的以肺部进行性、弥漫性纤维增生为主的全身性疾病。尘肺是危害接触粉尘作业人群健康的最主要疾病，特征是肺内有粉尘阻留并有胶原型纤维增生的肺组织反应，肺泡结构永久性破坏，其中硅沉着病（silicosis）最严重，其次为石棉沉着病（asbestosis）。

（2）粉尘沉着症　某些生产性粉尘（如锡、钡、铁、锑尘）沉积于肺部后，可引起一般性异物反应，并继发轻度的肺间质非胶原型纤维增生，但肺泡结构保留，脱离接尘作业后，病变不进展甚至会逐渐减轻，X 射线阴影消失。

（3）变态反应　部分粉尘的致病性以变态反应为主要改变，如吸入霉变枯草尘等可引起以肺泡和肺间质反应为主的外源性变态性肺泡炎，即农民肺；吸入棉、麻、亚麻等粉尘可引起棉沉着病；吸入氯乙烯、人造纤维粉尘可引起非特异性慢性阻塞性肺疾病；吸入禽类排泄物和含异体血清蛋白的动物性粉尘，可引起禽类饲养工肺病。

（4）致癌作用　吸入石棉、放射性矿物质、镍、铬酸盐尘等可致肺部肿瘤。

（5）粉尘性呼吸道炎　如长期吸入较高浓度的煤尘、谷草尘、电焊烟尘等可造成支气管上皮损伤，出现粉尘性支气管炎、肺炎、支气管哮喘等。

（6）感染作用　如碎布屑、谷物等粉尘所携带的病菌（如真菌、放射菌属等），随粉尘进入肺内，可引起肺霉菌病。

二、硅沉着病

硅沉着病俗称矽肺，是由于劳动者在工作场所中长期吸入游离二氧化硅含量较高的粉尘达一定量后所引起的以肺组织纤维化为主的全身性疾病。硅沉着病是尘肺中危害最严重的一种，病例数占尘肺病人数的一半以上。

（一）硅尘作业

游离二氧化硅在自然界分布很广，95% 以上的矿石中均含有游离二氧化硅，石英含游离二氧化硅达 99%。生产性粉尘接触机会很多，通常将接触含游离二氧化硅 10% 以上的粉尘作业称为硅尘作业。在矿山开采、工厂生产以及农业水利等过程中可能有硅尘作业。

（二）影响硅沉着病发病的因素

一般认为影响硅沉着病的发生、发展的因素与接触硅尘作业的工龄、粉尘的游离二氧化硅含量、粉尘浓度、分散度、联合作用、防护措施以及接触粉尘者个体因素等有关。肺结核是影响硅沉着病发病与病情发展的重要因素。

硅沉着病的发病是比较缓慢的，一般在持续性吸入硅尘 5～10 年后发病，有的可长达15～20 年；但个别持续吸入高浓度、高含量游离二氧化硅粉尘，在 1～2 年后也可发病，称为“速发型矽肺”（acute silicosis）；有些病例，在较短时间接触高浓度硅尘后，脱离硅尘作业，当时 X 射线未显示肺改变，但若干年后发生硅沉着病，称为“晚发型硅沉着病”（delayed silicosis）。因此，对调离硅尘作业的工人，还应做定期体检。

（三）发病机制与病理改变

硅沉着病的发病机制还不完全清楚，有几种不同的学说。硅沉着病的基本病理改变有硅结节形成和肺间质弥漫性纤维化。

1. 矽结节形成　进入肺泡的硅尘，引起肺泡巨噬细胞聚集，大量的巨噬细胞吞噬尘粒成为尘细胞。绝大多数尘细胞随呼吸道黏液排出，很少量留在肺内。巨噬细胞不但不能破坏硅尘，反而崩解死亡，再被其他巨噬细胞再吞噬；同时，释放出的致纤维化物质和大量炎性细胞聚集，形成细胞性结节；结节融合可形成团块。最后结节形成透明样变，病理切片上表现为同心圆状的、均匀一致的结构体——硅结节。

2. 肺间质纤维化　部分尘粒侵入肺间质，或被肺间质巨噬细胞吞噬，或以游离方式向肺门淋巴结引流，并逐渐在淋巴结和淋巴管中堆积，扩散到全肺和胸膜，产生致纤维化作用。肺间质纤维化过程中，肺的小血管和淋巴管等组织结构受到破坏，逐渐失去功能。

（四）临床表现

1. 症状和体征　最常见的症状有胸痛、胸闷、气短、咳嗽、咳痰等症状，并逐渐加重。症状的多少和严重程度与X射线胸片表现的严重程度并不一定呈平行关系。当病情进展时，X射线可检查出明显表现。

2. X射线胸片表现　X射线胸片不仅是硅沉着病的诊断依据，也是判断硅沉着病进展和评价硅沉着病治疗效果的依据。硅沉着病X射线影像常以肺纹理改变、网织状阴影、肺门改变、肺野和结节五项指标来衡量。具体X射线诊断标准可查阅《尘肺的X线诊断》（GB5906—1997）。

3. 肺功能改变　硅沉着病早期即有肺功能损害，但由于肺的代偿功能很强，临床肺功能检查多属正常。随着肺组织纤维化进一步加重，可出现肺活量及肺总量降低；伴有肺气肿和慢性炎症时，时间肺活量降低，最大通气量减少，所以硅沉着病患者的肺功能以混合性通气功能障碍多见。

4. 诊断　诊断依据：① 游离二氧化硅粉尘作业接触职业史；② 工作场所粉尘浓度监测资料；③ 质量合格的高千伏摄影后前位X射线胸片。按国家职业卫生标准（GBZ70—2009）《尘肺病诊断标准》诊断。

5. 治疗与处理　硅沉着病一经确诊，不论是在硅沉着病的哪一期，都应及时调离接触粉尘的工作岗位；应进行职业病致残程度鉴定；给予积极治疗。

由于目前尚无特效的治疗方法，临床上试用的药物有克硅平（P204）、柠檬酸铝、汉防己甲素、磷酸哌喹等，药物疗效有待进一步观察和评估。治疗原则主要是采取药物对症治疗、营养、适当体育锻炼等综合医疗保健措施，防治并发症、消除或改善症状、维护生命质量。

第四节　物理因素与健康损害

职业活动中遇到的与健康相关的物理因素主要包括：异常气象条件（如高温、低温、高湿、高气压、低气压等）、电离辐射（如X射线、γ射线等）、非电离辐射（如紫外线、红外线、高频电磁场、微波及激光等）、物质振动（如噪声、机械振动及超声波等）。

物理性危害因素对人体作用的特点是：有些物理现象存在于大自然环境中，在一定的范围内是维持人类健康所必需的；接触物理因素的剂量（强度）是致病与否的关键，连续作业所引起的影响比间断作业为重；人体在长期反复作用下，一定范围内对某些物理因素可有适应性，并存在个体差异；由于物理因素所致损害在早期往往无肯定症状，少数物理因素损害病变达到一定程度，即使停止接触，仍可加重。所以，应早期诊断并及早采取预防措施，防止病变发展。

一、高温中暑

（一）发生原因

人体的散热作用可随环境条件而变化，主要方式有辐射、蒸发、对流及传导。人体在热环境下工作一段时间后产生对热负荷的适应能力。高温作业系指工作地点具有生产性热源，当室外实际出现本地区夏季通风室外计算温度时，工作地点气温高于室外温度2℃或2℃以上的作业。高温作业可分为以下三类：干热作业（高气温、强热辐射作业）、湿热作业（高气温伴高气湿）和夏季露天作业（气温高、太阳热辐射强、地面和周围物体二次热辐射）。

中暑是在高温环境下机体因热平衡和（或）水盐代谢紊乱等引起的一种以中枢神经系统和（或）心血管系统障碍为主要表现的急性疾病。气温高、气湿大、气流小、热辐射强、劳动强度大、劳动时间过长是中暑的主要致病因素，而体弱、肥胖、睡眠不足、未产生热适应等是其诱发因素。

（二）发病机制

按中暑的发病机制，可将其分为四种类型：热射病、日射病、热痉挛和热衰竭。临床上有时候表现为混合类型。

1. 热射病　是中暑最严重的一种，病情危急，死亡率高。一般认为主要是由于机体产热与获热超过散热，引起体内蓄热，而体温不断增高所致。临床表现的主要特点为高热及中枢神经系统症状。开始时大量出汗，以后出现“无汗”，并伴有皮肤干热发红。多数病例骤起昏迷，肛温在41℃以上。

2. 日射病　是由于太阳辐射或强烈的热射线直接作用于无防护的头部，致使颅内受热而温度升高，脑膜和脑组织充血所引起。其症状为头晕、剧烈头痛、眼花、耳鸣、恶心、呕吐、兴奋不安或意识丧失，亦可见体温升高。

3. 热痉挛　是水和电解质平衡失调所致。由于高温作业时，大量出汗，引起缺水、缺盐而发生肌痉挛。痉挛以四肢、咀嚼肌及腹肌等经常活动的肌肉为多见，尤以腓肠肌为最。痉挛呈对称性和阵发性，伴有肌收缩痛；轻者不影响工作，重者剧痛难忍。体温多正常。患者神志清醒。

4. 热衰竭　亦称为热晕厥或热虚脱。发病机制还不明确。一般认为是由于热引起外周血管扩张和大量失水造成循环血量减少，引起颅内供血不足所致。一般起病迅速，先有头晕、头痛、心悸、恶心、呕吐、便意、大汗、皮肤湿冷、体温不高、脉搏细弱、血压下降、面色苍白，继以晕厥。

（三）临床分型

中暑可以分为先兆中暑、轻症中暑和重症中暑三种。

1. 先兆中暑　在高温作业过程中出现头晕、头痛、眼花、耳鸣、心悸、脉搏细速、恶心、四肢无力、注意力不集中、动作不协调等症状，体温正常或略有升高，尚能坚持工作。早期识别和预防先兆中暑的发生发展很有意义。

2. 轻症中暑　具有前述症状，而一度被迫停止工作，但经短时休息，症状消失，并能恢复工作。

3. 重症中暑　具有前述中暑症状，被迫停止工作，或在工作中突然晕倒，皮肤干燥无汗，体温在40℃以上，或发生热痉挛。

（四）治疗措施

1. 先兆中暑和轻症中暑　应使患者迅速离开高温作业环境，到通风良好的阴凉处安静休息，解开衣服，给予含盐清凉饮料。必要时，可以配合中医中药治疗，如针刺穴位和中成药；如有呼吸和循环衰竭倾向时，给予葡萄糖生理盐水静脉滴注，并可注射呼吸和循环中枢兴奋剂。

2. 重症中暑　迅速送入医院进行抢救。治疗原则是用物理或药物方法降低过高的体温，纠正水、电解质紊乱和促使酸碱平衡，积极防治休克、脑水肿，昏迷患者易发生吸入性肺炎或其他继发感染，可用抗生素预防。

二、噪声性听力损害

（一）基本概念

物体振动所产生的振动波在弹性介质（主要为空气）中向外传播引起人耳的音响感觉称为声音（sound）。声波在传播过程中遇到大小不一及性质不同的障碍物声波会被吸收、反射、折射和绕射。声波频率在20～20 000 Hz范围称为声频，低于20 Hz声波属次声，高于20 000 Hz声波属超声。由于声波的存在，使大气压产生迅速的起伏，这个起伏称为声压。衡量声压强度的单位是声压级（sound pressure level），用dB表示。根据人耳对声音的主观音响感觉量，称为响度，用Phon表示。

无规则、非周期性振动所产生的声音为噪声。从卫生学角度讲，凡是使人感到厌烦或不需要的声音都称为噪声（noise）。职业环境中存在的噪声称生产性噪声。

生产性噪声根据发生源不同，可以分为机械性噪声、空气动力性噪声及电磁性噪声；根据持续时间不同，分为连续性噪声和简短性噪声；根据波形态，分为稳态与非稳态噪声；根据频谱不同，分为高频噪声与低频噪声。生产性噪声以宽频和高频较多见。

（二）生产性噪声的主要接触机会

接触机会主要有操作织布机、球磨机、冲压机、空压机、电动机、交通工具等，在这些生产环境中均有机会接触高强度的噪声。

（三）噪声对健康的危害

生产性噪声由于强度和频谱特性有很大差异，并且往往与其他有害因素（如震动、毒物、不良气象条件等）共同作用于人体，个体敏感性也有不同，对人体健康的危害是全身性的，但主要是引起听觉系统损害；也可对心血管系统、神经系统等非听觉系统产生不良影响；其早期多属生理性改变，长期接触较强噪声则可引起病理性改变。

短时间暴露于90 dB以下的噪声，听觉器官的敏感性下降，听阈可上升10～15 dB，脱离噪声环境后数分钟内即可恢复正常,此现象称为听觉适应(auditory adaptation)。听觉适应是一种生理保护现象。较长时间暴露于 90 dB 以上噪声,听力可出现明显下降,听阈上升 15 ~ 30 dB,脱离噪声环境后,需数小时甚至数十小时听力才能恢复,称之为听觉疲劳(auditory fatigue);听觉疲劳是病理前状态,多在十几小时内完全恢复,仍属于生理性变化范围,故也称暂时性听阈位移(temporary threshold shift,TTS)。随着接触噪声时间的延长,在前一次接触噪声引起的听力改变尚未完全恢复便再次接触噪声,致听觉疲劳,逐渐加重,听力改变不能恢复而成为永久性听阈位移(permanent threshold shift,PTS)。永久性听阈位移属不可逆的病理性改变。根据听力受损程度,永久性听阈位移可分为听力损失(hearing loss)和噪声性耳聋(noise-induced deafness)。

噪声所致的永久性听阈位移早期常表现为高频听力下降,其特点是听力曲线在 3 ~ 6 kHz,尤其常在 4 kHz 处出现"V"形凹陷。此时患者主观无耳聋感觉,交谈和社交活动不受影响。随着病损程度的加重,高频听力下降更明显,同时语音频段(0.5 ~ 2 kHz)的听力也受影响,正常的语音听力出现障碍。

在强烈的爆炸所产生的振动波冲击下,可造成人体听觉器官的急性损伤,引起听力丧失,为急性听力损伤,亦称爆震性耳聋(explosive deafness)。发生急性听力损伤的原因是听觉器官在强大的声压和冲击波气压的作用下,可出现鼓膜破裂、听骨链断裂或错位,内耳组织出血以及柯蒂器的毛细胞损伤。患者可出现耳鸣、耳痛、眩晕、恶心、呕吐、听力严重障碍或完全丧失。轻症可部分或大部分恢复,重症则致永久性耳聋。

听力损失和噪声聋都是我国法定的职业病,可按我国职业卫生标准《职业性听力损伤诊断标准》(GBZ49—2002)诊断。

噪声性听力损伤目前无有效的治疗方法。当出现症状后应及时脱离噪声环境,停止接触噪声以促使其自然恢复。常见的药物治疗主要是使用一些调节神经营养的药物,如维生素 B 和血管扩张药等。

三、电离辐射损害

一切能引起物质电离的辐射统称为电离辐射(ionizing radiation),其种类很多,具有卫生学意义(表 2.4.1)。

表 2.4.1 具有电离辐射的粒子

粒子名称	电离射线	电离辐射源
电子	电子射线	电子加速器
正电子	β 射线、β^+ 射线	放射性核素
α 粒子	α 射线	放射性核素
质子	质子射线	加速器
中子	中子射线	中子源
光子	γ 射线、X 射线	放射性核素、X 射线机

辐射量与单位较多,有活度、照射量、粒子注量、吸收剂量、剂量当量等。可参阅国际辐射单位与测量委员会(ICRU)的专门报告书。

(一)职业性接触机会

射线发生器的生产和使用,如加速器、X 射线、γ 射线等医用设备和工农业生产中各装置的生产与使用;核工业系统的运行,如放射性矿物的开采、冶炼和加工,以及核电站等核反应堆的建设与核事故抢险等;放射性核素的生产、加工和使用,如放射性诊断试剂的生产与使用;伴生或共生天然放射性核素的矿物开采等。

(二)电离辐射对机体的作用

带电粒子穿入机体时,不断使其路径上周围的原子发生电离和激发、产生离子对时,本身的能量逐渐损失,称为线能量转移。射线粒子作用于机体时,一部分打到细胞的大分子上(如DNA、RNA),直接使其受到损伤;另一部分首先引起水分子电离,生成各种自由基和活化分子,再通过这些产物间接使生物大分子受到损伤。不同的组织细胞对辐射的敏感性有很大区别:如淋巴细胞、原始红细胞、精原细胞等高度敏感;成纤维细胞、晶状体细胞、血管内皮细胞等中度敏感;肾小管上皮细胞、肌细胞、结缔组织细胞等低度敏感。

(三)放射性损伤效应

在临床医学上,常习惯按照效应出现的空间特点分为躯体效应、遗传效应和胚胎效应。一定剂量的电离辐射线作用于人体所引起的全身性放射损伤称为放射病。我国 2013 年公布的《职业病分类和目录》中共列出了 11 种职业性放射性疾病。

1. 急性放射病　是指短时间内一次或多次受到大剂量照射所引起的全身性疾病。多见于核事故、放射性治疗和核爆炸等,其病程时相性明显。有初期、假愈期、极期和恢复期,早期少数人可能有头晕、乏力、食欲减退等轻微症状。按临床表现特点可分为骨髓型、胃肠型和脑型。

2. 慢性放射病　是指较长时间受到超限值剂量照射所引起的全身性损伤,慢性放射病多见于长期从事放射工作的人群,其临床表现主要为神经衰弱综合征、自主神经功能紊乱、血液造血系统(白细胞降低或波动)改变、消化功能障碍、生育功能减退等;除全身性放射病外,患者可伴有局部放射性损害,如放射性皮肤损害、放射性白内障等。慢性放射病主要见于放射工作的职业人群,或可见于急性放射损伤的晚期患者。

放射性还可对胚胎和胎儿产生辐射损伤和远期效应。

(四)放射病诊断与处理

急性放射病通常有特殊的发病原因;慢性放射病临床表现无特异性,放射病可根据放射线接触史,结合临床表现和实验室辅助检查,综合分析,排除其他疾病,依据国家职业卫生标准《职业性放射性疾病诊断标准(总则)》(GBZ 112—2002)、《外照射急性放射病诊断标准》(GBZ 104—2002)、《外照射慢性放射病诊断标准》(GBZ 105—2002)等进行诊断。

（五）治疗和处理

急性放射病视病情损伤程度，采取消毒隔离、抗感染、抗出血以及全身支持性治疗。慢性放射病应及时脱离接触射线的工作，积极对症治疗，并定期随访。

思考与练习题

1. 简述职业性有害因素的来源。
2. 职业病诊断依据有哪些？
3. 常见的职业性中毒、临床表现及治疗方法有哪些？
4. 生产性粉尘对人体有哪些损害？
5. 噪声对健康可造成哪些危害？

（罗　珏）

第三章　食物与健康

人类为了维持正常的生理功能和满足劳动工作的需要，必须每日从外界环境摄入必要的物质，除空气和水外，还要通过各种食物组成的膳食，获得人体需要的各种营养物质，以满足机体正常的生长发育、新陈代谢和工作、劳动的需要，这些物质称为营养素（nutrient）；机体摄取、消化、吸收、利用食物或营养物质的整个生物学过程称为营养（nutrition）。合理的营养可维持正常的生理功能，促进生长发育，保障智力发展和身体健康，提高抵抗力，有利于疾病防治和延缓衰老。相反，不合理的膳食可能导致营养不良、肥胖症、心脑血管疾病等；食物污染可引起食物中毒、肠道传染病、寄生虫病等食源性疾病，有时也可致慢性中毒、致畸或致癌。

第一节　人体需要的营养素和能量

1520 年，航海家麦哲伦率领船队从南美洲东岸起程向太平洋进发。3 个月后，一场灾难突然降临，很多船员患上了一种怪病。他们全身弥漫性出血，很多人不治身亡。大家只能眼睁睁地看着一个个伙伴葬身大海，却无计可施。当船队到达太平洋的菲律宾群岛时，200 多名船员只活下来不到 1/3。麦哲伦船队遭遇的这场劫难，后来被称为“坏血病”。截至 18 世纪中叶，坏血病先后夺取了数十万欧洲水手的生命。

人体需要的营养素概括为六大类：蛋白质、脂质、糖类、矿物质、维生素和水。机体需要量较大的蛋白质、脂质、糖类，称为宏量营养素（macronutrient）；机体需要量较小的矿物质和维生素，称为微量营养素（micronutrient）。根据营养素在体内代谢过程中是否产生能量，又可分为两大类：一类为产能营养素，如蛋白质、脂质和糖类；另一类为非产能营养素，如维生素、矿物质和水。

营养素的需要量（nutritional requirement）又称营养素生理需要量，是指维持人体正常生理功能所需各种营养素的量。这个量是促进人体生长发育、保持健康状态和进行各项活动所需的热能和营养素的必要量，低于这个量将对机体健康产生不利影响。不同年龄、性别、体重、劳动强度、生理状况等均影响机体对各种营养素的需要量。此外，某些营养素的需要量还受机体摄入其他营养素的量的影响，如有些 B 族维生素的需要量随着蛋白质、脂质和糖类摄取量的多少而变化。

膳食营养素参考摄入量（dietary reference intake，DRI）是在推荐的每日营养素摄入量（recommend dietary allowance，RDA）基础上发展起来的一组每日平均膳食营养素摄入量的参考值。RDA 是在需要量的基础上考虑了人群安全率、加工烹调损失、饮食条件、社会经济条件等实际情况，建议由膳食摄入的各种营养素和能量的量。以往制定 RDA 的目标以预防营养缺乏病为主,略高于营养素生理需要量。随着经济的发展,膳食模式和生活方式发生了重大的变化,与营养有关的慢性病的发病率不断上升,传统的 RDA 已不能满足防治慢性病的需要。中国营养学会于 2000 年 10 月出版了《中国居民膳食营养素参考摄入量》(Chinese DRIS),并完成了 2013 修订版的修订工作(表 3.1.1、表 3.1.2)。

DRI 包括 4 项内容:平均需要量(EAR)、推荐摄入量(RNI)、适宜摄入量(AI)和可耐受最高摄入量(UL)。

(1) 平均需要量(estimated average requirement,EAR)是某一特定性别、年龄及生理状态群体对某营养素需要量的平均数。摄入量达到 EAR 水平时可以满足群体中 50% 个体的需要,不能满足群体中另外 50% 个体对该营养素的需要。

(2) 推荐摄入量(recommended nutrient intake,RNI) 相当于传统使用的 RDA,是可以满足某一特定性别、年龄及生理状况群体中绝大多数(97%~98%)个体需要量的摄入水平。长期按照 RNI 水平摄入营养素,可以满足身体对该营养素的需要,保持健康和维持组织中有适当的储备。

(3) 适宜摄入量(adequate intake,AI) 在个体需要量的研究资料不足以计算 EAR,因而不能求得 RNI 时,可设定适宜摄入量(AI)来代替 RNI。AI 是通过观察或实验获得的健康人群某种营养素的摄入量,AI 的准确性远不如 RNI,其值有可能显著高于 RNI。

(4) 可耐受最高摄入量(tolerable upper intake level,UL) 是平均每日摄入营养素的最高量。当摄入量超过 UL 时,发生毒副作用的危险性也随之增大,故 UL 并不是一个建议的摄入水平。在大多数情况下,UL 包括膳食、强化食物和添加剂等各种来源的营养素之和。目前,许多营养素还没有足够的资料来制定其 UL,故没有 UL 并不意味着过多摄入没有潜在的危害。

表 3.1.1 能量和蛋白质的 RNI 及脂肪供能比

年龄/岁	能量[#] RNI/kcal[△]		蛋白质 RNI/g		脂肪占能量百分比/%
	男	女	男	女	
0 ~	95kcal/kg*		1.5 ~ 3g/(kg · d)		45 ~ 50
0.5 ~					35 ~ 40
1 ~	1 100	1 050	35	35	
2 ~	1 200	1 150	40	40	30 ~ 35
3 ~	1 350	1 300	45	45	
4 ~	1 450	1 400	50	50	
5 ~	1 600	1 500	55	55	
6 ~	1 700	1 600	55	55	
7 ~	1 800	1 700	60	60	25 ~ 30
8 ~	1 900	1 800	65	65	
9 ~	2 000	1 900	65	65	
10 ~	2 100	2 000	70	65	

续表

年龄/岁	能量# RNI/kcal△		蛋白质 RNI/g		脂肪 占能量百分比/%
	男	女	男	女	
11 ~	2 400	2 200	75	75	
14 ~	2 900	2 400	85	80	25 ~ 30
18 ~					20 ~ 30
体力活动 PAL▲					
轻	2 400	2 100	75	65	
中	2 700	2 300	80	70	
重	3 200	2 700	90	80	
孕妇		+200		+5，+15，+20	
乳母		+500		+20	
50 ~					20 ~ 30
体力活动 PAL▲					
轻	2 300	1 900			
中	2 600	2 000			
重	3 100	2 200			
60 ~			75	65	20 ~ 30
体力活动 PAL▲					
轻	1 900	1 800			
中	2 200	2 000			
70 ~			75	65	20 ~ 30
体力活动 PAL▲					
轻	1 900	1 700			
中	2 100	1 900			
80 ~	1 900	1700	75	65	20 ~ 30

注：# 表示各年龄组能量的 RNI 与 EAR 相同；* 为 AI，非母乳喂养应增加 20%；PAL▲ 表示体力活动水平；△1 kcal = 4.18 kJ（凡表中数字缺如之处表示未制定该参考值）。

表 3.1.2 部分无机盐和维生素的 RNI 或 AI

年龄	钙	铁		锌		硒	维生素 A		维生素 D	维生素 E	维生素 B_1		维生素 B_2		维生素 C	烟酸	
	AI	AI		RNI		RNI	RNI		RNI	AI	RNI		RNI		RNI	RNI	
岁	mg	mg		μg		μg	μgRE		μg	mg α - TE*	mg		mg		mg	mgNE	
0 ~	300	0.3		1.5		15(AI)			10	3	0.2(AI)		0.4(AI)		40	2(AI)	
0.5 ~	400	10		8.0		20(AI)	400(AI)		10	3	0.3(AI)		0.5(AI)		50	3(AI)	
1 ~	600	12		9.0		20	400(AI)		10	4	0.6		0.6		60	6	
4 ~	800	12		12.0		25	500		10	5	0.7		0.7		70	7	
7 ~	800	12		13.5		35	600		10	7	0.9		1.0		80	9	
		男	女	男	女		男	女			男	女	男	女		男	女
11 ~	1 000	16	18	18	15	45	700		5	10	1.2		1.2		90	12	
14 ~	1 000	20	25	19	15.5	50	700		5	14	1.5	1.2	1.5	1.2	100	15	12
18 ~	800	15	20	15	11.5	50	800	700	5	14	1.4	1.3	1.4	1.2	100	14	13
50 ~	1 000	15		11.5		50	800	700	10	14	1.3		1.4		100	13	
孕妇																	
早期	800	15		11.5		50	800		5	14	1.5		1.7		100	15	
中期	1 000	25		16.5		50	900		10	14	1.5		1.7		130	15	
晚期	1 200	35		16.5		50	900		10	14	1.5		1.7		130	15	
乳母	1 200	25		21.5		65	1200		10	14	1.8		1.7		130	18	

注：α - TE* 为 α - 生育酚当量（凡表中数字缺如之处表示未制定该参考值）。

一、蛋白质

蛋白质是一切生命的基础，正常人体内含 16%～19% 的蛋白质。蛋白质是由氨基酸组成的高分子含氮化合物，由于组成的氨基酸种类和数量不同，形成了种类繁多，性质、功能各异的各种蛋白质。

构成人体蛋白质的氨基酸有 20 种，其中有 9 种人体不能合成或合成量不能满足机体需要，必须从食物中直接获得，称为必需氨基酸（essential amino acid，EAA），即亮氨酸、异亮氨酸、赖氨酸、蛋氨酸、苯丙氨酸、苏氨酸、色氨酸、缬氨酸、组氨酸。除此以外，人体可以利用一些前体物质来合成的氨基酸为非必需氨基酸（non-essential amino acid，NEAA）。

（一）功能

蛋白质的功能概括起来主要有以下三个方面。

1. 构成人体组织　人体的任何组织和器官均以蛋白质作为重要组成成分。

2. 构成体内多种重要物质　人体内的各种酶、抗体、激素类物质均由蛋白质构成；另外，细胞膜、血液和体液中的蛋白质与物质的运输、交换、渗透压和酸碱度的维持密切相关。

3. 提供能量　1 g 食物蛋白质在体内约产生 16.7 kJ（4.0 kcal）的能量。

（二）食物蛋白质营养价值评价

食物蛋白质营养价值的高低主要取决于蛋白质的含量、被机体消化吸收和利用的程度。常用的指标如下。

1. 蛋白质的含量　虽然蛋白质的含量不等于质量，但是没有一定数量，再好的蛋白质其营养价值也有限。所以，蛋白质含量是食物蛋白质营养价值的基础。食物中蛋白质含量测定一般使用微量凯氏定氮法：测定食物中的氮含量，再乘以含氮系数（一般为 6.25），就可得到食物蛋白质的含量。

2. 蛋白质消化率　是指蛋白质在机体消化酶作用下被分解的程度，它受蛋白质性质、膳食纤维、食物加工和烹调方法等影响。一般动物性食物蛋白质的消化率多在 90% 以上；植物性食物蛋白质由于有纤维素包围，消化率多在 90% 以下，但纤维素经加工软化破坏或去除后，可以提高蛋白质的消化率。如整豆消化率为 60%，加工成豆腐或豆浆后其消化率可提高到 90% 以上。

3. 蛋白质利用率　是指蛋白质被消化吸收后在体内被利用的程度。比较常见的表达方式如下。

（1）生物学价值（BV）　简称生物价，是以储留氮对吸收氮的百分比来表示。计算公式如下：

$$\text{生物价} = \frac{\text{潴留氮}}{\text{吸收氮}} \times 100 \qquad \text{公式(3.1.1)}$$

$$\text{潴留氮} = \text{吸收氮} - (\text{尿氮} - \text{尿内源性氮}) \qquad \text{公式(3.1.2)}$$

$$\text{吸收氮} = \text{食物氮} - (\text{粪氮} - \text{粪代谢氮}) \qquad \text{公式(3.1.3)}$$

蛋白质生物学价值越高，表明其被机体利用程度越好。食物蛋白质的生物学价值高低，主要取决于其所含必需氨基酸的种类和数量。必需氨基酸种类齐全，比例适合人体需要，其生物学价值就高；反之则低（表 3.1.3）。

表 3.1.3 常见食物蛋白质的生物学价值

食物	生物学价值	食物	生物学价值	食物	生物学价值
鸡蛋	94	花生	59	小米	57
牛奶	90	熟大豆	64	小麦	67
虾	85	生大豆	57	玉米	60
鱼	83	绿豆	58	土豆	67
牛肉	76	蚕豆	58	红薯	72
猪肉	74	大米	77	白菜	76

不同食物蛋白质必需氨基酸的含量和比值不同，搭配食用，相互弥补，可提高蛋白质的生物学价值，称为蛋白质的互补作用。如动植物食物搭配，谷类食物（赖氨酸低）与富含赖氨酸的大豆混合食用，均可提高膳食蛋白质的生物学价值。

（2）氨基酸评分（AAS） 也叫蛋白质化学评分，该方法是用被测食物蛋白质的必需氨基酸模式和推荐的理想模式或参考蛋白质的模式进行比较，来评定蛋白质营养价值高低。

（三）蛋白质参考摄入量及食物来源

由于我国居民膳食以植物性食物为主，所以推荐的 RNI 值成年人为 1.16 g/(kg · d)；按蛋白质供能计，成年人应占总热能的 10%~12%，儿童青少年占 12%~14%。

蛋白质广泛存在于动植物性食物中。动物性食物蛋白质含量高，质量好，但同时含有大量的饱和脂肪酸和胆固醇。植物性食物蛋白质含量低，利用率较差，但大豆蛋白例外。因此，注意蛋白质互补，适当进行搭配是非常重要的。大豆和牛奶均是优质蛋白质的良好来源，应大力提倡我国居民增加牛奶和大豆及其制品的消费。

二、脂质

脂质是人体的重要的组成成分（占体重的 13%~19%）。营养学上的脂质包括中性脂肪和类脂，前者主要是脂肪和油，后者是磷脂、糖脂、固醇类、脂蛋白等。

（一）功能

1. 供给机体能量和储存能量 脂肪是高能量密度的食物，每克脂肪在体内氧化产生能量 37.7 kJ(9 kcal)。

2. 构成机体组织和重要物质 人的脂肪组织多分布于皮下、腹腔和肌纤维间，有保护脏器、组织和关节的作用；皮下脂肪具有调节体温的作用。类脂约占总脂肪的 5%，是组织细胞的基本成分，如细胞膜就是由磷脂、糖脂、胆固醇等组成的类脂层；脑脊髓及神经组织含有磷脂和糖脂；一些固醇类则是体内合成固醇类激素的必需物质。

3. 提供必需脂肪酸　脂肪酸可分为饱和脂肪酸、单不饱和脂肪酸(含有一个不饱和双键)和多不饱和脂肪酸(含有 2 个或 2 个以上不饱和双键)。在不饱和脂肪酸中,有几种多不饱和脂肪酸是人体不可缺少而自身又不能合成,必须通过食物供给的脂肪酸,即为必需脂肪酸(essential fatty acid,EFA)。必需脂肪酸在体内有着重要的生理功能。目前认为,亚油酸和亚麻酸是人体必需的两种脂肪酸。

4. 促进脂溶性维生素的吸收　食用油脂不仅含有丰富的脂溶性维生素,而且还有利于脂溶性维生素的吸收。

5. 促进食欲及增加饱腹感　油脂烹调食物可以改善食物的感官性状和口感,促进食欲。同时,脂肪进入十二指肠,刺激产生肠抑胃素,使胃蠕动受到抑制,延长胃的排空时间,增加饱腹感。

(二) 营养价值的评价

1. 必需脂肪酸的含量　脂肪中必需脂肪酸的含量越多,其营养价值越高。植物油中必需脂肪酸较多(椰子油例外),动物脂肪除鱼油外必需脂肪酸含量较少。

2. 消化率　脂肪熔点与其消化率有关。一般地说,植物油的熔点较低,其消化吸收率较高。

3. 脂溶性维生素的含量　肝、蛋黄和鱼肝油中富含维生素 A、维生素 D;植物油中富含维生素 E;动物脂肪中几乎不含维生素。

(三) 来源及参考摄入量

脂肪摄入过多,可引起肥胖症、心脑血管疾病、胆囊炎和某些癌症的发病率增加,中国营养学会建议成年人脂肪的摄入量应占总热能的 20%~30%。

人类膳食脂肪主要来源于动物的脂肪组织和肉类及植物的种子。动物脂肪含饱和脂肪酸和单不饱和脂肪酸相对多。植物油主要含不饱和脂肪酸。含磷脂较多的食物为蛋黄、肝、大豆、麦胚和花生等。含胆固醇丰富的食物是动物脑、肝、肾等内脏,肉类和奶类也含有一定量的胆固醇。

三、糖类

糖类(俗称碳水化合物)包括食物中的单糖、双糖、多糖和膳食纤维等。

(一) 功能

1. 提供能量　糖类在体内消化吸收完全,是人类最经济、最主要的能量来源。

2. 对蛋白质的保护作用　食物中糖类充足可使蛋白质执行特殊的生理功能,以免被作为能量而消耗。当两者一起摄入时,有利于氨基酸的活化和蛋白质的合成以增加氮的潴留。

3. 提供膳食纤维　膳食纤维是食物中不被人体消化吸收的多糖和木质素的总称,包括纤维素、半纤维素、果胶、海藻胶、木质素等。膳食纤维主要存在于植物细胞中,可增加粪便体积,促进肠蠕动,有利于粪便排出,防止便秘;可减缓食物由胃进入肠道的速度并有吸水作用,从而产生饱腹感而减少能量的摄入,达到控制体重和减肥的作用;可减少小肠对糖的吸收,减少胆酸和胆固醇在肝肠循环中的重吸收，从而降低血糖和血胆固醇。但过多膳食纤维能影响食物消化吸收率，影响营养素的吸收。

（二）来源及参考摄入量

中国营养学会建议成年人摄入糖类应占总热量的55%～65%。

糖类主要食物来源是谷类和根茎类。蔬菜、水果及粗糙的谷类是膳食纤维的主要来源。

四、能量

食物中的糖类、脂质、蛋白质进入人体后，可进行生物氧化释放能量，以维持体温的恒定和各种生理、体力活动的正常进行。国际上通用的热能单位是焦耳（J）和卡（cal）。

$$1\ \text{cal} = 4.18\ \text{J}$$

$$1\ \text{J} = 0.239\ \text{cal}$$

（一）人体的能量消耗

成年人的能量消耗主要用于维持基础代谢、体力活动和食物特殊动力作用，婴幼儿、儿童、青少年还应包括生长发育的能量需要。

1\. 基础代谢　基础代谢是维持人体最基本生命活动所必需的能量消耗，即机体处于清醒、静卧、空腹状态，外界环境安静，室温20℃左右，为维持体温和人体必需的生理功能（心搏、呼吸、排泄、腺体分泌、神经活动和肌肉一定紧张度）所需的热量。影响基础代谢的因素有性别、年龄、体型、内分泌状况和外界环境条件等。

2\. 体力活动　体力活动所消耗的热能占人体总热能消耗的15%～30%，是人体热能消耗变化最大，也是人体控制热能消耗、保持能量平衡和维持健康最重要的部分。不同体力活动所消耗热能不同，2001年中国营养学会专家将中国居民劳动强度分为三级，即轻、中和重体力活动水平（表3.1.4）。

表3.1.4　中国营养学会建议中国成年人活动水平分级

活动水平	职业工作分配时间	工作内容	PAL*	
			男	女
轻	75%时间坐或站立 25%时间站着活动	居家、办公室工作、修理电器钟表、售货员、酒店服务生、化学实验操作及教师讲课等	1.55	1.56
中	25%时间坐或站立 75%时间特殊职业活动	学生日常活动、机动车驾驶员、电工安装、车床操作、精工切割等	1.78	1.64
重	40%时间坐或站立 60%时间特殊职业活动	非机械化劳动、炼钢、舞蹈、体育运动、装卸和采矿等	2.10	1.82

注：PAL* 指体力活动水平。

3\. 食物特殊动力作用　即食物热效应，是指人体在摄食过程中，由于对食物中营养素进行消化、吸收、代谢转化等而引起的额外能量消耗。各种产热营养素的食物特殊动力作用各不相同，如脂质为本身产生能量的4%~5%，糖类为5%~6%，蛋白质可达30%~40%。

4. 生长发育 处于生长发育过程中的儿童，除了上述三方面的能量需求，其能量消耗还应包括生长发育所需要的能量。一般而言，体内每增加1 g新组织约需20.0 kJ的能量。

（二）食物来源与参考摄入量

人体的能量来源于食物中蛋白质、脂肪和糖类三大热能营养素，其热能系数分别为4 kcal、9 kcal、4 kcal。中国营养学会推荐，蛋白质、脂肪和糖类占总热能的适宜比例分别为10%~15%、20%~30%和55%~65%。

五、矿物质（无机盐和微量元素）

体内的各种元素，除碳、氢、氧、氮以有机物的形式存在外，其余元素无论含量多少统称为矿物质（无机盐）。钙、镁、钾、钠、硫、磷、氯7种元素的含量占人体总质量的0.01%以上，称为宏量元素。其他元素在体内含量低于体重的0.01%，称为微量元素，其中铁、碘、铜、锌、锰、钴、钼、硒、铬、锡、硅、氟、镍、钒14种元素是机体生命活动中必不可少的，称为必需微量元素。

与其他营养素不同，无机盐不能在体内产生与合成，且在新陈代谢中每日都有一定量通过各种途径排出体外，因此必须通过膳食补充。我国人群中比较容易缺乏的有钙、铁、锌。在特殊地理环境或其他特殊条件下，也可能有碘、硒及其他元素的缺乏问题。

（一）钙

钙是人体内含量最高的无机元素，成年时体内含量达1 000~1 200 g，其中99%集中在骨骼和牙齿中，是构成骨骼和牙齿的主要成分。另外1%存在于软组织、细胞外液和血液中，维持神经和肌肉的兴奋性，调节心脏和神经的正常活动；参与维持体内酸碱平衡及毛细血管渗透压；参与细胞膜的组成，维持生物膜的正常通透性。

钙缺乏主要影响骨骼和牙齿的发育，引起婴幼儿维生素D缺乏病、成人骨软化症和老年人骨质疏松症。

钙吸收受膳食中草酸盐、植酸盐、膳食纤维的影响，脂肪消化不良可使未被吸收的脂肪酸与钙形成皂钙，影响钙的吸收。膳食中维生素D、乳糖、蛋白质等有促进钙吸收的作用。此外，钙的吸收还受机体对钙的需要量的影响。

中国营养学会推荐钙的AI值：成年人为800 mg，孕妇、乳母1 000~1 200 mg，婴幼儿为300~600 mg。

钙的最佳食物来源为奶与奶制品，因为这些食物不仅含钙丰富，而且还含有能促进钙吸收的乳糖和氨基酸。可以连骨或带壳吃的小鱼、小虾、豆及豆制品等含钙也较多。

（二）铁

铁是人体必需微量元素中含量最多的一种，总量为4~5 g，60%~70%存在于血红蛋白，3%存在于肌红蛋白，1%存在于含铁酶类（如细胞色素、细胞色素氧化酶、过氧化物酶与过氧化氢酶等）中，这些称为功能性铁。其余25%左右为储存铁，主要以铁蛋白和含铁血黄素的形式存在于肝、脾和骨髓中。

铁是构成血红蛋白、肌红蛋白、细胞色素及某些呼吸酶的成分，参与体内氧和二氧化碳的转运、交换和组织呼吸过程。缺铁可致缺铁性贫血，尤以婴儿、儿童、女性青少年和孕妇多发。

膳食中的铁以血色素铁和非血色素铁两种形式存在。血色素铁主要以卟啉铁形式存在于动物性食品中，可直接被肠黏膜上皮细胞吸收，其吸收率较高。非血色素铁以 $Fe(OH)_3$ 络合物形式存在于植物性食品中，此种铁必须在胃酸作用下还原为二价铁才能被吸收，受膳食中的植酸、草酸、磷酸和碳酸等因素的影响而吸收率较低。另外，维生素 C、含巯基氨基酸、胃酸、肉类和肝中的肉类因子等可促进铁吸收；由于生长发育期、月经、妊娠等原因，机体对铁的需要量增加也可促进铁的吸收。

中国营养学会建议铁的 AI 值：成年男子 15 mg/d，成年女子 20 mg/d，孕妇、乳母 25 mg/d。

铁的良好食物来源为动物肝、全血、瘦肉，鱼类；豆类、海带、黑木耳、芝麻酱等也含有较多的铁。蔬菜、牛奶及奶制品中含铁不高且生物利用率低。

（三）锌

人体含锌 1.4～2.5 g，主要存在于肌肉、骨骼、皮肤，是体内许多酶的组成成分。在组织呼吸、蛋白质合成、核酸代谢中起重要作用，能促进生长发育与组织再生；促进性器官和性功能的正常发育；参与构成唾液蛋白，维持正常味觉，促进食欲；促进维生素 A 正常代谢和生理作用，保护皮肤健康并参与免疫功能。锌缺乏可致生长迟缓、食欲减退、味觉迟钝甚至丧失或异食癖、皮肤创伤不易愈合、易感染、性成熟延迟等。

中国营养学会建议锌的 RNI 值：成年男性为 15 mg/d，女性为 11.5 mg/d。

锌的食物来源广泛，动物性食物的锌含量高，海产品为锌的良好来源，奶和蛋类次之，蔬菜、水果含量少。

（四）碘

人体内含碘为 20～50 mg，其中 20% 存在于甲状腺。碘是合成甲状腺素的原料，故其生理作用也通过甲状腺素的作用表现出来，缺乏时导致单纯性甲状腺肿，孕妇严重缺碘可致婴儿发生呆小病。

中国营养学会推荐的碘 RNI 值：成年人 150 μg/d，孕妇、乳母 200 μg/d。

食物中碘离子极易被吸收，含碘较高的食物有海产品，如海带、紫菜、淡菜、海参等。

（五）硒

硒在人体总量为 14～20 mg，广泛分布于组织和器官中。硒是谷胱甘肽过氧化物酶的重要组成成分，该酶具有抗氧化作用，可去除体内脂质过氧化物，从而保护生物膜免受损害，维持细胞正常功能；硒存在于所有免疫细胞中，可明显提高机体免疫力；硒与金属有很强的亲和力，能与重金属（如汞、镉和铅等）结合形成金属硒蛋白复合物而解毒，并使金属排出体外；硒具有保护心血管、维护心肌健康的功能；硒还具有促进生长、保护视觉器官及抗肿瘤的作用。

硒缺乏已被证实是发生克山病的重要原因。临床主要症状为心脏扩大、心功能失代偿、心力衰竭或心源性休克、心律失常、心动过速或过缓等。生化检查可见血浆硒浓度下降、红细胞谷胱甘肽过氧化物酶活性下降。此外，缺硒与大骨节病也有关。硒摄入过量可致中毒，主要表现为头发变干、变脆、易断裂及脱落。

中国营养学会推荐硒的 RNI 值：成年人 50 μg/d，孕妇 50 μg/d，乳母 65 μg/d。

动物内脏和海产品是硒的良好来源，如猪肾、猪肝、鱼子酱、海参、牡蛎等。食物中硒的含量随地域不同而异，特别是植物性食物的硒含量与地球表面土壤中硒元素含量水平有关。

六、维生素

维生素是维持机体正常生理功能及细胞内特异代谢反应所必需的一类微量低分子有机化合物，大都以本体或前体形式存在于天然食物中，不能在体内合成，也不能大量储存，必须由食物提供。维生素不构成组织，也不提供能量，机体需要量甚微，在体内多以辅酶或辅基的形式发挥重要作用。

维生素种类很多，化学结构和功能各不相同，根据溶解性维生素可分为脂溶性（维生素 A、维生素 D、维生素 E、维生素 K）和水溶性（维生素 B_1、维生素 B_2、维生素 B_6、维生素 B_{12}、维生素 PP、维生素 C）两大类。

（一）维生素 A 及胡萝卜素

维生素 A（视黄醇）存在于动物体内；β-胡萝卜素（维生素 A 原）存在于植物中，为维生素 A 的前体，在人体肝及肠黏膜中可转化为维生素 A。

维生素 A 参与视网膜内视紫红质的合成与再生，维持正常的视觉；参与糖蛋白合成，维持上皮组织结构的完整和功能，抑制皮肤角化；促进机体正常生长发育，有增强机体抗感染和抗癌的能力。长期缺乏维生素 A 可致暗适应能力降低，甚至夜盲症；皮肤干燥，毛囊角化；儿童生长发育迟缓，抵抗力下降易感染。由于维生素 A 排泄率低，故长期过多摄入可引起中毒。

维生素 A 的单位用视黄醇当量（RE）表示，包括动物性食物中维生素 A 和植物性食物中的维生素 A 原的总量。它们常用的换算关系是：

$$1\ \mu g\ 胡萝卜素 = 0.167\ \mu g\ 视黄醇当量(RE)$$

$$膳食中总视黄醇当量(\mu gRE) = 视黄醇(\mu g) + \beta-胡萝卜素(\mu g) \times 0.167$$

中国营养学会推荐维生素 A 的 RNI 值：成年男性为 800 μg 视黄醇当量/d，女性为 700 μg 视黄醇当量/d。

维生素 A 的安全摄入量范围较小，大量摄入有明显的毒性作用。目前推荐的维生素 A（不包括胡萝卜素）的 UL 成年人为 3 000 μg/d。

维生素 A 的最好来源是动物肝、鱼卵、奶类、蛋类等。胡萝卜素的主要来源为深绿色或红黄色蔬菜及水果，如胡萝卜、西蓝花、苜蓿、空心菜、豌豆苗、红心红薯、芒果、杏及柿子等。

（二）维生素 D

维生素 D 是指具有钙化醇生物活性的一大类物质，包括维生素 D_2（麦角钙化醇）和维生素 D_3（胆钙化醇），分别由麦角固醇和 7-脱氢胆固醇经紫外线照射转变而成，在肝、肾中被氧化后具有生物活性。其主要生理功能是促进钙、磷吸收，调节钙、磷代谢和促使骨骼及牙齿正常生长与硬化。维生素D缺乏影响骨骼和牙齿的生长发育，严重时儿童可患维生素D缺乏病，成年人可患骨质软化症。摄入过多也可在体内蓄积引起维生素D过多症。

中国营养学会建议维生素D的RNI值：成年人为5 μg/d，孕妇、乳母、儿童及老年人均为10 μg/d。

维生素D的来源包括日光照射与食物来源。海水鱼、肝、蛋黄及鱼肝油制剂均是维生素D的良好食物来源。

（三）维生素B_1

维生素B_1（硫胺素）以二磷酸硫胺素（TPP）辅酶形式参与体内糖代谢，能抑制胆碱酯酶的活性，维持神经、肌肉（特别是心肌）的正常功能，维持胃肠道正常蠕动和消化液分泌。缺乏时体内糖类代谢障碍，可导致神经系统病变和心脏功能损害，引起多发性神经炎和脚气病。

维生素B_1的需要量与机体能量代谢密切相关，故供给量应与机体热能供给量成正比，所以一般的供给量应按总热能需要量推算。

中国营养学会建议维生素B_1的RNI值：成年男性为1.4 mg/d，女性为1.3 mg/d。

维生素B_1广泛存在于天然食物中，含量丰富的食物有谷类、豆类和坚果，特别是谷类的表皮和胚芽部分，故碾磨过多、过分淘米或烹调加碱均可造成维生素B_1的大量损失。另外，动物内脏、瘦肉、蛋类和绿叶蔬菜中含量也较高。

（四）维生素B_2

维生素B_2（核黄素）是体内多种黄素酶的辅基，参与机体组织的呼吸及氧化还原过程，并与视网膜感光作用、生长发育有关。缺乏时可发生口角炎、唇炎、舌炎、睑缘炎、结膜炎、脂溢性皮炎、阴囊炎等。

维生素B_2的需要量与机体能量代谢及蛋白质的摄入量均有关，所以在能量需要量增加、生长加速和创伤修复期，维生素B_2的供给量也需增加。中国营养学会建议维生素B_2的RNI值：成年男性为1.4 mg/d，女性为1.2 mg/d。

动物性食物含维生素B_2较多，尤以肝、肾、心脏中丰富，蛋类、鳝鱼、奶类也较多。植物性食物以绿色蔬菜类及豆类含量较多。

（五）维生素C

维生素C（抗坏血酸）作为一种很强的抗氧化剂，其作用是参与体内氧化还原过程，维持组织、细胞的正常功能；促进体内胶原合成，促进伤口愈合，维护血管壁的正常结构；参与类固醇代谢，使胆固醇转变为胆酸，从而降低血胆固醇含量；阻断亚硝胺在体内形成，具有防癌、抗癌作用；促进铁的吸收，增强机体抵抗力等。缺乏时可引起维生素C缺乏病，表现为毛细血管脆性增加、伤口愈合不良、抵抗力下降等。

中国营养学会推荐维生素C的RNI成年人为100 mg/d，UL为≤1 000 mg/d。

在高温、寒冷和缺氧条件下劳动或生活，经常接触铅、苯和汞等有毒作业的人群，孕妇、乳母均应增加维生素C的摄入量。

维生素C主要存在于新鲜蔬菜和水果，特别是绿叶蔬菜。含量较丰富的蔬菜有辣椒、油菜、卷心菜、菜花等。含量较多的水果有草莓、柑橘、柠檬、柚子等，而苹果和梨中含量很少。一些野菜、野果中维生素C含量尤为丰富，如苜蓿、刺梨、沙棘、猕猴桃等。

第二节 主要食物的营养价值

食品营养价值的高低，取决于食品中营养素的种类是否齐全、数量多少、相互比例是否适宜及是否容易消化吸收。不同食品因营养素的构成不同，其营养价值也不同，即使是同一种食品由于品种、部位、产地和烹调加工方法的不同，营养价值也存在一定差异。

一、谷类

谷类包括水稻、小麦、玉米和高粱等。我国居民膳食中有50%~70%的能量和50%左右的蛋白质由谷类供给。此外，谷类还是一些矿物质和B族维生素的良好来源。

谷类含蛋白质为7%~15%，其氨基酸组成不平衡，赖氨酸含量很少，苏氨酸、色氨酸、苯丙氨酸及蛋氨酸也偏低。谷类脂肪含量低，一般为1%~2%，其中70%以上为不饱和脂肪酸。谷类中糖类的含量达70%~80%，主要为淀粉。谷类含矿物质为1.5%~3%。谷类中含丰富的B族维生素，不含维生素A、维生素C，谷胚中含有较多的维生素E。

谷类的维生素、矿物质、蛋白质和脂肪主要存在于谷物的谷胚及表层，故加工和烹调方法对谷类营养价值影响较大。

二、豆类及其制品

豆类分两类：一类为大豆（包括黄豆、黑豆及青豆）；另一类为其他豆类（包括豌豆、蚕豆、绿豆、红豆、豇豆、芸豆等）。其中大豆类营养素组成齐全，含较多的生物活性物质，是人类健康不可缺少的重要食品。

1. 大豆的营养价值　大豆含蛋白质十分丰富（35%~40%），氨基酸组成全面而均衡，是唯一来自植物的优质蛋白质，且赖氨酸含量丰富，是谷类蛋白质的理想互补食品，但生大豆中的胰蛋白酶抑制剂影响蛋白质的消化吸收率，应充分加热破坏。大豆含脂肪15%~20%，其中不饱和脂肪酸约占85%，且以亚油酸最多，还含有较多的磷脂和维生素E。大豆中糖类为25%~30%，其中一半为人体不能消化吸收的棉子糖和水苏糖，可引起腹胀，但有保健作用。豆类中含有丰富的无机盐和B族维生素，如钙、磷、钾和维生素B_1、维生素B_2。另外，大豆中含有多种生物活性物质，如大豆皂苷、大豆异黄酮等。近年来研究发现，这些生物活性物质具有降低血脂、抗氧化、抗衰老、抗肿瘤和免疫调节等作用。

大豆加工成豆制品可提高蛋白质的消化率：整粒熟大豆的消化率为65%，加工成豆浆为85%，制成豆腐则高达92%~96%。用大豆做成的豆芽含有丰富的维生素C。

2. 其他豆类的营养价值　其他豆类中蛋白质、脂肪及糖类含量分别为20%、1%及50%~60%，并含有一定量的矿物质与维生素。

三、蔬菜、水果类

人体需要的胡萝卜素、维生素C、叶酸、维生素B_2、膳食纤维及无机盐等主要从蔬菜和水果中获得。水果中的各种有机酸、芳香物质和色素等对增进食欲、促进消化均具有重要意义。此外,蔬菜和水果中的一些生物活性物质(如类黄酮、含硫化合物等)具有抗氧化、抗炎、抗衰老、抗肿瘤、免疫调节、降低血脂、保护心血管等作用。

加工烹调方法不当,如炒菜时间长、加碱等,可使蔬菜中的水溶性维生素(特别是维生素C)和无机盐损失破坏。故烹调新鲜蔬菜时,应先洗后切,急火快炒或加少量淀粉,以减少维生素C和矿物质的损失。对一些草酸含量高的蔬菜,如菠菜、苋菜、蕹菜、竹笋等,加工前在开水中烫一下,能去除部分草酸,有利于钙、铁等矿物质的吸收。

四、肉、禽、鱼、蛋、奶类

肉、禽、鱼、蛋、奶类主要提供优质蛋白质、脂肪、矿物质和维生素。

肉、禽类蛋白质含量为10%~30%。脂肪含量因品种、肥瘦程度及部位而异,一般在10%~30%。肉类脂肪以饱和脂肪酸为主,内脏含有较多胆固醇;禽类以单不饱和脂肪酸为主。肉、禽类糖类少,矿物质为0.6%~1.2%,为铁、磷的良好来源。B族维生素丰富,内脏则含丰富的维生素A和维生素B_2。一般加工烹调对肉、禽类的营养素影响不大,但在高温制作过程中,会损失较多的B族维生素。

鱼类蛋白质含量一般为15%~25%,营养价值与肉类近似,但其肌纤维细短,较肉类更易消化。鱼类含脂肪少,仅为1%~3%,其中80%为多不饱和脂肪酸。鱼类矿物质含量为1%~2%,钙含量高于肉类,虾皮中钙高达990 mg/100 g,海鱼含碘多。鱼类也是维生素B_2的良好来源,鱼肝中含有大量维生素A。

蛋类蛋白质中必需氨基酸种类齐全且比例适宜,是人类食物中最理想的蛋白质之一,但生蛋中含有抗胰蛋白酶因子及抗生物素蛋白,因此必须熟食。蛋中脂肪绝大部分存在于蛋黄中,且分散成小颗粒易于吸收,另外,蛋黄还含有一定量磷脂和较高胆固醇。蛋黄又是维生素A、维生素D、维生素B_2的良好来源,并富含钙、磷、铁,但蛋黄中磷蛋白影响铁的吸收。

奶类所含营养成分齐全,组成比例适宜,且容易消化吸收,是幼儿理想的天然食物。蛋白质含量为3.0%,消化吸收率高(87%~89%),必需氨基酸与鸡蛋近似,属理想蛋白质。乳脂肪含量约为3.5%,呈较小的微粒分散在乳浆中,易消化吸收。奶类所含糖类为乳糖,约4.6%。奶类富含钙、磷、钾,但含铁量很少。牛奶中的维生素含量与饲养方式和季节有关。

第三节 改善人群营养的措施

为了增进健康,预防疾病,提倡合理营养,而合理营养的核心为平衡膳食。平衡膳食(合理膳食)是指能全面提供用膳者比例合适的能量和营养素的膳食,也是人体获得全面而平衡营养的唯一途径。合理营养应满足以下基本要求:

(1) 食物本身应无毒害,不含有毒物质及致病微生物。

（2）能保证用膳者必需的能量和各种营养素，且营养素之间保持平衡。

（3）通过合理加工烹调，避免营养素损失，提高消化吸收率。

（4）食物要多样化，感官性状良好，并能满足饱腹感。

（5）合理的膳食制度和良好的饮食习惯。

一、人群营养状况评价

为发现人群膳食中存在的问题，预防和控制营养失衡所引起的疾病，增进健康，应开展人群营养调查评价，包括三方面内容，即膳食调查、体格检查和营养水平的生化检验。

1. 膳食调查　通常采用记账法、称重法、24 h 回顾法和食物频率法，了解一定时期被调查对象所摄入的各种食物的量，结合食物成分表，计算出每人每日热能和各种营养素的摄入量，与国家标准建议摄入量相比较，从而评价能否满足需要，质量是否符合要求，三大供能营养素的供热比是否合适等。

2. 体格检查　主要测量身高、体重、皮下脂肪厚度等指标，检查身体发育情况；根据临床症状和体征检查有无营养不足和缺乏症。

3. 营养水平的生化检验　通过测定被检查者头发、血液或排泄物中所含营养素、营养素代谢产物及相关的化学成分，以判断其体内营养水平。这对于营养不足的早期发现和及时防治具有重要意义。

二、我国居民目前营养膳食状况

经过近 60 年的经济发展，我国居民的膳食结构得到了不断的改进，居民营养状况也得到了很大的改善，但城乡差别不断增大，让我国依然面临两方面性质全然不同的营养问题。一方面，营养不良和营养缺乏问题还没有得到根本解决，据全国营养监测结果表明，我国农村 5 岁以下儿童低体重率及生长迟缓率为 8% 与 14.2%；微量营养素（如铁、锌、维生素 A）和钙的缺乏还比较普遍，即使在城市中，儿童、孕妇和老年人缺铁、缺钙的问题仍不容忽视。另一方面，部分人群由于营养过剩和体力活动不足所致的肥胖症及一些慢性病（高血压、高脂血症、糖尿病等）的发病率正在迅速上升，在城市和富裕农村尤为明显。

我国传统的膳食结构以植物性食物为主，谷类、薯类和蔬菜摄入量较高，肉类摄入量较低，奶类食物消费较少。此类膳食模式易出现营养不良，但有利于血脂异常和冠心病等慢性病的预防。近 20 年来，随着经济的飞速发展和人们生活水平的提高，我国膳食结构正逐渐向西方化转变，特别是城市和经济发达地区，畜、禽、蛋等动物性食物及油脂消费过多，谷类食物消费偏低。此外，奶类和豆类制品摄入过低、盐摄入量过高仍是全国普遍存在的问题。

三、中国居民膳食指南和平衡膳食宝塔

为尽快改善我国居民的营养膳食状况，国务院于 1997 年制定和印发了“中国营养改善行动计划”，并委托中国营养学会制定了《中国居民膳食指南 2014》和“平衡膳食宝塔”。

1. 中国居民膳食指南

（1）食物多样，谷类为主，粗细搭配。

（2）多吃蔬菜、水果和薯类。

(3) 常吃奶类、豆类或其制品。

(4) 常吃适量的鱼、禽和蛋、瘦肉。

(5) 减少烹调油用量,吃清淡少盐膳食。

(6) 食不过量,天天运动,保持健康体重。

(7) 三餐分配要合理,零食要适当。

(8) 每天足量饮水,合理选择饮料。

(9) 如饮酒应限量。

(10) 吃清洁卫生的食物。

2. 中国居民平衡膳食宝塔　为帮助消费者在日常生活中应用《中国居民膳食指南》,中国营养学会结合中国居民膳食结构特点,将平衡膳食的原则转化成各类食物的量,并以直观的宝塔形式表现出来(图 3.3.1)。

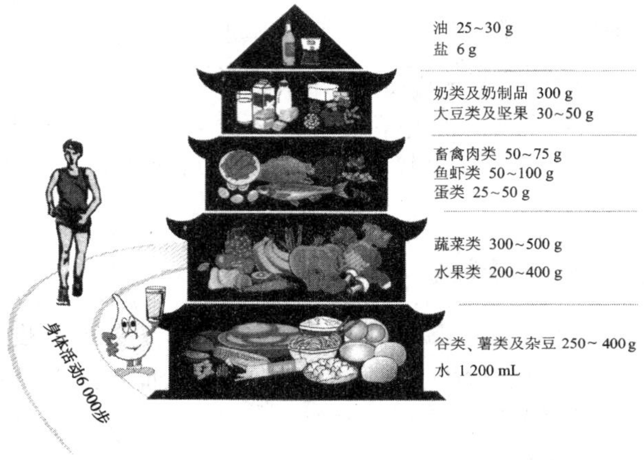

图 3.3.1　中国居民平衡膳食宝塔

平衡膳食宝塔提出了一个营养上比较理想的膳食模式,它所建议的食物量,特别是奶类和豆类食物的量与我国大多数人目前的实际膳食还有一定的差距,特别是贫困地区,但这是不可缺少的,应把它作为我们努力奋斗的目标,逐步达到。

第四节　特殊人群的营养

一、婴幼儿和儿童青少年营养

(一) 婴幼儿营养需要

婴幼儿能量消耗包括基础代谢、食物特殊动力作用、各种活动消耗、生长所需四个方面。

婴幼儿时期,生长迅速,需要较多的蛋白质用以构成机体组织。婴幼儿胃、肠、肝、肾等尚未发育完善,蛋白质摄入过多会增加各脏器的负担,故应注重蛋白质的质量,适当增加蛋、奶、鱼、肉、豆类等优质蛋白质的供给。

脂质是婴幼儿能量和必需脂肪酸的重要来源。必需脂肪酸对婴儿神经系统的发育较为重要,因此,对采用人工喂养的婴儿,尤其应注意选用强化必需脂肪酸的代乳品。

钙、磷也是婴幼儿生长发育的重要成分,婴幼儿应有充足的钙、磷供应,以保证骨骼的生长和牙齿的钙化。

婴儿体内虽有一定量的铁储备,但只能满足出生后4~6个月内的需要。因母乳、牛奶均为贫铁食物,故应从4个月开始,就注意从膳食中补充铁,可添加含铁丰富的动物性食品如肝、瘦肉等。

(二)婴幼儿营养应注意的问题

1. 母乳喂养　婴儿喂养可分为母乳喂养、人工喂养和混合喂养三种方式,其中母乳喂养具有许多优点,是婴儿最理想的喂养方式。

母乳喂养需注意以下几方面的问题:① 尽早开奶:及早喂奶有助于乳汁的尽早分泌及母体组织的复原。② 母婴同室,按需哺乳:此种方法能使婴儿根据自己的需要摄入能量及各种营养素,有利于婴儿的生长发育。

2. 辅食添加　随着婴儿的生长发育,母乳中所含的营养素已不能满足婴儿需要,必须逐渐添加其他食品,直至最后完全取代母乳。辅食添加一般应从4个月以后开始,辅食添加的原则为:由少到多,由细到粗,由稀到稠,食物从单一到混合,先谷类、水果、蔬菜,后鱼、蛋、肉,避免调味过重的食物(如含糖、盐和调味品多的食物)。

(三)儿童青少年的营养需要与膳食要求

儿童青少年时期生长迅速,具有不同程度的学习任务,因此对能量及各种营养素的需要量比成年人相对要高,其膳食应遵守以下要求:

(1) 食物多样,谷类为主,供给充足的能量和多种营养素。

(2) 保证鱼、肉、蛋、奶、豆类等食物的供应,保证儿童青少年快速生长发育的需要。

(3) 坚持每日饮奶,这对改善蛋白质和钙的营养状况有着重要意义。世界上许多国家对奶类的生产、消费都很重视。20世纪50年代美国曾发起"三杯奶运动",60年代初日本曾倡导"一杯奶强壮一个民族"。我国已在推广"学生饮用奶计划",旨在改善学生的营养状况、提高学生素质。

(4) 吃好早餐,这对于儿童青少年的身体发育、学习成绩及认知能力均有重要影响。目前认为,良好的早餐应包括谷类、肉类、奶类及蔬菜和水果四类食物。

(5) 养成不挑食、不偏食、少吃零食的好习惯,饮用清淡饮料,并适当控制食糖摄入。

二、孕妇与乳母营养

妊娠是一个复杂的生理过程,孕妇在妊娠过程中发生一系列的生理变化。孕期营养不良可致早产儿及低体重儿增加、围生期新生儿死亡率增加、胎儿大脑发育受损、先天畸形的发生率增加。

（一）孕期的营养需要

妊娠期间，由于胎儿生长发育、胎儿与母体组织增长及蛋白质、脂肪的储存等，对能量的需要量增加。孕初期增加不明显，中期以后明显增加。

妊娠期对蛋白质的需要量增加，主要用于满足胎儿、胎盘及母体组织的生长。

妊娠期需增加储存钙约 30 g，用于胎儿骨骼和牙齿的发育。妊娠期由于胎儿和胎盘组织迅速增长及母体血容量扩张，对铁的需要量增加。孕妇碘缺乏可致胎儿甲状腺功能低下，从而引起以智力发育迟缓和生长发育迟缓为主要表现的呆小病。

妊娠期对维生素 A、维生素 D、维生素 E、维生素 B_1、维生素 B_2、维生素 C 及叶酸的需要量增加。维生素 A、维生素 D 为胎儿的正常生长发育所必需；妊娠早期叶酸缺乏是导致胎儿神经管畸形发生的重要原因之一。

（二）乳母的营养需要

由于分泌乳汁，乳母每天损失一定数量的能量及各种营养素。乳母营养素摄入不足，一则影响乳汁分泌量；二则要动用母体的营养素储备来维持乳汁成分的恒定，从而造成乳母营养缺乏。因此，必须供给乳母充足的能量及各种营养素。

（三）孕妇和乳母合理膳食要求

（1）食物多样化，适量增加鱼、肉、禽、蛋、奶、海产品的供给，使优质蛋白质占 1/3 以上。
（2）多食含钙丰富的食物。
（3）增加新鲜蔬菜、水果的摄入。
（4）少吃盐、腌制品和刺激性食物。
（5）烹调方法多用炖、煮、炒，少用油煎、油炸。

三、老年人营养

（一）老年人的营养需要

老年人由于基础代谢降低、体力活动减少，对能量的需要量相对减少，每日的能量摄入量应适当降低，以维持理想体重。

老年人易出现负氮平衡，且老年人肝、肾功能降低，摄入蛋白质过多可加重肝、肾负担。因此，老年人蛋白质的摄入应量足质优，优质蛋白质应占 1/3 以上。脂肪的摄入不宜过多，脂肪供能以占总能量的 20% ~30% 为宜，且应增加多不饱和脂肪酸的摄入，胆固醇的摄入量应≤300 mg/d。老年人糖耐量降低，建议糖类提供的能量占总能量的 55% ~65% 为宜，降低单糖、双糖和甜食的摄入，增加膳食纤维的摄入。

维生素在调节代谢、延缓衰老方面有重要作用。维生素 C、维生素 E 及 β－胡萝卜素具有抗氧化作用；维生素 A 能促进免疫耐受性、加强淋巴组织增生及增强自身免疫活力；维生素 D 可促进钙的吸收及骨质钙化。因此，老年人应适当补充维生素。

老年人应供给充足的钙、铁、硒、铬等。老年人钙的吸收率降低，对钙的利用和储存能力低，充足的钙摄入可减少骨质丢失，对骨质疏松症及由其所引起的骨折有一定的预防作用；老年人对铁的吸收利用能力下降，造血功能减退，易出现缺铁性贫血，因此，老年人应供给充足的铁；充足的硒摄入对于防止氧化剂对机体的损伤、延缓衰老具有一定的作用；充足的铬有利于维持老年人正常糖代谢，改善葡萄糖耐量等。

（二）老年人的合理膳食要求

（1）维持能量摄入与消耗的平衡，饮食饥饱适中，保持理想体重，防止肥胖，BMI 宜为 18.5 ~23.9。

（2）控制脂肪（特别是饱和脂肪酸）的摄入。饮食以植物油为主，少食动物脂肪，少食饱和脂肪酸和胆固醇高的食物（如蛋黄、脑、肝、肾、鱼子、奶油等）。

（3）蛋白质要以优质蛋白质为主，荤素合理搭配，提倡多吃奶类、豆类和鱼类。

（4）糖类以淀粉为主，重视膳食纤维和多糖类食物的摄入。

（5）保证充足的新鲜蔬菜和水果摄入。

（6）重视钙、铁、锌等的补充。

（7）膳食应少食多餐，清淡少盐。烹调方法要适合老年人特点，易于消化。少吃油炸、烟熏、腌制食物，不吸烟，不过量饮酒。

第五节　营养与疾病

一、营养与肥胖症

肥胖是由于机体长期能量摄入超过消耗，多余的能量在体内转变成脂肪，在体内积聚，从而导致体重增加（超过相应身高的标准体重 20% 以上称为肥胖症），并产生一系列病理、生理变化的状态。

（一）肥胖的发病原因

肥胖的发生总的来说有两个方面的原因，即内因和外因。

1. 肥胖发生的内因　即遗传因素。一般认为，遗传因素决定了人体对肥胖的易感性，而环境因素与遗传因素的共同作用才决定人体最终是否肥胖。

2. 肥胖发生的外因　即环境因素，主要包括饮食因素、社会因素、行为－心理因素等。

（1）饮食因素　饮食因素是产生肥胖的重要环境因素，如进食量过多且速度过快、喜食高能量高脂肪食物、经常大量食用甜食和零食、经常饮酒等。

（2）社会因素　随着社会的发展、科技的进步，一方面给人们带来了越来越丰富的食物，尤其是人们对动物性食品、脂肪等高能量食品的摄入量明显增加；另一方面给人们创造了更加便利的交通、生活及工作条件，如汽车、电梯、电视、计算机及生产的自动化操作等，从而使人们的体力活动减少，能量消耗随之减少。

（3）行为－心理因素　肥胖者中内向不善交际、不喜欢活动、进食量较多且快等习惯较多见，这些行为有助于肥胖的形成，同时肥胖又可导致这些心理和行为问题，两者相互促进，相互加强,形成恶性循环。

(二)肥胖对健康的危害

肥胖可使人体发生某些疾病(2 型糖尿病、高血压、高脂血症、高尿酸血症、癌症、痛风性关节炎、月经异常及心理障碍等)的危险性增大,总死亡危险性增加。

(三)肥胖的预防和治疗

1. 预防　加强健康教育,让人们充分认识到肥胖的危害性,指导居民合理膳食,改掉不良饮食习惯和生活习惯,鼓励人们多进行体育锻炼和增加日常生活中的活动量。

2. 治疗　肥胖治疗原则是达到能量负平衡,促进脂肪分解。常用方法如下。

(1) 膳食控制　通过控制每天的食物摄入量及摄入食物的种类,来减少总能量的摄入,使每天保持一定量的能量亏损。但能量的减少必须以保证人体能从事正常活动为原则,否则将给身体健康带来危害,以至于难以长期坚持。除控制总能量摄入外,还可适当降低脂肪的产能比,增加蛋白质的产能比。因此在选择食物种类上,应多吃瘦肉、奶、水果、蔬菜和谷类食物,少吃肥肉等脂肪含量高的食物,一日三餐食物总摄入量应控制在 500 g 以内。为防止饥饿感,可吃膳食纤维含量高的食物。同时,为了达到减肥目的,必须改掉不良的饮食习惯。

(2) 运动疗法　运动疗法常与膳食控制配合使用。采用运动疗法治疗肥胖应注意以下几点:① 应重视增加习惯性的日常活动,如步行或骑自行车上下班、购物、爬楼梯等。② 活动强度以低、中度为宜,尤其应注重快步走、骑自行车、爬山、游泳及做健身操等,一般不必选择高强度的体育活动。③ 应长期坚持,直至终生,否则会出现体重反弹现象。

(3) 药物疗法　国外常用西药治疗,而国内常用中药减肥。

(4) 非药物疗法　主要有针刺疗法、艾灸疗法、推拿按摩法等,用于治疗单纯性肥胖有一定疗效。

二、营养与心血管疾病

近年来,随着我国经济的发展、膳食结构的改变,心血管疾病已成为严重危害我国人民健康的一类疾病。该病的发病原因非常复杂,目前认为除与遗传、年龄、缺乏体力活动、吸烟等因素有关外,膳食因素对该病的发生和发展也起着重要作用。

(一)与心血管疾病有关的营养因素

1. 脂质　大量流行病学研究表明,膳食脂肪总摄入量(尤其是饱和脂肪酸的摄入量)与动脉粥样硬化的发病率呈正相关。一般认为,饱和脂肪酸可使血胆固醇水平升高,尤其是低密度脂蛋白(LDL)水平升高。单不饱和脂肪酸和多不饱和脂肪酸一样,可以降低血胆固醇(主要是 LDL)水平。

反式脂肪酸是不饱和脂肪酸(自然界中多为顺式)在食品加工过程中经氢化而形成的脂肪酸。研究表明,反式脂肪酸可升高 LDL,同时亦可降低高密度脂蛋白(HDL),从而增加心血管疾病的危险性。

人体内的胆固醇来自外源性和内源性两种途径。外源性即膳食摄入,占 30% ~40%,其余由肝合成。当膳食中摄入的胆固醇增加时，不但肠道吸收率降低，体内胆固醇合成也降低。但这种反馈调节并不完善，故摄入太多的胆固醇时，仍可使血中胆固醇含量升高。

磷脂可使胆固醇转化成胆固醇酯，使血胆固醇浓度降低，有利于防止动脉粥样硬化。

植物固醇能够在消化道与胆固醇竞争性形成“胶粒”，抑制胆固醇吸收，从而降低血胆固醇。

2. 能量与糖类　过多的能量摄入可致肥胖及血三酰甘油水平的升高，而肥胖、高三酰甘油血症均为冠心病、高血压等心血管疾病的重要危险因素。

膳食中糖类的种类和数量对血脂水平有较大的影响。蔗糖、果糖摄入过多容易引起血三酰甘油升高。膳食纤维能够降低胆固醇和胆酸的吸收，并增加其从粪便的排出，具有降低血脂的作用。

3. 蛋白质　动物实验发现，高动物性蛋白质膳食可促进动脉粥样硬化的形成。用大豆蛋白和其他植物性蛋白质代替高脂血症患者膳食中的动物蛋白质能够降血胆固醇。

4. 维生素　维生素 E、维生素 C 具有抗氧化作用，可防止不饱和脂肪酸过氧化对心血管系统的损伤；维生素 C 还参与胆固醇代谢形成胆酸，降低血胆固醇。此外，维生素 B_{12}、叶酸、维生素 B_6 缺乏，可致心血管疾病的发生率增加。

5. 无机盐　钙、镁、铬、钾、硒等对心血管系统具有保护作用。钠摄入过多可使血压升高，促使心血管疾病的发生。

（二）膳食调控原则

（1）限制总热能摄入，保持理想体重。

（2）限制脂肪和胆固醇的摄入，膳食中脂肪摄入量宜占总热能的 20% ~25%。

（3）多吃植物性蛋白质，特别是大豆及大豆制品，少吃甜食。

（4）多吃新鲜蔬菜和水果，以保证充足的膳食纤维和维生素。

（5）饮食易清淡、少盐、少饮酒。

（6）适当多吃保护性食品，如大豆、山楂、大蒜、洋葱、香菇、木耳等。

三、营养与糖尿病

糖尿病是由于体内胰岛素分泌绝对或相对不足而引起糖类、脂肪和蛋白质等代谢紊乱的一种疾病。患者以高血糖为主要标志，以多饮、多食、多尿、体重减少，即“三多一少”为主要临床症状，且容易并发心、肾、脑、眼等部位的血管病变，从而引起严重的后果，甚至残疾、死亡。

（一）糖尿病的危险因素

1. 肥胖　大量研究显示肥胖与 2 型糖尿病发生有密切关系，而高能量食物（如含脂肪多的动物性食物）摄入多、低能量食物（蔬菜、水果）摄入少，总能量消耗少是单纯性肥胖的根本原因。

2. 缺乏体力活动　是 2 型糖尿病的另一重要危险因素。

3. 生理病理因素　主要包括年龄增大、妊娠、感染等。

4. 遗传因素　糖尿病具有家族遗传性。调查发现，糖尿病亲属的发病率比非糖尿病亲属高17倍，双亲均为糖尿病患者，所生子女约5%以上有糖尿病。

（二）糖尿病的饮食调控原则

对于糖尿病的治疗，我国学者提出了以饮食治疗、运动治疗、教育与心理治疗、药物治疗和病情监测为内容的“五套马车”综合治疗原则，其中饮食治疗是糖尿病控制最基本、最重要的措施，无论是否采用药物治疗，均应长期坚持饮食治疗。饮食调控原则如下：

（1）合理控制总热能　是糖尿病饮食控制的总原则。能量的摄入以能维持或略低于理想体重为宜。此外，应配合适当的体力活动以增加能量消耗。若食用水果，应适当减少主食的量。

（2）选用高分子糖类　糖类供给量以占总热能的50%～60%为宜，最好选用吸收较慢的多糖，如玉米、荞麦、燕麦、莜麦等，少食富含精制糖的甜点。

（3）控制脂肪和胆固醇的摄入　脂肪摄入量占总热能的20%～25%；胆固醇摄入量应低于300 mg/d。避免进食肥肉、动物内脏、蛋黄、鱼子等食物。

（4）选用优质蛋白质　多选用大豆、兔、鱼、禽、瘦肉等食物，优质蛋白质至少占1/3。

（5）增加膳食纤维的摄入　建议膳食纤维摄入量为20～35 g/d。

（6）适当补充维生素和矿物质　糖尿病患者因主食和水果摄入量受限制，且体内代谢相对旺盛，较易发生维生素和矿物质缺乏，故应注意补充。

（7）维持血糖稳定　注意食物多样，清淡少盐，控制饮酒，少食多餐。

四、膳食、营养与癌症

癌症是目前威胁人类健康最为严重的一类疾病，其发病原因复杂，死亡率高，且许多癌症至今仍缺乏有效的治疗方法。因此，癌症的预防显得尤为重要。据估计，至少35%的人类癌症与膳食因素有关，提倡健康合理的饮食对癌症的预防意义重大。

（一）食物与癌症

1. 蔬菜、水果与癌症　蔬菜、水果对于预防癌症的作用是研究得最多，也是最被认可的。蔬菜、水果预防癌症的作用主要通过以下几个方面：① 蔬菜、水果中含有抗氧化剂，如维生素C、维生素E、β－胡萝卜素与其他类胡萝卜素及生物类黄酮等，可以防止机体的氧化性损伤；② 蔬菜、水果中的维生素C与维生素E还可抑制亚硝胺的合成；③ 蔬菜、水果中含有较多的膳食纤维，可减少结肠癌的发生。

2. 豆类与癌症　流行病学调查显示，大豆摄入量与乳腺癌、前列腺癌等癌症的发生率呈负相关。动物实验和人体癌细胞体外实验结果证明：大豆中抗癌成分为异黄酮、特殊的氨基酸模式、蛋白酶抑制剂和植酸等。

3. 动物性食品与癌症　有调查显示，含有大量红肉（指牛、羊、猪肉）、蛋类、奶类及奶制品较多的膳食，有可能增加某些癌症（结肠癌）发生的危险性。

（二）防癌膳食建议

世界癌症研究会和美国癌症研究所专家组提出了以下预防癌症的膳食建议：

（1）食物多样，主要选择植物性食物，如蔬菜、水果、豆类和粗粮。

（2）避免体重过轻或过重。

（3）坚持体力活动，每天快步走路或类似运动 1 h，并且每周至少参加活动量较大的运动 1 h。

（4）坚持每天吃各种蔬菜和水果 400 ~ 800 g，保持蔬菜 3 ~ 5 种，水果 2 ~ 4 种。

（5）每天吃谷类、豆类、根茎类多种食物 600 ~ 800 g，尽量多吃粗加工的谷类，限制摄入精制糖。

（6）不吸烟，少饮酒。

（7）每日红肉（指牛、羊、猪肉）摄入量不超过 80 g。

（8）限制脂肪含量高（特别是动物脂肪含量高）的食物。选择植物油，尤其是单不饱和脂肪酸含量高（橄榄油和茶籽油）、氢化程度低的油。

（9）少吃盐腌、火烤、烟熏、油炸及变质食物。每日食盐不超过 6 g。

（10）控制食品添加剂的使用量及农药等有害污染物在食品中的残留量。

第六节 常见食品卫生问题

食品在生产、加工、储存、运输及销售过程中会受到多方面的污染。食品污染物按其性质可分为生物性污染（如微生物、寄生虫）；化学性污染（如农药、有害金属、黄曲霉毒素、多环芳族化合物、*N*－亚硝基化合物等）；物理性污染（如粮食中的沙石、肉中注入的水、食品中的放射性物质等）。污染后可能引起人体急性、慢性或潜在性危害。

本节将讨论黄曲霉毒素、*N*－亚硝基化合物、多环芳族化合物和食品添加剂对食品的污染及其对健康的影响。

一、黄曲霉毒素

（一）种类及理化性质

黄曲霉毒素（AF）是一类结构相似的化合物的总称，均为黄曲霉和寄生曲霉的代谢产物，共 20 多种，具有很强的致癌性。AF 的毒性与其结构有关，凡二呋喃环末端有双键者毒性均较强，如 AFB_1、AFG_1 和 AFM_1，其中 AFB_1 的毒性和致癌性最强，在天然食品中最多见，故在食品检测中以 AFB_1 作为检测指标。

AF 具有耐热的特点，裂解温度为 280℃，难溶于水，能溶于油脂和多种有机溶剂。在碱性条件下（如加 NaOH），AF 的内酯环打开形成溶于水的香豆素钠盐而失去毒性。

除菌株种类影响产毒能力和产毒量外，环境温度（25 ~ 30℃）、湿度（80% ~ 90%）和氧气（1% 以上）亦是黄曲霉和寄生曲霉生长、繁殖、产毒所必要的条件。我国南方高温、高湿地区 AF 污染严重，北方各省污染较轻。各类食品中，花生、花生油、玉米污染严重，大米、小麦、面粉污染较轻，豆类很少受到污染。

（二）毒性

1. 急性毒性　AF 是剧毒物质，对鱼、鸡、鸭、大鼠、豚鼠、兔、猫、狗、猪、牛、猴及人均有强烈毒性，其中最敏感的动物是鸭雏。AF 属于肝毒性，一次大量口服后，可出现肝细胞坏死，胆管上皮增生、肝脂肪浸润及肝出血等急性病变。国内外曾发生过多起 AF 引起人急性中毒甚至死亡的事件，最典型的为 1974 年印度两个邦中有 200 个村庄暴发黄曲霉毒素中毒性肝炎，397 人发病，死亡 106 人，症状为发热、呕吐、厌食、黄疸，以后出现腹水、下肢水肿、肝脾增大甚至死亡，尸解可见肝胆管增生及胆汁淤积。

2. 慢性毒性　AF 少量持续摄入则引起肝纤维细胞增生甚至肝硬化等慢性损伤，实验动物亦可出现体重减轻、生长发育缓慢、母畜不孕或产仔少等不良反应。

3. 致癌性　大量动物试验证明，黄曲霉毒素对动物有强烈的致癌性，可诱发动物肝、肾、胃、结肠、乳腺、卵巢、小肠等部位肿瘤，其中大白鼠对其致癌作用最为敏感。从亚非国家及我国的肝癌流行病学调查结果发现，人群膳食中黄曲霉毒素水平与原发性肝癌的发生率呈正相关。

（三）防霉去毒措施

1. 防霉　是预防食品被 AF 污染最根本的措施。真菌的生长繁殖需要一定的气温、气湿、粮食含水量及氧气，其中湿度尤为重要。因此，防霉的主要措施是控制食品的水分。一般粮食含水量在 13% 以下，玉米在 12.5% 以下，花生在 8% 以下，真菌即不容易繁殖。此外，粮食保藏时除氧充氮（或二氧化碳），效果亦可。

2. 去毒　常用的方法如下。

（1）挑除霉粒法　适用于花生仁及玉米粒去毒。

（2）碾轧加工法　适用于大米等去毒，可降低精米中毒素含量。

（3）加水搓洗法　适用于家庭中大米去毒。

（4）加碱去毒法　适用于食用油去毒，目前在食用油加工过程中较常用。

3. 加强食品卫生监测，限制 AFB_1 在食品中的含量　我国食品卫生标准规定：AFB_1 在玉米、花生油、花生及其制品中不得超过 20 μg/kg，大米、其他食用油中不得超过 10 μg/kg，其他粮食、豆类、发酵食品中不得超过 5 μg/kg，婴儿代乳食品不得检出。

二、*N*－亚硝基化合物

（一）理化性状及其形成

N－亚硝基化合物是一类对动物有较强致癌作用的化学物质，包括 *N*－亚硝胺和 *N*－亚硝酰胺两大类。亚硝胺类化学性质较稳定，而亚硝酰胺类化学活性较强，易分解，但两者在紫外线作用下均可发生分解反应。

N－亚硝基化合物的最大特点是可以在体内及体外合成。食品中 *N*－亚硝基化合物天然含量极微，但可由食物中广泛存在的前体（胺类、硝酸盐及亚硝酸盐）在适宜条件下生成，尤其在 pH <3、硫氰酸盐（能催化 *N*－亚硝基化）存在时的合成更快。

硝酸盐主要存在于菠菜、莴苣、油菜、芹菜、白菜及生菜等蔬菜中，这些蔬菜在室温下存放过久或在腌制过后，硝酸盐可被大量还原为亚硝酸盐。另外，硝酸盐和亚硝酸盐常作为发色剂用于肉类食品的加工；胺类则主要存在于鱼、肉、酒及食物调料中。一般而言，食品中 *N*－亚硝

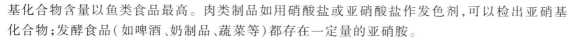

基化合物含量以鱼类食品最高。肉类制品如用硝酸盐或亚硝酸盐作发色剂，可以检出亚硝基化合物；发酵食品（如啤酒、奶制品、蔬菜等）都存在一定量的亚硝胺。

人体内主要合成 *N*－亚硝基化合物的部位是胃，口腔（唾液中）及膀胱内（尤其是尿路感染时）也可能合成一定量的 *N*－亚硝基化合物。维生素 C、维生素 E 及酚类等能抑制体内亚硝胺的合成。

（二）致癌性

无论是一次大量给药或反复少量多次给药，*N*－亚硝基化合物均可诱发大鼠、小鼠、地鼠、猪、狗、猴、鸟、鱼等动物的不同组织器官发生肿瘤，并以肝癌、食管癌、胃癌、肠癌较多见。*N*－亚硝基化合物还可通过胎盘对子代产生致癌作用。

人群流行病学调查发现，人类的某些癌症（食管癌、肝癌、鼻咽癌及膀胱癌）可能与接触 *N*－亚硝基化合物有关。如我国林州市等地食管癌高发，可能与当地居民常食的腌菜中亚硝胺检出率和检出量均较高有关。

（三）预防措施

（1）改进食品加工方法，防止食物霉变及其他微生物污染；尽量低温下储存肉、鱼、贝、蔬菜；尽量少吃腌制和酸渍食品；控制食品加工中硝酸盐及亚硝酸盐的使用量，以减少亚硝基化前体的量，在加工工艺可行的情况下，尽量使用硝酸盐及亚硝酸盐的替代品。

（2）提高维生素 C、维生素 E、酚类化合物的摄入量，以阻断体内 *N*－亚硝基化合物的形成。

（3）严格执行食品中 *N*－亚硝基化合物限量标准，加强监督监测。

三、多环芳族化合物

多环芳族化合物是一类非常重要的环境污染物和化学致癌物，包括多环芳烃（PAH）与杂环胺（HCA）等。目前已鉴定的多环芳族化合物有 200 余种，其致癌力不等。

（一）多环芳烃

多环芳烃主要由各种有机物，如煤炭、汽油、木柴、焦油等不完全燃烧而产生。目前已知的多环芳烃类有数百种，其中以苯并（a）芘最为常见。

1. 食品中苯并（a）芘来源　① 植物性食物、水产品吸收环境中的苯并（a）芘；② 烹调加工食品时，烘烤或熏制时直接受到污染或食品成分经高温热解或热聚而成；③ 食品加工中受机油、包装材料等污染，不纯机油、油墨和含不纯石蜡的包装纸均含苯并（a）芘。在柏油马路上晒粮食也会使粮食受污染。

2. 危害　动物实验证明，苯并（a）芘对多种动物的多种器官均能引发肿瘤，并可经胎盘使子代发生肿瘤。

人群流行病学调查显示，一些地区（匈牙利西部、冰岛等）的胃癌高发与当地居民经常食用含苯并（a）芘较高的食物（如熏肉）有关。

3. 预防措施

(1) 防止污染,改进食品加工烹调方法　加强环境治理,减少环境苯并(a)芘对食品的污染;改进熏烤食品工艺,避免用明火熏烤;用食用油代替机用润滑油,用纯净的油脂浸出剂,不在马路上晒粮食,减少加工过程中的污染;用除去多环芳烃的石蜡纸包装食品,避免油墨未干时就包装食品,减少包装过程中对食品的污染。

(2) 去毒:用活性炭吸附或用日光、紫外线照射可降低苯并(a)芘含量。

(3) 制定并执行食品中多环芳烃限量标准,加强监督监测。

(二) 杂环胺类化合物

1. 杂环胺的生成　由食物中肌酸、肌酐、某些氨基酸和糖在高温环境下形成。因肉和鱼富含肌酸,在高温(200℃)烹调下可形成杂环胺。一般而言,炙烤、烧烤、油炸的鱼和肉产生的杂环胺较多。

2. 杂环胺的危害　Ames 试验表明,杂环胺具有较强的致突变性。长期喂饲杂环胺后对小鼠、大鼠和猴的不同器官均有致癌性。大多数杂环胺致癌的主要靶器官为肝。

3. 预防措施

(1) 选择合理的烹调加工方法　注意烹调温度,不要烧焦食物,一般情况下,尽量避免油炸鱼与肉类。烘烤食物时,避免用明火直接烧烤鱼与肉类。炸肉前将生肉用微波炉短暂预热可大大降低油炸肉的致突变活性和杂环胺的含量。

(2) 增加蔬菜、水果的摄入量　膳食纤维有吸附杂环胺化合物并降低其生物活性的作用;某些蔬菜、水果中的一些成分又有抑制杂环胺化合物致突变和致癌性作用。

(3) 尽快制定食品中杂环胺类限量标准,加强监测。

四、食品添加剂

食品添加剂是指为改善食品品质和色、香、味,以及为防腐和加工工艺的需要,加入食品中的化学合成物质或者天然物质。在我国,营养强化剂也属于食品添加剂,营养强化剂是指"为增强营养成分而加入食品中的天然的或者人工合成的属于天然营养素范围的食品添加剂"。

(一) 分类

食品添加剂依其来源可分为天然食品添加剂和人工合成食品添加剂两大类。前者主要由动、植物提取制得,也有一些来自微生物的代谢产物或矿物质;后者则是通过化学合成的方法获得。依功能对食品添加剂进行分类比较实用,目前我国允许使用并制定有国家标准的食品添加剂有抗氧化剂、漂白剂、着色剂、护色剂、防腐剂、甜味剂、营养强化剂等 21 类,另有食用香料和加工助剂。

(二) 毒性

食品添加剂不是食品,而是为食品生产加工的需要而加入的食品以外的物质,其中有些物质存在一定的毒性。例如,防腐剂硼酸可引起消化道反应,出现恶心、呕吐、腹痛及血压下降等;奶油黄有强致癌性;漂白剂中甲醛次硫酸钠可产生甲醛、亚硫酸等有毒物质,这些物质已严禁添加于食品中。有些化学合成添加剂毒性虽不大，但长期摄入也可能对人体健康有损害，如各种人工合成色素、香精、甜味剂等，故必须依照食品卫生法规对食品添加剂的生产、经营和使用进行严格的卫生监督管理。

（三）卫生管理

《中华人民共和国食品安全法》第 11 条规定：生产经营和使用食品添加剂，必须符合食品添加剂使用卫生标准和卫生管理办法的规定；不符合卫生标准和卫生管理办法的食品添加剂，不得经营、使用。

《食品添加剂使用标准》和《食品添加剂卫生管理办法》是由国家法律授权给中华人民共和国卫生部制定的，对食品添加剂的生产、经营和使用作了如下规定：

（1）食品添加剂的生产、经营实行许可证管理制度。

（2）允许生产、经营和使用的食品添加剂必须是《食品添加剂使用标准》所列的品种。生产、经营或使用未列入该标准的品种，必须经全国食品添加剂标准化技术委员会审议通过后，报卫生部批准并列入由卫生部制定发布的《食品添加剂使用标准》。

（3）必须严格控制食品添加剂的使用范围和使用量，如专供婴幼儿的主辅食品除按规定可以加入强化剂外，不得加入人工甜味剂、色素、香精等食品添加剂。如果需要扩大原定的使用范围，必须按规定的程序报卫生部批准。

（4）任何食品生产经营者，不得以掩盖食品腐败变质或以掺假、伪造为目的而使用食品添加剂；不得经营和使用无卫生许可证、无产品检验合格证及污染变质的食品添加剂。

（5）进口食品添加剂，必须符合我国《食品添加剂使用标准》。不符合规定者，必须按有关卫生管理办法规定报卫生部批准。

第七节　食物中毒及其防治

2006 年 4 月 18 日 12:00，某市某中学餐厅就餐的 60 名学生在用餐过程中先后出现不同程度的恶心、呕吐、头晕等症状。该市卫生行政部门接到报告后立即赶赴现场，流行病学调查资料表明，60 名中毒学生潜伏期为 5 ~ 30 min，食用的共同食物为焖针梁鱼块、熘肉片、馒头。现场卫生学调查显示，该餐厅卫生设施、从业人员、操作过程符合卫生要求。面粉、猪肉持有同批次的质检部门的质量检测报告书，为合格产品。针梁鱼为该市某保鲜厂从外地购进，无卫生检测报告书。据流行病学资料不难确定这是一起食物中毒事件。

面对这样的事件我们应该如何判断、处理？

一、食物中毒的概念、特点、分类

（一）概念

食物中毒是指摄入了含有生物性、化学性有毒有害物质的食品，或把有毒有害物质当作食品摄入后所出现的非传染性（不属传染病）急性、亚急性疾病。

食物中毒是最常见的食源性疾病。它既不包括暴饮暴食引起的急性胃肠炎、食源性肠道传染病（如伤寒）和寄生虫病（如旋毛虫），也不包括长期、少量、多次摄入有毒有害物质所引起的以慢性毒害为主要特征的疾病（如致癌、致畸、致突变）。

（二）发病特点

（1）潜伏期短，发病急剧，短时间内出现大批病人。

（2）病人的临床表现相似，且多以急性胃肠道症状为主，如恶心、呕吐、腹痛、腹泻等。

（3）发病与某种食物有关，病人有食用同一污染食物史，未食用者不发病，停止食用该食物后发病很快停止。

（4）人与人之间无直接传染，发病曲线在突然上升之后呈骤降趋势，无传染病流行时的余波。

（三）分类

食物中毒按病原分为以下四类。

1. 细菌性食物中毒　是指因摄入含有细菌或细菌毒素的食品引起的食物中毒，是食物中毒中最常见的一类，发病率高而病死率低，有明显季节性。常见的致病菌有沙门菌、副溶血性弧菌、变形杆菌、金黄色葡萄球菌、致病性大肠埃希菌、肉毒梭菌等。

2. 真菌及其毒素中毒　食用被真菌及其毒素污染的食物而引起的食物中毒，病死率高，且发病的季节性和地区性明显。如赤霉病麦食物中毒，多见于南方夏粮收获时的多雨季节；霉变甘蔗食物中毒多见于北方春季。

3. 有毒动植物食物中毒　指误食有毒动植物或摄入因加工、烹调不当未去除有毒成分的动植物而引起的中毒。如河豚、有毒鱼及贝类、毒蕈、木薯、四季豆、发芽马铃薯、鲜黄花菜等引起的食物中毒。

4. 化学性食物中毒　指食用化学性有毒食品引起的食物中毒。发病的季节性、地区性均不明显，但发病率和病死率均较高。如砷、汞、铅等重金属，亚硝酸盐及农药等引起的食物中毒。

二、细菌性食物中毒

（一）沙门菌食物中毒

1. 病原　沙门菌属为革兰阴性杆菌，目前发现有 2 500 个以上的血清型，引起食物中毒最常见的为鼠伤寒沙门菌、猪霍乱沙门菌、肠炎沙门菌等。该菌属在自然界中广泛存在，存活力较强；不耐热，55℃、1 h，60℃、15 ~ 30 min 或 100℃数分钟被杀死。

2. 引起中毒的食品　多由动物性食品引起，特别是畜肉类及其制品；其次为禽肉、蛋类、奶类及其制品。由于沙门菌不分解蛋白质，故食品被污染后无感官性状的变化。

肉类食品中沙门菌主要来自两方面：一是宰前感染，通常肉类动物的肠内大量带菌，当动物疲劳、衰弱时，肠道所带细菌可进入血液而致全身感染，使肌肉和内脏大量带菌；二是宰后污染，畜禽在宰杀后其肌肉、内脏接触含沙门菌的粪便、污水、容器而被污染。蛋类可因家禽带菌而被污染。带菌的牛羊所产的奶中常含有沙门菌。熟制品可因接触带菌的容器、烹调工具、生食或食品从业人员等被污染。

3. 中毒机制 大多数沙门菌食物中毒是沙门菌活菌对肠黏膜的侵袭导致的感染型中毒。

4. 临床表现 潜伏期一般为 4 ~ 48 h,长者可达 72 h。主要症状为恶心、呕吐、腹痛、腹泻。大便为黄绿色水样便,少数带有血或黏液。多数病人体温可达 38 ~ 40℃。病程 3 ~ 5 d,大多数患者预后良好。

除上述胃肠炎型,还可以表现为类霍乱型、类伤寒型、类感冒型、败血症型。

(二)副溶血性弧菌食物中毒

1. 病原 副溶血性弧菌是一种革兰阴性的嗜盐性细菌,广泛存在于近岸海水和海产品中,在 30 ~ 37℃、含盐 3% ~ 4% 的培养基或食物中生长良好,无盐情况下不生长。该菌不耐热,56℃ 5 min 或 90℃ 1 min 可被杀灭;对醋敏感,用含 1% 醋酸的食醋处理 5 min 即可将其杀灭。

2. 引起中毒的食品 主要是海产食品,以墨鱼、带鱼、虾、蟹、贝、蜇最为多见;其次是盐渍食品,如咸菜、腌制的肉类食品等。在夏秋季,沿海一带的海产品带菌率可高达 90%。生食或盐腌海产品是引起这类食物中毒的主要原因。

3. 中毒机制 主要为大量副溶血性弧菌的活菌侵入肠道所致。该菌可产生溶血毒素,也能引起食物中毒,但不是主要类型。

4. 临床表现 潜伏期 2 ~ 40 h,多为 14 ~ 20 h。主要症状为恶心、呕吐、上腹部阵发性绞痛,继而频繁腹泻。粪便一般为水样或糊状,也可出现洗肉水样便,但很少有里急后重。部分患者可畏寒、发热,重症者出现脱水甚至血压下降。病程 3 ~ 4 d,预后良好。

(三)葡萄球菌食物中毒

1. 病原 葡萄球菌为革兰阳性兼性厌氧菌,广泛分布于空气、土壤、水、健康人的皮肤和鼻咽部及化脓性皮肤中,抵抗力强,在干燥的环境中可生存数月。葡萄球菌食物中毒是因摄入被葡萄球菌肠毒素污染的食物所引起。能产生肠毒素的葡萄球菌主要是金黄色葡萄球菌中的某些菌株。该菌在温度 30 ~ 37℃、pH6 ~ 7、水分较多、含蛋白质及淀粉丰富的环境中最易繁殖,并产生大量肠毒素。肠毒素耐热性强,破坏食品中的肠毒素需 100℃加热 2 h。

2. 引起中毒的食品 主要为奶与奶制品、剩米饭、油煎荷包蛋、糯米凉糕、肉制品等。国内报道以奶油蛋糕和冰淇淋最为常见。

3. 中毒机制 肠毒素刺激迷走神经和交感神经,经腹腔丛到达呕吐中枢,引起呕吐。

4. 临床表现 潜伏期 1 ~ 6 h,多为 2 ~ 5 h。主要症状为恶心、剧烈而频繁呕吐,呕吐物中常有胆汁,同时伴有腹痛、腹泻,体温一般正常。病程 1 ~ 2 d,预后良好。

(四)肉毒梭菌食物中毒

1. 病原 肉毒梭菌为革兰阳性、厌氧、产孢子的杆菌,广泛分布于自然界中,污染食品后在缺氧条件下可产生外毒素(即肉毒毒素)。肉毒毒素是一种强烈的神经毒,毒性比氰化钾强 1 万倍。肉毒梭菌的芽孢对热抵抗力强,但肉毒毒素不耐热,在 80℃加热 30 min 或 100℃加热 10 ~ 20 min 均可完全破坏。

2. 引起中毒的食品 引起肉毒梭菌中毒的食品,因饮食习惯和膳食组成的不同而有差别。我国以植物性食品为多见，如家庭自制的发酵食品（如豆酱、豆豉、臭豆腐、面酱等）及罐头食品等。美国多为家庭自制的蔬菜与水果罐头、水产品及肉、奶制品。

3. 中毒机制　肉毒梭菌食物中毒由其产生的肉毒毒素所引起。主要作用于脑神经核、神经－肌肉接点和自主神经末梢，抑制神经末梢释放乙酰胆碱，引起肌肉麻痹和神经功能不全。

4. 临床表现　潜伏期数小时至数天，一般为 12 ~ 48 h，短者 6 h，长者 8 ~ 10 d。早期表现为头晕、头痛、乏力、走路不稳等，以后逐渐出现视物模糊、上睑下垂、瞳孔散大等神经麻痹症状。重症患者首先表现为对光反射迟钝，逐渐发展为语言不清、吞咽困难、声音嘶哑等，严重时出现呼吸困难，常因呼吸衰竭而死亡。在得不到抗毒素治疗的情况下，病死率高。近年来，国内广泛采用多价抗肉毒毒素血清治疗，病死率已降至 10% 以下。病人经治疗可于 4 ~ 10 d 后恢复，一般无后遗症。

（五）细菌性食物中毒的诊断和防治

1. 诊断原则

（1）发病有明显的季节性　多见于夏秋季，肉毒毒素中毒则多见冬春季。

（2）共同的饮食史　往往为同时用餐者一起发病，发病范围局限在食用致病食物的人群。

（3）找到引起中毒的食品，并查明其具体原因。

（4）符合该食物中毒的临床特征。

（5）进行细菌学、血清学和动物实验，并获得实验证据。

2. 治疗原则

（1）迅速排出毒物　对潜伏期较短的患者可催吐、洗胃以促使毒物排出；对肉毒毒素中毒的早期病例可用清水或用 1∶4 000 高锰酸钾溶液洗胃。

（2）对症治疗　治疗腹痛、腹泻，纠正酸中毒及补液，抢救循环及呼吸衰竭。

（3）特殊治疗　细菌性食物中毒者一般可用抗生素，但葡萄球菌肠毒素中毒者慎用。肉毒毒素中毒患者应尽早使用多价或单价抗毒血清。

3. 预防措施

（1）防止食品污染　做好牲畜宰前和宰后检验，禁止病死禽畜肉流入市场。防止食品在加工、储存、运输、销售等各个环节被污染，包括食品存放要生、熟分开；加工食品的用具及容器也应生、熟分开，并做好消毒工作；应定期对食品从业人员进行健康检查，凡患化脓性皮肤病、肠道传染病等患者及带菌者应及时调离工作岗位。

（2）控制细菌繁殖及外毒素形成　低温储存食品是控制细菌繁殖及产毒的重要措施。因此，在食品加工、运输及储藏时应配置冷藏设备，熟食应尽可能缩短储存时间。

（3）食用前彻底加热以杀灭病原体和破坏毒素　对沙门菌、副溶血性弧菌、变形杆菌等食物中毒而言，加热杀菌是防止该类食物中毒的有效措施。为彻底杀灭食品中的这些细菌与毒素，必须使食品深部达到一定温度并持续一定时间，如肉类内部温度要达到 80℃，并持续 12 min 才能彻底杀灭其中的病原体。

三、常见非细菌性食物中毒

非细菌性食物中毒包括有毒动物、有毒植物、化学物质等引起的食物中毒。与细菌性食物中毒相比，非细菌性食物中毒一般潜伏期较短，消化道症状不如细菌性食物中毒明显，但神经系统症状较明显，病死率较高，预后较差。

（一）河豚中毒

河豚是一种味道鲜美但含有剧毒的鱼类，我国主要产于沿海和长江下游地区。

1. 毒性　河豚的有毒成分为河豚毒素，是一种毒性极强的神经毒素，微溶于水，酸性环境中较稳定，碱性环境中易破坏。对光和热等极为稳定，煮沸、盐腌、日晒均不能将其破坏。

河豚毒素几乎存在于鱼体的所有组织中，其中卵巢毒性最大，肝次之。故处于春季产卵期的河豚，毒性最强，最易致人中毒。通常情况下，河豚的肌肉大多不含毒素或仅含少量毒素。

2. 中毒机制　河豚毒素可阻断神经－肌肉的传导，使神经呈麻痹状态。初为感觉神经麻痹，继而运动神经麻痹，同时可引起外周血管扩张，使血压急剧下降，对呼吸中枢有特殊的抑制作用。

3. 临床表现　潜伏期一般为 10 min～3 h，初期感觉手指、口唇和舌有刺痛，头痛，继而出现恶心、呕吐、腹痛、腹泻等胃肠道症状。然后感觉神经麻痹，口唇、舌、指尖知觉麻痹，继而运动神经麻痹，四肢肌肉无力至全身麻痹、瘫痪。严重者呼吸困难、血压下降、昏迷，最后多死于呼吸、循环衰竭，致死时间最快在食后 1.5 h。

4. 防治措施　目前尚无特效解毒药，一旦发生河豚中毒，必须迅速进行抢救，以催吐、洗胃和导泻为主，配合对症治疗。

国家相关部门应加强水产品管理，严防河豚流入市场。同时，应加强宣传以防误食。

（二）毒蕈中毒

蕈即蘑菇，属真菌植物。可食用蕈种类繁多，毒蕈有 80 余种，其中含剧毒的有 10 多种。常因误食而中毒，多散发在高温多雨季节。

1. 有毒成分及中毒类型　毒蕈的有毒成分十分复杂，一种毒蕈可以含有多种毒素，有时多种毒蕈同含一种毒素。因此，毒蕈中毒程度与毒蕈种类、进食量、加工方法及个体差异等有关。根据所含毒素及中毒的临床表现，可将毒蕈中毒分为以下四种类型。

（1）胃肠炎型　有毒成分可能为刺激胃肠道的类树脂物质。潜伏期为 0.5～6 h，主要症状为恶心、剧烈呕吐、腹痛、腹泻。病程短，预后良好。

（2）神经精神型　毒素为毒蝇碱、蜡子树酸、幻觉原等。潜伏期为 1～6 h，主要表现为副交感神经兴奋症状，如大量出汗、流涎、流泪、瞳孔缩小、脉缓等，尚有部分胃肠道症状。重症者出现谵妄、精神错乱、幻觉、呼吸抑制等。

（3）溶血型　毒素为鹿花素、毒伞十肽。潜伏期多为 6～12 h，红细胞大量破坏，引起急性溶血。除胃肠道症状外，可出现黄胆、血尿、肝脾大等。病程一般 2～6 d，死亡率低。

（4）脏器损伤型　毒素为毒肽类及毒伞肽类，毒性较强，属原浆毒。潜伏期为 10～24 h，先出现胃肠炎症状，为胃肠炎期。多在 1～2 d 后转假愈期，此期无明显临床症状，仅有乏力、食欲减退等，而实际上毒肽已进入内脏，肝损伤已开始，轻病例肝损伤不严重，由此进入恢复期。严重病例在发病后 2～3 d 出现肝、肾、脑、心等实质性脏器损伤，以肝损伤最严重，肝大、黄疸，严重者肝坏死，甚至肝性脑病，损伤肾可发生少尿、无尿或血尿，严重时可出现尿毒症。

此型症状最严重,病死率高。

2. 防治措施　治疗应及时采取催吐、洗胃、导泻、灌肠等,以清除肠内毒素;并大量输液以排出毒素;另外,对各型毒蕈中毒还应根据不同症状和毒素进行特殊治疗,如神经精神型可用阿托品,溶血型用肾上腺皮质激素,脏器损伤型用巯基解毒药(二巯基丁二酸钠或二巯基丙磺酸钠)解毒,并用保肝疗法及其他对症措施。

加强宣传教育,提高群众对毒蕈的识别能力,防止误采误食是预防毒蕈中毒最根本的办法。

(三)亚硝酸盐中毒

亚硝酸盐食物中毒是由于误将亚硝酸盐当做食盐,或摄入含有大量亚硝酸盐的食物而引起。不新鲜的蔬菜(如小白菜、韭菜、菠菜等)及腌制不够充分的蔬菜、放置过久的剩菜和苦井水、加入过量硝酸盐和亚硝酸盐的肉类食品均可含有大量亚硝酸盐。

1. 中毒机制　亚硝酸盐进入机体后,使血红蛋白氧化为高铁血红蛋白,从而失去携氧能力导致组织缺氧。

2. 临床表现　潜伏期一般为 1 ~ 3 h,短者十几分钟,发病快。主要症状为口唇、指甲及全身皮肤发绀,伴有头晕、头痛、乏力、恶心、呕吐、嗜睡、心率快、呼吸困难等。重者可有心率减慢、心律不齐、惊厥、昏迷等,常死于呼吸衰竭。

3. 防治措施　对患者的处理应尽早催吐、洗胃和导泻。及时用特效解毒药——小剂量美兰,因小剂量美兰可使高铁血红蛋白还原成低铁血红蛋白,从而恢复输氧功能。同时,补充大剂量维生素 C 和葡萄糖,治疗效果更佳。

加强硝酸盐和亚硝酸盐的保管使用制度,防止污染食品和误食;硝酸盐和亚硝酸盐作为食品添加剂用于肉类食品时要严格按照国家卫生标准;不吃存放过久或腐败变质的蔬菜;腌菜时所加盐的量应达 20% 以上,并腌制 20 d 以上再食用。

四、食物中毒的调查与处理

(一)调查

为及时掌握食物中毒的发生情况,确定中毒性质和发生原因,以便采取合理的治疗和预防控制措施,并从中吸取经验教训,防止中毒事件再次发生,卫生行政部门应迅速组织有关人员进行流行病学调查。具体内容和步骤如下:① 了解中毒发生的时间与经过、中毒人数及严重程度,初步确定是否为食物中毒,封存可疑食物。② 查明患者的发病时间和主要临床表现,积极抢救、治疗患者。③ 详细询问调查患者发病前 72 h 的饮食史,筛出全部患者吃过而健康者未吃过的食物,确定可疑中毒食品。④ 对可疑中毒食物的加工史进行追溯调查,以确定造成食物中毒的原因。⑤ 对可疑中毒食品的剩余部分或加工盛装容器、患者的吐泻物等进行采样送检,以明确食物中毒诊断。采样时应防止污染和变质。

(二)处理

(1) 初步判定为食物中毒,应立即向当地卫生行政部门报告中毒时间、地点、人数、发病经过和主要临床表现，波及范围和发展趋势，已经采取的措施和需要解决的问题。

（2）立即封存可疑中毒食物，封存的食物未经卫生行政部门的许可不得解封。已明确的中毒食物必须进行无害化处理。

（3）卫生行政部门在追究引起中毒当事人的责任之外，应重视卫生宣传与指导工作，并提出具体改进意见。

思考与练习题

1. 何谓膳食营养素参考摄入量？

2. 人体所需的营养素包括哪几类？哪些属于微量营养素？哪些为供能营养素？

3. 人体所需能量取决于哪些方面？三大生热营养素供热比是多少？过高或过低对健康有哪些影响？

4. 什么是必需氨基酸？人体必需氨基酸包括哪些？如何评价蛋白质营养价值？蛋白质互补作用有何意义？

5. 脂质、糖类的主要生理功能有哪些？主要食物来源有哪些？如何评价脂肪的营养价值？

6. 钙、铁、锌、硒等主要生理功能和食物来源有哪些？

7. 与成年人相比，婴儿、儿童少年、孕妇、乳母和老年人等特殊人群的膳食要求有哪些不同？

8. 怎样计算维生素A摄入量？如何对缺乏者进行膳食指导？

9. 怎样因地制宜进行具体膳食指导，预防和治疗骨质疏松症、脚气病、口角炎和坏血病？

10. 何谓合理营养？合理营养的基本要求有哪些？如何实现合理营养？

11. 目前我国人民较常见的营养膳食问题有哪些？简述我国居民膳食指南和平衡膳食宝塔结构。

12. 肥胖、心血管疾病、糖尿病和癌症等疾病防治的膳食调控原则有哪些？

13. 简述各种常见食品污染物的危害、食物来源和防制措施。

14. 何谓食物中毒？简述食物中毒的发病特点和分类。

15. 试述各类常见食物中毒的病原特点、常见中毒食品、中毒原因、中毒机制、主要临床症状和处理原则。

16. 食物中毒的调查与处理有何重要意义？临床医生在其中应发挥什么作用？

（钟要红）

第四章 社会-心理与健康

2008年10月初,美国加州的一位财务经理先枪杀妻子、岳母和3个儿子,然后饮弹自杀。10月中旬,田纳西的一位老人丧失房屋后开枪自杀。与此同时,一些心理咨询热线被打爆,预防自杀热线致电者倍增,不少家庭暴力避难所满员。世界卫生组织为此发出了警告:金融危机可能引发更多精神健康问题乃至自杀事件。

面对焦虑、愤怒、罪恶感、无助感、倦怠感、无聊感等心理异常现象,怎么办?

人是生物属性与社会属性统一的整体,其健康不仅受生物学因素、自然环境因素的影响,与社会因素也密切相关。社会-心理因素可影响疾病的发生、发展、转归及其防治过程,影响的方式多样而复杂。随着社会的发展,社会竞争的日益激烈、人们行为生活方式的改变,社会-心理因素对人类健康的影响越来越突出、越来越重要。研究社会-心理因素与健康和疾病之间的关系是预防医学的基本内容之一。从社会-心理因素的角度认识、分析、掌握疾病的病因,制定疾病防治措施,促进人类健康是临床医务工作者的重要职责之一。

第一节 社会因素与健康

一、社会因素

(一)社会因素的含义

社会因素(social factor)是指构成人类社会的各项要素的总称,包括社会经济、政治、文化、教育水平、科学技术、社会保障、人口、就业、家庭、行为生活方式、风俗习惯、社会制度、法律、卫生服务、社会灾害等。这些因素与人群的健康与疾病关系密切,可通过影响人们的生活环境和生活条件而影响人群健康、导致疾病。也可通过影响人们的心理状况而影响人群健康。因此,研究社会因素对人群健康的影响,对提高人们的健康水平、生活质量具有重要意义。

(二)社会因素对健康影响的特点

社会因素广泛存在于人们生活、生产和学习的各个环节,对人们健康的影响广泛而复杂,其特点表现如下。

1. 广泛性　一是社会因素广泛存在于人们的日常生活、生产和学习活动中;二是一种社会因素可导致个体全身多个器官及系统发生功能性变化。

2. 复杂性　社会因素对人群健康的影响常常表现为多因素间的交互作用,很少有相对独立的社会因素存在,因果关系多样、复杂。如单因多果——一个社会因素与多个健康问题有

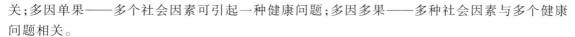

关；多因单果——多个社会因素可引起一种健康问题；多因多果——多种社会因素与多个健康问题相关。

3. 难以定量分析　社会因素不确定性较大，变化范围广，变化速度快，难以进行科学的定量测定、分析与比较。再者，较多的社会因素对人群健康的影响是间接的、潜在的，难以被人们所认识。

4. 累加性　社会因素作为应激源，主要是通过多次、缓慢逐级作用于人体积累发生作用，形成应答累加及功能损害累加或健康效应累加。

5. 潜伏期长，特异性弱　潜伏期长是指社会因素作用于人体后，往往要经过很长时间才能对人体健康产生影响。人们往往是同时接触多个社会因素，而社会因素间又具有交互作用，所以每种社会因素难以显示其特异性。

二、不同社会因素与健康

（一）社会制度与健康

社会制度是指在一定历史条件下形成的社会关系和社会活动的规范体系，包括社会政治制度、经济制度、法律制度、文化教育制度、家庭婚姻制度及医疗制度等。社会制度对人群健康的影响作用非常明显，主要表现如下。

1. 通过影响医疗卫生保健制度与卫生政策影响人群健康　人群健康水平的提高，经济是基础条件，政策导向是决定因素。医疗保健制度是社会制度的组成部分。社会制度对医疗卫生保健制度、卫生政策及人群健康影响最广泛而深远的是政治制度，政治制度的核心是社会各阶层人群在政治生活中的地位和管理国家的原则，是经济、法律、卫生等一切制度和政策实施、发展、巩固的保证。我国社会主义制度的优越性，为保护和增进人群健康提供了基本保障，使我国在经济水平较低的情况下，居民健康水平较高（表 4.1.1）。新中国成立以来我国制定了一系列的卫生工作方针、政策与措施，实行了公费医疗、劳保医疗、合作医疗等，为人们提供了基本的医疗条件；开展了疾病监测和防治工作，控制了传染病、地方病和职业病等，为人们创造了良好的生活与劳动条件。这都将促使人们的健康水平不断提高。尤其是 2010 年我国实施全民医保，使医疗制度的改革得以完善，更为广大居民提供了基本医疗保证，真正实现人人享有基本医疗保健的目标。我国卫生政策是社会主义制度的重要组成部分。卫生政策以社区人群健康为出发点，根据不同时期、不同地区、不同人群健康状况及疾病作出相应的调整，可减少疾病，提高人群健康水平。如我国 2003 年针对非典型性肺炎（SARS）突发事件，及时调整卫生政策，较好地控制了 SARS 的流行。

2. 通过资源分配和人的行为影响人群健康　不同国家、同一国家不同地区卫生资源分配存在着明显的不均衡性，使大量社会卫生资源集中于少数社会地位和经济收入较高的人群。一方面，我国一些偏远的地区，人们社会地位、经济收入较低，其基本的医疗卫生服务需要难以得到满足，健康水平较低；另一方面，有限的医疗卫生资源往往流向成本效益较低的医疗卫生措施，如各种高、精、尖技术的检查、诊断和治疗手段，而成本效益较好的措施，如性传播疾病、肺结核的预防与治疗资金却总是不足，影响其防治效果。卫生资源分配不合理是全球普遍存在的问题，这是世界卫生组织发起“人人享有卫生保健”全球战略的主要原因。

表 4.1.1　部分国家居民健康指标与经济水平的关系

国家	人均 GNP 美元	出生率 (‰)	死亡率 (‰)	婴儿死亡率 (‰)	平均期望寿命 岁
瑞典	24 830	13	12	4.8	78
日本	31 450	10	7	4.3	79
美国	24 750	15	9	8.0	76
澳大利亚	17 510	15	7	6.1	78
中国	490	18	6	44	69
斯里兰卡	600	21	6	19.4	73
墨西哥	3 750	27	5	34	72
马来西亚	3 020	25	8	58	66
埃及	660	30	8	62	64
印度	290	29	9	74	60
坦桑尼亚	100	45	12	92	49

3. 通过人们的行为影响人群健康　社会制度对人们的行为具有广泛的导向和调节作用，通过制定行为规范准则，提倡或禁止某些行为，影响人群健康水平。如提倡"不吸烟、少饮酒、合理膳食、适当的体育运动"；提倡一夫一妻制；禁止吸毒、卖淫、嫖娼等，可以预防疾病，增进人群健康、延长其寿命。同时，社会制度还可通过教育制度来培养人们良好的卫生习惯、宣传疾病预防与治疗的知识等来促进人群的健康水平。

（二）经济发展与健康

经济发展（economic development）是重要的社会因素之一，也是人们生存与保持健康的基本条件，人群健康与经济发展相互依存、相互影响。

1. 经济发展对人群健康的影响　社会经济的发展可明显改善人们的生活水平与生活质量，促进健康状况的提高。世界卫生组织（WHO）1998 年世界卫生报告资料显示了经济发展对人群健康的影响（表 4.1.2）。

表 4.1.2　经济发展与健康的关系

国家类型	人均 GNP 美元	婴儿死亡率 (‰)	5 岁以下儿童死亡率 (‰)	平均期望寿命 岁
不发达国家	215	100	144	45
发展中国家	1 240	53	68	60
发达国家	18 295	13	17	72

不同经济发展水平的国家之间，其健康水平存在显著差异（表 4.1.1）。另有世界范围内

的统计资料显示,人群健康水平与经济发展水平呈正相关性,如全世界人口的平均期望寿命从1950年的48岁提高到2000年的67岁,而中国人的平均期望寿命从1950年的38岁提高到2000年的71岁。可见,经济发展有利于人们健康水平的提高,但其影响是通过多个渠道综合作用的结果。

(1) 经济发展提高了居民的物质生活水平　经济发展为人们提供丰富、合理的食物,良好的生活、生产条件使人群健康水平的提高有了根本保证。

(2) 经济发展可增加卫生投资,合理分配卫生资源,提高卫生服务质量,从而提高居民的健康水平和生活质量　发达国家主要死因是癌症和心血管疾病,经济落后国家主要死因是传染病与呼吸系统疾病,其5岁以下儿童70%～90%死于传染病与营养不良。1997年全球约有1 000万5岁以下儿童死亡,其中,97%来自发展中国家,绝大多数死于肺炎和腹泻。1995年世界人口数据表显示,经济落后国家与发达国家平均期望寿命相差近30岁。此外,卫生事业的投入和医学科学技术的进步,为预防控制和消灭某些疾病提供了较好的物质条件。

(3) 经济发展通过对教育的影响间接地影响人群健康　经济发展有利于提高人们受教育水平,人们文化水平的高低可影响人们的保健意识和接受卫生保健知识的能力。通过教育可以改变不良的行为,养成有益于健康的生活方式,较好利用卫生服务,提高居民健康水平。

2. 社会经济发展给人群健康带来新的危害　经济发展在促进人群健康水平提高的同时也带来一些新的健康问题。

(1) 现代社会病的产生　随着社会经济的发展,人们的生活条件和生活方式发生改变,不良的饮食习惯,缺乏运动、吸毒、性乱等不良行为生活方式也会引起的相应疾病,如高血压、肥胖症、糖尿病等"富贵病",恶性肿瘤和艾滋病等目前常见的疾病及车祸等伤害。与人类社会现代化、物质文明高度发展及现代生活方式有关的一系列疾病,被称之为"现代文明病"。

(2) 心理健康问题　经济发展、生产力水平的提高及知识爆炸时代的到来,使社会竞争日益激烈,生活、工作压力越来越大,人际关系复杂等对心身产生不良刺激,心身疾病、精神疾病的发病率及自杀现象呈上升趋势。

(3) 环境污染和破坏　现代工业化发展造成环境的严重污染与破坏已影响到人们的健康,也必将造成更加严重的危害,如CO_2的温室效应使地球温度升高,由此产生的健康问题及潜在性危害广泛存在。

3. 人群健康水平的提高对经济发展的促进作用　在经济发展促进人群健康水平提高的同时,人群健康水平的提高又有利于社会经济的发展。因为经济发展实质是社会生产力的提高,具有一定体力、智力、劳动技能的人是生产力诸要素中最为重要的因素。人群健康水平提高,可减少劳动者因病缺勤的损失,提高了劳动力质量及延长劳动力工作时间,有助于提高劳动效率。这必将对社会经济的发展起到推动作用。20世纪预防接种、抗生素的发明与使用,有效地控制了传染病,使人类的平均寿命由30～40岁增加到60～70岁,延长了人们从事劳动及工作的年限,促进了社会经济的发展。我国学者估算,1950—1980年,由延长寿命所创造的经济价值每年约773亿美元,相当于我国80年代国民生产总值的24%左右;1988年上海甲型肝炎暴发流行,因患者生病损失劳动日299万天,因陪护损失劳动日167万天,共造成直接与间接经济损失10.65亿元。

（三）文化因素与健康

世界卫生组织指出，“一旦人们的生活水平达到或超过起码的需求，有条件决定生活资料的使用方式，文化因素对健康的作用就越来越重要”。随着生产力水平的提高，物质生活资料的丰富，人们在选择衣、食、住、行方面的自由度越来越大，其闲暇时间也越来越多。这时，如何度过闲暇时间，合理健康地消费生活资料，主要由个人的主观能动性来决定。这时文化因素对健康的影响就显得较为突出、重要。

社会文化因素包括人们思想意识、文学艺术、宗教信仰、风俗习惯、法律、道德规范、科学技术等，这些因素对人群健康有重要影响。各种文化因素可能均会对人群健康产生影响，但人们更多地研究文化教育、风俗习惯对健康的影响。

1. 文化教育对人群健康的影响　一些研究结果显示，教育水平与人群健康状况呈正相关，且是多方面综合作用的结果。

（1）教育影响人们的生活方式　生活方式是人们采取的生活模式或式样，以经济为基础，以文化为导向。人们如何消费拥有的生活资料，受文化教育的影响，文化程度不同的人对生活资料和闲暇时间的支配方式不同。受过良好教育的人，有较好的社会适应能力，能自觉地养成良好的卫生习惯，建立有益于健康的科学生活方式，且往往具有高雅的兴趣、爱好和追求，消费结构和闲暇时间的支配较为合理。而文化水平较低的人群，卫生习惯较差，易养成不良的行为生活方式。如酗酒、膳食不合理等。再者，不同文化程度的人对闲暇时间的消磨方式不同，接触致病因素的机会也不同，对健康的影响结果自然不同。据美国对 45 ~ 60 岁白种人受教育水平与疾病谱的关系研究显示，受教育不足 8 年的人，其一般疾病死亡率及结核病等疾病死亡率都比受大学教育 1 年以上者高。

（2）教育可增强人们的保健意识，提高自我保护能力　不同文化水平的人群，其健康意识水平和获取卫生保健知识的能力不同。具有较高文化水平的人，自我保健意识强，掌握较多的卫生保健知识与技能，善于利用社会提供的卫生服务，有效地预防和控制疾病、促进健康，降低疾病发病率和死亡率。

（3）父母受教育水平可影响子代人的健康　25 个发展中国家人口和健康调查资料表明，只要母亲受 1 ~ 3 年的教育，其儿童死亡率就可减少 15%，父亲受同样的文化教育可减少 6%。13 个非洲国家 1975—1985 年的资料显示，妇女识字率提高 10%，儿童死亡率可下降 10%，但男子识字率的提高对此影响较小。

2. 风俗习惯对人群健康的影响　风俗习惯是社会长期逐渐形成的社会风尚、礼节、行为模式，与人们的日常生活联系极为密切，如衣、食、住、行、娱乐、卫生、体育等各个环节，对人们的健康产生非常广泛的影响。良好的风俗习惯有益于健康，如回族不吃病死、冻死等死于非命的牲畜，这一习俗可预防某些饮食引起的疾病；回族还严禁饮酒，认为酒是万恶之源，而香烟是麻醉品，一般都不吸，这些风俗习惯均有益于健康。西方人的分餐进食方式比中国人围坐一桌共享菜肴的合餐制更符合卫生要求。不良的风俗习惯有害于人们的身心健康，如我国广东、福建一带喜食生鱼，造成该地肺吸虫病流行；广西部分地区习惯嚼槟榔，致该地区人群口腔癌、舌癌患病率高；某些地区，青年男女近亲婚配，其子女遗传病发病率较高。

（四）卫生服务与健康

卫生服务(health service)是社会因素中直接影响人群健康的一个重要因素，包括预防、医疗、护理、康复保健、健康教育和计划生育等各项服务，以达到治病救人，维护及促进人群健康的目的。卫生服务对人群健康的影响主要表现如下。

1. 卫生资源与健康　卫生资源由投入卫生服务中的人力、物力、财力和信息等因素组成，其投入与分配对人群健康影响较大，如卫生技术人员不足、卫生经费过少、卫生资源分配不合理等都将对人群健康产生不良影响。WHO 资料显示，发展中国家只有 1/4 的城市人口，却有 3/4 的医生在城市工作，而 3/4 的农村人口才拥有 1/4 的医生。发达国家每 130 人有 1 名卫生人员服务，不发达国家 500 ~2 400 人才有 1 名卫生人员服务；发达国家每 500 人有 1 名医生，不发达国家每 2 700 ~17 000 人才有 1 名医生。这种卫生资源的分配不合理，使一些农村患者得不到及时的诊断治疗，又不能采取有效的防治措施，其发病率与死亡率显著高于城市居民。因此，发达国家人群健康水平高于不发达国家。

同一个国家的不同地区拥有的卫生资源数量是有限的，可提供的卫生资源数量不能满足实际需求。为此，研究卫生资源的分配与合理使用，对充分发挥现有卫生资源的潜力及提供优良的卫生服务具有重要意义。

2. 医疗保健制度与健康　医疗保健制度(health care system)是指医疗费用的负担形式及其相应的卫生服务组织、管理方式和实施过程，是人群能否得到足够的卫生服务的关键。不同的医疗保健制度对人群健康的影响不同，自费医疗使相当一部分人缺乏抵御疾病风险的能力，出现“因贫致病、因病返贫”的现象，使其健康水平较低；医疗保险制度使社区居民获得医疗保障，以保护和增进人群健康水平，提高生活质量。医疗保健制度是否适当与完善将直接影响卫生服务的质量和效果。因此，医疗保健制度是决定人人享有卫生保健的关键。

随着我国各项制度改革的深入发展与完善，作为社会保健制度之一的医疗保健制度也在不断进行相应的改革与完善，以适合我国国情的同时更能满足保护与促进人们健康的需要。我国城镇职工医疗制度改革、新型农村合作医疗制度建设及新型全民医保政策的实施，体现了：① 有效保护劳动者的健康，提高了劳动生产率；② 医疗保险通过征收医疗保险费和偿付医疗保险服务费用，实行收入再分配，调整劳动者收入和生活差别，调节社会关系和社会矛盾，体现社会公平性，进一步保障人群健康水平的提高；③ 医疗保健体现了社会主义社会互助、同舟共济的良好社会精神风貌，增强了社会凝聚力，促进了社会文明的发展与进步。

3. 卫生服务质量与健康　医疗机构管理不完善、医疗技术水平低、医疗服务质量差，引起过多漏诊或误诊等不利于人群身心健康，甚至造成严重的医疗事故。据世界卫生组织估计，1994 年美国有 10.6 万名住院患者死于药物副作用，各种原因引起的医疗事故也常有发生。可见，卫生服务质量差不利于人群健康。

（五）人口发展与健康

世界卫生组织指出，“健康、人口与发展是相互不可分割的”。人口不仅是社会存在和发展最基本的要素，而且与人类健康密切相关。人口增长过快及数量过多、年龄结构老化、性别结构失调、区域分布不合理都将对人群健康与保健产生重要影响。主要表现为：① 加重社会负担，影响人群健康水平与生活质量。如世界上一些地区，因人口增长速度超过其经济增长速度，导致大批居民营养不良，社会卫生状况恶化。② 教育与卫生服务负担加重，影响人口质量。人口增长过快，教育与医疗保健费用投入减少，影响居民身心健康。③ 环境污染与破坏加重，对人体健康造成危害。地球的资源和空间都是有限的，人口无限制的增加必将引起自然环境发生很大变化，如地球资源的大量减少、生态平衡的破坏、生物圈的变化等。这些变化会引起严重的环境污染与破坏，从而对人群健康产生相应的危害。

第二节　社会－心理因素与心身疾病

一、社会－心理因素

社会－心理因素是社会环境中普遍存在的、能导致人的心理应激从而影响其健康的各种社会因素，如情绪、性格、气质、生活事件等。这些因素在特定的社会环境条件下，将导致人们的社会行为以及身体器官功能状态产生变化。大量研究表明，良好的心理状态能够促进人的身心健康，对疾病的预防、治疗和康复有着积极的促进作用。而消极不良的心理状态则有损于身心健康，各种不良刺激可成为致病因子，引起机体器质性或功能性疾病。

（一）情绪与健康

情绪（emotion）是人对客观事物符合自己需要的态度体验，与健康有着密切的联系。情绪具有独特的主观体验形式，如喜、怒、哀、乐、悲、恐、惊等情感色彩。一些研究显示，人的器官、肌肉、内分泌等都随着情绪的变化而变化。心情愉快时，产生欢乐、和悦、好感、希望等积极情绪，对人体的生理功能起到良好的调节作用，对健康产生有益影响，可使机体抵抗力增强，减少疾病发生；相反，产生忧郁、悲哀、紧张、恐惧、愤怒等消极情绪，对人体健康产生不良影响，可引起胃溃疡、高血压、冠心病等疾病。美国某医院调查500多名胃肠病患者结果表明，因情绪因素致病的占74%。如在癌症发生之前，患者大多数有焦虑、失望、抑郁、压抑、愤怒等心理经历。此外，孕妇的心理紧张和抑郁与早产和胎儿体重偏低有关。

（二）生活事件

日常生活中引起人的心理平衡失调的事件称为生活事件。常见的生活事件可分为恋爱、婚姻、家庭，学习、工作环境，社会生活与个人特殊遭遇几类，如配偶死亡、夫妻不和、入学或毕业、退休、被解雇、纠纷、交通事故、噪声干扰等产生的刺激反应超过了心理适应能力，常导致疾病。研究发现，人们经受生活事件的多少与发病率呈正相关。美国华盛顿大学医学院精神病专家霍尔姆斯（Holmes）等人研究结果表明：生活事件与10年内重大健康变化有关。如果在一年中，生活事件变化单位不超过150 LCU（life change unit），次年可能安然无恙；若为150～300 LCU，次年有50%的人可能要患病；若超过300 LCU，则有86%的人可能会患病。

1. 不良人际关系　如果人与人之间发生了矛盾和冲突，心理上的距离加大，彼此都将产生不愉快的情绪体验（如愤恨、抑郁、忧伤、孤立的心境）而影响身心健康，严重者将导致躯体疾病。日本学者曾报道，夫妻长期不和，女方易患食管癌和乳腺癌。另有研究表明，由不良人际关系引起的焦虑和愤怒与高血压的关系最为密切。

2. 现代化生活与紧张工作　现代化生活为人们提供了丰富多彩的物质和精神生活，同时也造成了一些不利于健康的心理紧张因素。如城市人口高度集中、工作与生活紧张忙碌、交通与居住拥挤、社会关系复杂及现代化的城市设施、高楼大厦、繁华热闹的街市人群、噪声等都是心理健康的不利因素，使人几乎与大自然隔离，产生一种软弱无能和孤立无助的感觉，长期如此，就会形成悲观心理，以致忧郁患病；现代化的科学技术又把我们带进了信息时代，信息量的迅速增长，使人应接不暇，必须不断学习，改进工作，更新知识。这种工作紧张状况使人们神经和情绪的紧张程度大大提高，这在管理者和科技人员中表现尤为明显。如沈阳调查过千余名知识分子，发现其中神经衰弱者占50%以上，慢性胃炎、消化性溃疡者占30%以上。

1985年，国内学者参考国外经验，结合我国实际情况制定了适合我国国情的国内生活事件量表，共有65种中国人日常生活中可能遭遇的生活变化事件（表4.2.1）。

表4.2.1　正常中国人生活事件心理应激量表

秩次	生活事件	LCU	秩次	生活事件	LCU	秩次	生活事件	LCU	秩次	生活事件	LCU
1	丧偶	110	18	大量借款	48	35	家属行政处分	36	52	工作变动	26
2	子女死亡	102	19	突出成就荣誉	47	36	名誉受损	36	53	学习困难	25
3	父母死亡	96	20	恢复政治名誉	45	37	中额借贷	36	54	流产	25
4	离婚	65	21	重病外伤	43	38	财产损失	36	55	家庭成员纠纷	25
5	父母离婚	62	22	严重差错事件	42	39	退学	35	56	和上级冲突	24
6	夫妻感情破裂	60	23	开始恋爱	41	40	好友去世	34	57	入学或就业	24
7	子女出生	58	24	行政纪律处分	40	41	法律纠纷	34	58	参军复员	23
8	开除	57	25	复婚	40	42	收入显著增减	34	59	受惊	20
9	刑事处分	57	26	子女学习困难	40	43	遗失贵重物品	33	60	业余培训	20
10	家属亡故	53	27	子女就业	40	44	留级	32	61	家庭成员外迁	19
11	家属病重	52	28	怀孕	39	45	夫妻严重争执	32	62	邻居纠纷	18
12	政治性冲突	51	29	升学就业受挫	39	46	搬家	31	63	同事纠纷	18
13	子女行为不端	50	30	晋升	39	47	领养子女	31	64	睡眠重大改变	17
14	结婚	50	31	入党入团	39	48	好友决裂	31	65	暂去外地	16
15	家属刑事处分	50	32	子女结婚	38	49	工作显著增加	30			
16	失恋	48	33	免去职务	37	50	少量借贷	27			
17	婚外两性关系	48	34	性生活障碍	37	51	退休	26			

二、心身疾病

（一）概念及发病特点

1. 心身疾病（psychosomatic disease）　是指其发生、发展、转归、防治、康复等与社会-心理因素密切相关的一组表现为躯体器质性改变和躯体功能性障碍的疾病或综合征。心身疾病广泛分布于人群中,且发病率呈逐年上升趋势。研究表明,综合性医院就诊的初诊病人中有1/3的病人是心身疾病。

2. 心身疾病的人群分布特点　女性高于男性;更年期最高,其次是青年,65岁以上的老年人和15岁以下的儿童较低;城市高于农村;脑力劳动者高于体力劳动者;工业发达地区高于工业不发达地区。

(二) 分类

心身疾病是一大类疾病,包括数十种常见疾病,但国内外不同的学者对其见解差异较大,一般可分类如下。

1. 内科心身疾病

(1) 心血管系统　原发性高血压、冠心病、心律失常、神经性心绞痛、心肌梗死等。

(2) 呼吸系统　支气管哮喘、过度换气综合征、神经性咳嗽、心因性呼吸困难等。

(3) 消化系统　消化性溃疡、溃疡性结肠炎、过敏性结肠炎、神经性厌食症、神经性呕吐、习惯性便秘等。

(4) 神经系统　偏头痛、紧张性头痛、自主神经功能失调症、慢性疲劳等。

(5) 内分泌代谢系统　糖尿病、自发性低血糖、甲状腺功能亢进等。

2. 外科心身疾病　全身性肌肉痛、书写痉挛、痉挛性斜颈、抽动症、脊柱过敏症、外伤性神经症等。

3. 妇科心身疾病　月经不调、经前期紧张综合征、痛经、心因性闭经、功能性子宫出血、功能性不孕症、更年期综合征等。

4. 眼科心身疾病　原发性青光眼、中心性视网膜炎、眼肌痉挛、眼肌疲劳等。

5. 耳鼻喉科心身疾病　咽喉部异物感、耳鸣、口吃、梅尼埃综合征(Meniere's syndrome)等。

6. 口腔科心身疾病　复发性慢性口腔溃疡、口臭、咀嚼肌痉挛、唾液分泌异常等。

7. 皮肤科心身疾病　神经性皮炎、瘙痒症、过敏性皮炎、慢性湿疹、慢性荨麻疹、银屑病、圆形脱发、多汗症等。

8. 儿科心身疾病　异食癖、继发性脐绞痛、心因性发热等。

9. 其他心身疾病　类风湿关节炎、恶性肿瘤、肥胖症等。

(三) 诊断要点

(1) 明确的心理社会刺激与躯体症状。

(2) 寻找心理-社会因素并明确其与躯体症状的时间关系。

(3) 病情的波动与心理社会因素有关。

(4) 具有一定的个性特征或心理缺陷。

(5) 排除躯体疾病和神经症或精神病。

（四）预防原则

心身疾病是多种心理、社会和生物因素综合作用的结果，其预防应从现代医学与心理学的观点出发，不但认识心理-社会因素的重要性，同时还要特别注意心理-社会因素与个体的遗传特征、生理反应性等方面的相互作用。

1. 心身疾病的个人预防

（1）培养健全的人格 一个人的人格是在一定的遗传素质的基础上，受特定的社会制度、文化传统、生产关系、政治背景及家庭、学校、社会教育的影响，并经过个人的生活实践而逐步形成的。因此，应当注意早年生活（尤其是3~5岁）和家庭对人格形成的影响。

（2）锻炼应对能力 应对能力的锻炼与提高，一是丰富自己的生活经历；二是掌握缓解心理应激的技巧（如自制能力、自我安慰能力和自我解脱能力等）；三是掌握对应激源的正确认知与评价，提高社会容忍力。

（3）建立良好的人际关系，储备社会支持力量 不良的人际关系可成为心身疾病发生、发展的一个因素，而良好的人际关系则有助于减轻心身障碍。而社会支持可以帮助缓解生活事件所引起的心理冲击。

2. 心身疾病的社会预防 社会预防的实施是从根本上降低个体心身疾病发生的一项重要措施。应从不同年龄阶段的心理卫生和不同群体的心理卫生入手，即纵向社会预防与横向社会预防，以维护与促进人们的心身健康。

3. 心身疾病的三级预防

（1）一级预防 保持心理卫生，培养健康的心理素质，提高应对危险因素的能力。

（2）二级预防 早期发现、早期诊断、早期治疗社会-心理因素导致的心理失衡。通过心理咨询与心理治疗使其尽可能早地恢复心理平衡，以防止心理失衡向功能失调和躯体疾病发展。

（3）三级预防 对心身疾病者采取积极的综合治疗，以防病情恶化，使病人早日康复。

第三节 行为生活方式与健康

行为是个体赖以适应环境的一切活动，是心理活动的表现形式。偏离行为是指社会适应不良的行为，人们已经发现偏离行为导致疾病，影响健康的现象日益突出。

生活方式是指个人和（或）社会行为模式，是个人先天和习惯的倾向，同经济、文化和政治等因素相互作用所形成的。WHO倡导的“合理饮食、积极锻炼、不吸烟、饮酒不过量”等科学的行为生活方式，有益于人群的健康长寿。而吸烟、酗酒、药瘾、不洁性行为、嗜赌、饮食不当、运动缺乏、娱乐缺乏、不遵医嘱、不就医等不良的行为生活方式是目前威胁人们健康的主要问题，与心脏病、脑卒中、传染病等密切相关，被认为是“现代瘟疫”的艾滋病则更与行为有直接关系。所以，研究不良行为生活方式与健康的关系对促进人群健康具有现实和长远意义。

一、吸烟与健康

1. 烟草的有害成分 烟草烟雾中含有5 000余种化合物，如尼古丁、亚硝胺类、多环芳烃、一氧化碳、氧化亚氮、丙烯醛、烟碱等。其中有些是烟草里固有的，有些则是在烟草燃烧时新形成的。这些化合物具有各种生物学作用，与人类多种疾病有关。有研究资料显示，重度吸烟者患肺癌的危险性是非吸烟者的 4 ~ 31 倍。每天吸烟在 10 支以下者，其肺癌死亡率为非吸烟者的 4.4 ~ 5.8 倍；而每天吸烟 21 ~ 39 支者，其肺癌死亡率达非吸烟者的 15.9 ~ 43.7 倍。据估计，目前我国每年死于吸烟的人数已高达 75 万人，预测进入 2025 年后，我国每年将有 200 万人死于吸烟。可见，吸烟对人类健康的影响应引起人们的高度重视。世界卫生组织把吸烟称为“20 世纪的瘟疫”。

2. 吸烟对健康的危害

(1) 吸烟增加人群患多种肿瘤的危险性，特别是肺癌。长期吸烟的人中，卵巢癌、膀胱癌、口腔癌等发病率也很高。

(2) 吸烟与慢性支气管炎、肺气肿、支气管扩张、肺功能损害等的发生、死亡有关。

(3) 吸烟与心血管疾病有关。如吸烟者发生心肌梗死的危险性是不吸烟者的 2.3 倍，每日吸烟量和心肌梗死相对危险度按吸烟量的平方增加。吸烟还会增加被动吸烟者患冠心病的危险及发生脑血管意外。

(4) 孕妇吸烟还可能影响胎儿的发育。

(5) 吸烟所产生的尼古丁中毒及精神因素会诱发血栓性闭塞性脉管炎，还会加速老年痴呆的发生。可见，控制吸烟可降低一些疾病的发病率、死亡率，提高人群健康水平。

3. 控制吸烟　控制吸烟需采取综合措施，主要有加强全民健康教育、制定法规禁止或限制吸烟、加重烟草税收等，其中健康教育是较为重要的措施。

二、酗酒与健康

现代科学研究认为，有规律地适量饮酒可提高大脑兴奋性，提高血液中高密度脂蛋白，促进血液循环、消除疲劳、促进睡眠，有利于健康；而长期、过量地饮酒（即酗酒）会对身心健康产生严重损害。酗酒可引起急性危害和慢性危害：急性危害是一次过量饮酒引起，轻者情绪改变，重者引起急性酒精中毒、车祸、犯罪、打架、家庭不和等；慢性危害主要有酒瘾综合征、脂肪肝、肝硬化、酒精性脑病、心血管疾病、神经精神疾病等。在导致死亡的交通事故中，30% ~ 50% 与司机饮酒有关，长期酗酒还能引起脑血管疾病，父母酗酒对后代健康也有很大危害。

据报道，目前我国男性饮酒率近 40%，并呈逐年上升趋势。这将对社会造成较为明显的危害，所以要严禁酒后驾车，禁止向青少年销售酒精，并采取行之有效的健康教育措施，让人们真正认识到酗酒对健康、家庭及社会的危害，自觉避免或减少酗酒行为。

三、吸毒对健康的影响

吸毒是由于非医疗需要而非法使用主要作用于神经系统、影响神经活动，并引起一种周期性或慢性中毒状态的成瘾药物。吸毒能影响人们心理状态、情绪、行为或改变意识状态。一次过量吸毒会导致中枢神经的过度兴奋而衰竭，或过度抑制而麻痹，最终可能导致死亡；长期使用毒品可引起肝、肺、肾等重要器官的损害，引起大脑器质性病变，造成精神、神经障碍；吸毒还可能感染艾滋病。据报道，美国城市感染艾滋病的人中，男性 15%、女性 53% 是静脉滥用毒品者。2011 年，我国艾滋病病毒感染者和艾滋病病人约为 78 万人，其中 28.4% 是经注射吸毒传播；妊娠吸毒可对胎儿造成危害；吸毒可丧失工作能力和生活自理能力，成为家庭和社会的负担；吸毒者虐待家人，给家庭成员带来极大伤害，还危害社会治安，败坏社会风尚等。

可见，吸毒不但严重危害个体的身心健康，而且带来许多家庭和社会问题。强制性的法律和行政手段是控制吸毒的关键，但不能完全解决问题，还应对吸毒者进行治疗，包括药物治疗和心理治疗，让吸毒者从躯体到精神均解除对药物的依赖。

四、不良性行为与健康

不良性行为是一种有可能导致健康危害的异常性行为，其中最主要的危害是引起性病传播，如艾滋病、淋病、梅毒等。美国调查发现，男性艾滋病病毒携带者，78%是由同性或异性性接触所引起；不良性行为还可对婚姻、家庭、子女教育等产生恶劣影响。性传播疾病可通过母婴传播，祸及胎儿，使孩子出生时就染上性病或艾滋病。

控制不良性行为有利于个体健康、家庭幸福、社会安定，其有效措施是综合性措施，包括社会措施、道德教育、健康教育和必要的自我保护方法的宣传与指导；加强执法力度、取缔卖淫嫖娼；对高危人群加强监控，防止性疾病的传播。

社区开展健康教育，对防止不良性行为发生非常必要。社区加强卫生知识宣传教育，丰富居民的保健知识，提高自我保健意识，是防止不良社会因素对人体健康产生危害的重要途径。

思考与练习题

1. 与健康有关的社会因素主要是什么？它们与人体健康有何关系？

2. 不良的行为生活方式可能与哪些疾病有关？

3. 我国新的医疗保健制度的特点是什么？

4. 某男，58岁，某省厅干部。平时生活规律，但嗜烟酒，性情急躁，易激动，工作认真，争强好胜，雄心勃勃。一年前单位减员时调入某厂工作，常因小事上火，发脾气。3日前因心绞痛入院，诊断为冠心病。请问：

（1）引起冠心病的原因可能是什么？

（2）发病的明显原因是什么？

（3）对患者应采取哪些干预措施？

5. 某女性，58岁。丧偶8年，现独居，嗜烟酒，不爱运动。平时性情抑郁，过分容忍，办事无主见，常顺从别人。1个月前行胃癌切除，术中及术后情绪低落，兴趣下降，独自流泪，有轻生之念。请分析：患者患胃癌的可能原因有哪些？

（邢华燕）

第二篇

人群健康研究方法

第五章 医学统计方法

第一节 医学统计学概述

某医生欲用半年时间在社区收集小儿热惊厥病例30例，用随机的方法分为3组，每组10例，分别采用三种不同的疗法进行治疗，疗效判定标准分为显效、有效、无效。

对该研究可做哪些方面的分析？采用哪种统计方法？应注意哪些问题？

一、统计学的概念与应用

1. 统计学的概念　统计学(statistics)是收集、整理、分析和阐述数据，并通过数据进行推断和得出结论的科学方法，是一门研究和处理一切变异或不确定性数据的学科。医学统计学是统计学原理和方法在医学领域的应用而形成的一门学科。在医学实践中，研究的对象是人及其与环境的关系，而无论是人、环境，还是人与环境间的关系，都需要通过生物学数据、临床数据、实验室数据等加以表达。由于这些数据存在着各种各样的变异或不确定性，统计学的原理和方法就成为理解和解释这些数据必需、关键的基本工具。

2. 统计学在医学实践中的应用　在医学实践中，统计学的具体应用可涉及基础医学研究、临床医学研究、预防医学研究、药学研究等各个领域。如疾病的病因学、危险因素的研究；临床上进行诊断、治疗、预后评估；人群健康状况的分析和预测；人群某些特征的“正常建议值”“标准值”的确定；卫生事业管理、规划及评估的决策等都离不开统计学的方法。人们要根据统计学原理和方法选择最佳、最有效的方案收集数据；运用适当的统计分析手段和方法，对数据的基本特征加以描述，进而分析数据的内在规律以得出结论，并以统计学原理及其思维模式进行恰当解释，以对医学实践中的问题给予科学、可信的回答。

随着信息时代及循证医学的发展，医疗卫生工作者特别是临床医生，要不断通过学习医学文献更新自己的知识，这就需要具有评价文献中有关信息的科学性、可靠性的能力，而这种能力有赖于熟悉和掌握统计学和流行病学的基本理论和方法。

3. 学习医学统计方法应注意的问题

(1) 要在了解和熟悉统计学基本原理的基础上，注重学习统计分析的基本思维方法，而不必过多地追究公式的数学推导等，尤其要注重结合医学实践的实例，建立起以概率论为基本出发点的逻辑判断思维模式，以正确理解和解释数据分析结果，恰当地作出专业结论。

(2) 在学习基本理论和方法中，重视实践演练，通过对数据的实际分析，领会统计学的基本原理及其逻辑思维方式，从而学会根据研究或分析目的正确选择统计指标、统计方法，并能正确表达分析结果。

(3)要尽可能在学习统计学方法的同时,利用计算机进行数据处理和统计分析,提高统计方法应用能力。

二、统计学中的几个基本概念

(一)总体与样本

1. 总体(population) 总体是根据研究目的确定的同质研究对象(或称观察单位、个体)的总和。例如,我们欲了解某社区2型糖尿病病人的血糖水平,那么这一研究中的总体就是该地区所有的2型糖尿病病人;而当具体到某一指标(如空腹血糖)时,则其总体即为该地区所有糖尿病病人的这一指标(如空腹血糖)的测量值。

通常,总体所包含的个体数是很多的,这里的个体(或称观察单位、研究对象)可以是生物个体的人或动物,也可以是一个机构、一个居委会或一个家庭、一种现象等,具体所指要依据研究或分析目的和内容而定。根据总体中所包含的个体数是否有限,可以将其分为有限总体和无限总体。

有限总体是指总体范围内的个体数是可知的,通常有其时间或空间范围;无限总体则指总体范围内的个体数不可知,有时甚至是抽象的。例如,当我们要了解某地某年中小学生近视眼的患病情况时,其研究总体就是该地该年所有在册的中小学生。尽管这个数字很庞大,但它是可知的,可以在当地的教育部门或人口统计部门、公安部门查到,这样的总体就是有限总体。再如上述关于2型糖尿病病人的研究中,该地区所有的2型糖尿病病人究竟有多少,是一个未知数。因此,该地区2型糖尿病病人这一总体只是一个抽象的概念,称之为无限总体。

然而,无论是有限总体还是无限总体,为了节约成本,通常都是从总体中抽取部分个体进行观察、研究,并从这一部分个体的情况推论总体状况,这样的研究方法即为抽样研究,获取样本的过程称为抽样。

2. 样本(sample) 样本是从总体中随机抽取的有代表性的部分个体。随机抽取的意义在于使样本对总体具有代表性,从而使得"由部分个体推论总体"具有科学性和可信性。样本中所含的个体数称之为样本含量(sample size)或称样本量。

(二)变量及其分类

1. 变量的概念 变量(variable)是指研究中观察单位的某种特征,亦可称为观察指标。如一个人的特征可有性别、年龄、身高、血压等,一个家庭的特征可有家庭结构、家庭人均收入、人均居住面积等。变量是由变量名(variable name)和变量值(value of variable)构成的,如性别是变量名,其值为男或女;血压为变量名,其值为80 mmHg或100 mmHg等。

2. 变量的分类 变量可根据分析内容或其性质进行分类。

(1)按分析内容分类 可将变量分为因素性变量和结果性变量。如一项糖尿病与动脉硬化关系的研究中,体重指数、胰岛素敏感指数、糖化血红蛋白等均属于结果性变量,而血管动脉硬化分类、血管动脉有无斑块、年龄段、性别等则为因素性变量;再如在病人生命质量调查问卷中,反映生命质量的各条目得分是结果性变量,而与生命质量有关的年龄、性别、经济收入为因素性变量。

（2）按变量性质分类 按变量值的性质，可将其分为以下类型。

1）数值变量（numerical variable）（或称定量变量） 数值变量是对每个观察单位用定量方式测量其某项特征值（如身高、血压等），观察的结果是以数值的大小来表示，具有量的连续性，且大多都有度量衡单位。如体重指数、胰岛素敏感指数、糖化血红蛋白量（%）、血压（mmHg）、血红蛋白含量（g/L）、血清总胆固醇含量（mmol/L）等。由数值变量构成的资料称为数值变量资料或计量资料。

2）分类变量（categorical variable）（或称定性变量） 分类变量是对每个观察单位的某项特征值（如性别、患病与否等）的观察结果以事物的属性或类别来表示，变量是不连续的、间断的、各自独立的，常常没有度量衡单位。如职业、血型、疗效等级及上例中的血管动脉硬化分类、血管动脉有无斑块、年龄段、性别等。由分类变量构成的资料称为分类变量资料。

分类变量资料又可分为计数资料和等级资料。

计数资料是将观察单位按事物的某种属性或类别分组，再计数各组的观察单位数所得的资料。

等级资料是将观察单位按事物某种属性的不同程度分组（通常多于两个组），再计数各组的观察单位数所得的资料，它的分组是按等级排序的，具有一定的量的概念，故也称之为半定量资料。有的学者将无序的分类资料称为名义资料。

（3）资料类型的转换 一般定量的资料（即数值变量资料）可转换为分类变量或等级变量的资料。如100人的空腹血糖值构成一份定量资料，亦可按医学参考值将其分为正常和异常，此时即为分类资料，如贫血程度；或在调查问卷的分析中，亦可将分类变量作量化处理后，按定量资料对待，如一些标准化量表。

（三）变异与误差

1. 变异（variation） 是指某变量值在同质观察单位间的差异。例如，同为正常成年人的Hb值，在不同的个体或同一个体的不同条件下其测量值大小不同。这种变异的发生有其生物学因素（如年龄、性别、遗传素质等）的原因，也有环境因素（如饮食、压力及紧张状态、生活方式等）的影响。

2. 误差（error） 误差是指实际测量值与客观存在的真实值之间的差异，包括样本统计量与总体参数之差。根据误差产生的原因和性质，可将误差分为系统误差、抽样误差和随机误差。

系统误差又称偏倚，常因测量仪器自身性能不稳定或没有很好的校正、测量者自身的判断力及感知力，甚至固有的习惯等导致误差，而这些因素既不能准确定量又较为恒定，使测量结果偏离总体的真值。系统误差的特点是，测量结果向一个方向偏离，往往影响研究结果的判断甚至误导。

随机误差亦称偶然误差，可来源于以下情形：① 生物学因素：如年龄、性别、产生顺序、遗传等；② 环境因素：如营养、嗜好、压力、社会经济状况等；③ 方法学因素：如实验室技术、观察工具、化学试剂、诊断工具等；④ 偶然及未知因素：如相同条件下对血样、尿样或组织进行重复测试时结果中的变异等。这些因素的影响一般是微小的，而且难以确定某个因素产生的具体影响的大小，因此随机误差难以找出原因加以排除，需要从控制环境因素等方法来降低此类误差。

抽样误差是指克服了系统误差,降低了随机误差之外仍存在的,与抽样方法有关的一类误差,它是随着抽样方法不同,以及个体自身固有差异共同导致的。抽样误差必然存在,但可以估计其大小。

(四)概率

概率(probability)指随机事件发生的可能性的大小,通常用符号 P 来表示。

P 值为 0 ~ 1, $P=0$ 表示该事件一定不会发生,称为不可能事件, $P=1$ 表示该事件一定会发生,称为必然事件。大多数事件发生在 P 为 0 ~ 1,称为随机事件,其 P 值越接近于 1,发生的可能性越大;其 P 值越接近于 0,发生的可能性越小。

统计学上把 $P\leqslant 0.05$ 或 $P\leqslant 0.01$ 的事件称为小概率事件,即实际中可以认为概率在此范围内的事件在一次观测中几乎不会发生。这一小概率事件原理是统计推断的基本原理之一。

三、统计工作的基本步骤

(一)统计工作的一般步骤

统计工作一般包括统计设计、收集、整理和分析资料四个步骤,分述如下。

1. 统计设计(design) 统计设计是根据研究目的,按照统计学原理,对整个研究中所涉及的方法学内容作出全面计划。包括研究对象和研究因素界定、观察指标选择、抽样方法或实验方法确定、对照设立、随机化分组、样本含量估计等准备工作的设计;调查表或实验记录表格设计、研究参与者或调查员培训、误差估计和控制等实施阶段的设计;资料整理、录入、分析方法设计等总结阶段的设计等。这是整个统计工作的起点,也是后续步骤的依据,是数据分析的前提。

科学、周密的设计可以保证样本对总体具有较好的代表性,保证数据具有可统计性,使误差降到最低限度,从而提高研究结果的科学价值、使用价值和推广价值。

2. 收集资料(collection data) 是按照统计设计的要求实施调查或试验,获取原始数据的过程。医学资料的来源主要有以下几个方面。

(1)利用现有资料 包括各类与医疗卫生工作相关的统计报表、经常性工作记录和既往做过的调查研究报告等,下面举例说明各种现有资料的来源。

1)政府行政部门可提供的资料 包括各乡镇(街道)及以上医疗机构的年度统计报表,财务报表,各种疾病的患病和死亡资料;医疗保险覆盖率,劳保医疗覆盖人口,其他社会保障计划的数据统计资料;宏观经济、社会发展和人口统计报表数据;常住人口的统计资料,流动人口的统计资料,生命统计和计划生育统计资料等。

2)医疗、卫生机构可提供的资料 包括门诊和住院服务年度统计,财务统计报表,体检资料;年度各种公共卫生服务和疾病预防服务统计报表和财务报表,疾病监测的统计报表,体检资料;年度妇幼保健服务和疾病防治工作统计报表和财务报表;年度服务量统计报表和财务报表;私人和涉外医疗机构的服务统计和财务报表;对疾病和健康状况的学术研究报告,专题调查数据等。

3）社会其他部门（新闻媒体、群众组织等）可提供的资料　如对医疗服务的专项社会调查报告和数据；对社区卫生服务的提案、调查报告和数据等。

（2）进行专项调查研究　根据研究目的制定科学、周密的研究计划，按科学研究设计要求，有针对性地收集所需资料。

3. 整理资料（sorting data）　通过调查或试验获得的原始数据，往往是没有条理、杂乱无章的，整理资料的过程就是使数据条理化、系统化的过程。它是统计分析数据的准备阶段，主要包括数据的审核、根据分析目的进行分组整理或编制频数分布表等。

4. 分析资料（analysis of data）　数据的统计分析包括统计描述和统计推断。描述统计（descriptive statistics）用适当的指标或统计表、统计图等描述资料的特征，如采用均数和标准差描述一组正态分布的数值变量资料的平均水平和变异程度；或采用患病率描述被调查人群某病患病的严重程度，用有效率描述某药治疗某病的疗效水平等。统计推断（statistical inference）是指用样本信息推断或估计总体状况的过程，包括参数估计和假设检验。参数估计即用样本指标估计总体指标，如用样本均数估计总体均数，用样本率估计总体率等；假设检验是运用误差规律，根据概率论原理对要比较的样本指标间的差异或变量间的相互关系作出推论。

（二）数据分析的基本思路

1. 审核数据　这是使进入统计分析的数据准确无误的必要保证。

（1）完整性审核　主要是检查调查或记录表中有无不合理的缺项（因客观原因引起的数据缺失）和漏项（因主观原因引起的数据缺失），对于漏项应尽可能复查补缺。

（2）准确性核查　首先进行逻辑性审核，主要检查调查或记录表中内容、条目、指标等之间的关系是否符合医学逻辑；再检查数据有无区间性错误（如取值超出了合理范围）和计算错误（如派生指标计算方法不统一、计算错误）等。

2. 确定变量类型　变量类型不同，则统计分析的方法就不同。因此，必须将调查或记录表中需要分析的所有变量进行分类，以便根据资料条件，按照分析目的正确选择统计分析方法。

例 5.1.1　某学者为研究糖尿病与动脉硬化间的关系，对 123 名糖尿病病人进行了调查，调查及检测指标有性别、年龄、糖尿病病史、身高、体重、体重指数、空腹血糖、空腹胰岛素、胰岛素敏感指数、餐后 2 h 血糖、餐后 2 h 胰岛素、三酰甘油、胆固醇、糖化血红蛋白、收缩压、舒张压、尿白蛋白、颈总动脉厚度平均值和有无动脉硬化斑块、血管动脉硬化分类等。其中，属于分类变量的指标有性别、动脉硬化斑块和血管动脉硬化分类，其余为数值变量指标。分类变量指标常常是在统计分析中作为分组标志，本例中为便于进一步分析，可将年龄、糖尿病病史、体重指数等数值变量转换成有序分类变量。

3. 描述性分析　即用适当的方法和统计量指标描述资料的特征，一般包括如下几种。

（1）频数分布情况的分析　在确定了资料的类型之后，就要了解资料的频数分布情况，因为同一类型的资料会由于频数分布的不同而必须采用不同的统计分析方法。一般是通过频数表和（或）直方图来描述资料频数分布的特征。

频数表的编制需先分组，再清点各组的观察单位数（即频数）。一般频数表的构成项目有分组（或组段）、频数、频率、累积频率等，而资料类型不同则分组方式不同：分类变量的分组是依据事物的性质，多在设计时已初步确定，但若分组过细，分析时可依分析目的加以合并；定量变量的分组是以变量值大小为依据,并遵循以下原则:① 利用专业知识分组:如年龄(岁)分为0~、15~、45~、60~等,反映青少年、中青年、老年等不同阶段;② 组数适宜:分组多少取决于变量的性质和样本的大小,一般在8~15组;③ 分组界限要清:不互相包含,也不遗漏;④ 尽量等距;⑤ 分组结果要尽量保证组内变异小,组间变异大。

1)数值变量资料的频数分布表　为了解数值变量资料的分布规律,当观察单位较多时,可通过编制频数分布表(简称频数表)描述分布特征。

例 5.1.2　某医生测量了 123 名糖尿病病人的餐后 2 h 血糖值(mmol/L),资料如下,试编制频数表。

10.01	22.38	22.00	20.11	27.90	25.86	31.22	17.42	18.35
20.16	33.97	23.18	29.47	15.40	27.20	16.60	22.81	17.39
35.40	16.43	19.70	17.70	24.36	23.80	25.58	26.96	23.12
25.15	8.77	28.50	30.80	18.50	15.40	34.46	19.13	22.11
30.80	15.03	20.70	32.80	13.40	12.52	34.09	15.67	23.46
24.75	23.19	31.95	12.01	20.27	22.90	23.49	28.60	21.44
17.57	20.12	11.38	23.34	23.45	20.60	21.93	17.87	18.24
21.02	24.50	26.68	18.76	7.61	14.25	27.12	17.58	19.13
29.47	22.34	22.93	23.80	26.70	21.23	17.89	34.10	21.02
31.49	13.60	9.89	21.00	15.90	14.46	27.49	16.21	24.75
28.40	24.40	25.67	20.16	18.20	21.00	17.44	32.76	26.15
23.12	20.30	21.61	27.20	23.98	29.23	12.82	13.83	27.44
19.88	17.20	11.00	22.80	22.00	10.51	19.70	22.91	20.29
25.16	15.67	21.18	30.80	20.20	21.66			

① 找出观察值中的最大值、最小值,计算极差:

$$35.40 - 7.61 = 27.79 \text{(mmol/L)}$$

② 决定组段数(即组数)、组距:观察样本较多时,频数表一般设8~15个组段,依观察单位个数的多少酌情确定。组距$(i)=\dfrac{\text{极差}}{\text{组段数}}$,为方便资料整理汇总往往取便于观察的整数。本例如组段数定为10,则组距为2.78,为方便可取2.5(或3.0)。

③ 确定组段,列表划记:组段的确定应界限分明,便于汇总。第一组段要包括最小值,最后一个组段要包括最大值。为避免含混,各组段从本组段的“下限”开始,不包括本组段的“上限”,最末一组段应同时写出其上下限。决定组段界限后列成表并将原始数据采用划记法汇总于表中,再计算出各组频数、频率和累积频率等。

本例若组距取 $i=3.0$,编制频数表(表 5.1.1)。

2)分类变量资料的频数表　分类变量频数表与数值变量频数表的区别在于分组方式。它是以事物的性质或属性分组。例 5.1.1 资料中按年龄段分组描述血管动脉硬化分类情况制作频数分布表(表 5.1.2)。

表 5.1.1 123 名糖尿病病人的餐后 2 h 血糖值(mmol/L)频数分布表

血糖组段	划记(或分卡)	频数 f	频率 %	累积频率 %
7.0 ~	下	3	2.44	2.44
10.0 ~	正丅	7	5.69	8.13
13.0 ~	正正一	11	8.94	17.07
16.0 ~	正正正丅	17	13.82	30.89
19.0 ~	正正正正正	25	20.33	51.22
22.0 ~	正正正正正一	26	21.14	72.36
25.0 ~	正正正	15	12.19	84.55
28.0 ~	正𠃊	9	7.32	91.87
31.0 ~	正一	6	4.88	96.75
34.0 ~ 37.0	𠃊	4	3.25	100.00
合计		123	100.00	—

表 5.1.2 不同年龄糖尿病病人血管动脉硬化分类

年龄段	血管动脉硬化分类				合 计	
	imt < 0.8 且 ban = 0		ban = 1 或 imt ≥ 0.8			
岁	频数	频率或构成比	频数	频率或构成比	频数	频率或构成比
30 ~ 39	8	0.242	1	0.011	9	0.073
40 ~ 49	14	0.424	9	0.100	23	0.187
50 ~ 59	6	0.182	21	0.233	27	0.220
≥60	5	0.152	59	0.656	64	0.520
合 计	33	1.000	90	1.000	123	1.000

注：imt 表示动脉内膜中层厚度(mm)；ban 表示斑块，ban = 0：无斑块，ban = 1：有斑块。

(2) 计算统计描述的指标

1) 数值变量资料　要从集中趋势(即平均水平)和离散趋势(即变异程度)两方面进行描述性分析，要根据资料的分布类型选择描述指标(如均数、中位数、标准差、四分位数间距等)。即先通过频数表或直方图确定资料分布类型，再选择描述指标进行分析。

如根据表 5.1.1 可初步判断该资料为正态分布，故可分别用均数和标准差描述其平均水平和变异程度。

2) 分类变量资料　主要是用一些相对数指标(如率、构成比等)描述资料的频率、内部构成、对比关系等特征。如根据表 5.1.2 资料不仅用频率(或构成比)描述其分布情况，还可进一步计算血管动脉硬化发生率，以描述各年龄血管动脉硬化发生的强度（或严重程度）。

4. 统计推断性分析　统计推断的目的通常包括获得总体参数、判断有关变量间的关系（包括指标间差异的比较、两个或多个变量间的相关关系或依存关系的分析等），其分析内容有：① 在抽样研究中，用样本指标估计总体指标（如用样本均数估计总体均数、用样本率估计总体率等），包括点估计和区间估计；② 在抽样的条件下，样本与总体间比较，或各样本间比较时的假设检验，即需要判断两组或多组样本指标间的差别有无统计学意义（即判断产生差别的原因）；③ 在抽样的条件下，分析和判断两个或多个变量间的关系，如相关关系或依存关系等。

统计推断的方法有许多，但每一种方法都有其适用条件，所以在进行分析时，必须根据资料性质、资料分布类型、分析目的或设计类型、资料条件等正确选择分析方法。常用的、基本的统计推断方法如下。

（1）定量资料的假设检验方法　① t 检验（常见的包括三种设计类型）；② u 检验（包括两种设计类型）；③ 方差分析（包括单因素方差分析和双因素方差分析）；④ 简单相关分析；⑤ 非参数检验（用于不能满足 t 检验和方差分析等参数检验条件的定量资料或等级资料的分析）。

（2）分类资料的假设检验方法　① 率的 u 检验；② 四格表资料的 χ^2 检验；③ 行 × 列表资料的 χ^2 检验；④ 配对设计分类资料的 χ^2 检验（用于筛检或诊断试验，病例对照研究中）；⑤ 秩相关（等级相关）分析；⑥ 其他非参数检验。

5. 表达统计分析结果　在完成对资料的统计分析后，通常要用统计表和（或）统计图表达分析结果。

统计表（statistical table）是将统计分析结果用表格列出，以代替冗长的文字叙述。统计图（statistical graph）是用点的位置、线段的升降、直条的长短或面积的大小等形状表达统计资料，以直观地反映事物间的数量关系。

第二节　医学资料的描述性分析

一、资料频数分布特征分析

（一）频数表的编制

数值资料（numerical data）又称计量资料，是指其指标的观察结果是定量的，表现为数值的大小，一般有度量衡单位，其特征是每个观察对象都对应一个定量的观测值。如调查某地某年7岁男童的身体发育状况，以人为观察单位，每个人的身高（cm）、体重（kg）、血压（mmHg）等均属数值资料。对于上述资料，其常用的统计处理方法有统计描述法、总体均数的估计和假设检验、方差分析、相关与回归分析等。

计量资料的频数表（frequency table）是描述数值资料的基本方法。在对数值资料进行整理后，其某一变量出现的次数称为频数，将各变量值及其相应的频数列为频数分布表，简称频数表。频数表的编制方法见本章第一节。

（二）频数表的作用

频数表的用途有：揭示资料的分布特征和分布类型，因而在文献中常将频数表作为陈述资料的形式；便于进一步计算指标和统计分析处理；便于发现某些特大或特小的可疑值。例如，有时在频数表的两端，出现连续几个组段的频数为 0 后，又出现一些特大或特小值，使人怀疑这些数值是否准确，需要进一步检查和核对，如有错误，应予以纠正。

二、数值变量资料的描述性分析

（一）集中趋势的描述

利用频数表和频数分布图能直观、形象地描述一组数值变量值的分布特征和类型。但这种描述比较粗略，并且小样本资料不能编制出频数分布表，因此，其应用受限。对医学统计工作来说，仅有这种描述还远远不够。为更客观地描述计量资料特征，常需要借助多种统计指标来表达。描述数值变量值集中趋势的基本统计指标是平均数。

平均数（average）是统计中应用最广泛的一个指标体系，它是算术平均数、几何平均数、中位数、众数以及调和均数的通称，前三种最为常用，用于描述一群性质上相同的数值变量值的集中位置，说明某种现象或事物数量的一般水平。

平均数可以由样本或者总体算得。由于总体一般是未知的，总体参数或总体特征量通常不能直接获得。因此，在一般情况下，平均数是样本特征数，它作为一个代表值来描述由一组数值变量值组成的样本的特征。

1. 算术平均数　算术平均数（arithmetic mean）简称为均数（mean），通常用 $\overline{X}$ 表示样本均数，用 μ 表示总体均数。

（1）均数的直接法计算　当变量值的个数较少时，可将所有变量值 $x_1, x_2, x_3, \cdots, x_n$ 直接相加，再除以变量值的个数 n。写成公式为：

$$\overline{X} = \frac{x_1 + x_2 + \cdots + x_n}{n} = \frac{\sum x_i}{n} \qquad \text{公式(5.2.1)}$$

i 表示变量顺序号，$i = 1$ 到 n 个，$\sum x_i$ 为各变量值的总和。

例 5.2.1　测得 10 名病毒性肝炎患者血清转铁蛋白的含量（g/L）分别为 2.65、2.72、2.85、2.91、2.55、2.76、2.87、2.69、2.64、2.61，求平均含量。将数据代入公式得：

$$\overline{X} = \frac{x_1 + x_2 + \cdots + x_n}{n} = \frac{\sum x_i}{n} = \frac{2.65 + 2.72 + 2.85 + \cdots + 2.61}{10} = 2.72\text{(g/L)}$$

由于现在计算工具的普及与发展，简捷法已经不太常用，有兴趣的读者可以查阅有关统计参考书，本教材中不再介绍。

（2）均数的加权法计算　当变量值的个数较多时，可将各组段频数乘以该组段组中值，以代替相同观察值逐个相加。

$$\overline{X} = \frac{f_1 x_1 + f_2 x_2 + \cdots + f_m x_m}{f_1 + f_2 + \cdots + f_m} = \frac{\sum f x}{\sum f} \qquad \text{公式(5.2.2)}$$

加权法用于频数表资料，公式（5.2.2）中，观察值分组编号从 1 到 m，f 为本组段频数，x 为组中值，组中值 $=\frac{\text{组段下限}+\text{组段上限}}{2}$。

例 5.2.2　对表 5.2.1 资料用加权法求平均血糖。

$$\bar{x}=\frac{8.5\times3+11.5\times7+\cdots+32.5\times6+35.5\times4}{3+7+\cdots+6+4}=\frac{2\ 686.5}{123}=21.84(\text{mmol/L})$$

即 123 名糖尿病病人的餐后 2 h 血糖平均值为 21.84 mmol/L(表 5.2.1)。

表 5.2.1　123 名糖尿病病人的餐后 2 h 血糖平均值计算(加权法)

血糖组段(i) (1)	频数(f) (2)	组中值(x) (3)	fx (4)=(2)(3)
7.0～	3	8.5	25.5
10.0～	7	11.5	80.5
13.0～	11	14.5	159.5
16.0～	17	17.5	297.5
19.0～	25	20.5	512.5
22.0～	26	23.5	611.0
25.0～	15	26.5	397.5
28.0～	9	29.5	265.5
31.0～	6	32.5	195.0
34.0～37.0	4	35.5	142.0
合计	123		2 686.5

(3) 均数的应用　根据均数，来初步判断资料分布状况。用目测法资料应满足以下条件：① 对分组频数表资料，如果频数分布是中间多，两边逐渐少，并且两边频数分布基本对称；② 对于不分组资料，若把数据从小到大排列，以中等大小的数据为中心，其两边的数据分布基本对称，并且全部数据彼此相差不太悬殊；这几种情形下，适宜用均数表示资料的平均水平。对于正态分布资料(关于正态分布的概念及正态性检验分别参见正态分布及正态性检验部分的内容)，最适宜用均数表示其平均水平；对于偏态分布资料，均数则不能较好地反映数据分布的集中趋势。

2. 几何均数　一组变量值呈倍数关系或近似倍数关系或频数分布明显偏态，需要用几何均数(geometric mean，简记为 G)表示其集中趋势或平均水平。

(1) 几何均数的计算(直接法)　直接将 n 个观察值($x_1, x_2, \cdots, x_n$)的乘积，开 n 次方即为几何均数。写成公式为：

$$G=\sqrt[n]{x_1x_2x_3\cdots x_n} \qquad \text{公式(5.2.3)}$$

为计算上的方便，按照对数运算法则，等号两边取对数，然后再取反对数得：

$$G=\lg^{-1}\left(\frac{\lg x_1+\lg x_2+\cdots+\lg x_n}{n}\right) \qquad \text{公式(5.2.4)}$$

例 5.2.3 某地 5 人接种疫苗三周后抗体滴度为 1∶20、1∶40、1∶40、1∶80、1∶80，求其平均抗体水平。

$$G = \lg^{-1}\left(\frac{\lg 20 + \lg 40 + \lg 40 + \lg 80 + \lg 80}{5}\right) = \lg^{-1}\left(\frac{8.3113}{5}\right) = 45.95$$

分子为各滴度倒数的对数值之和，分母为样本量，最后取反对数还原为真值。本题平均抗体滴度为 1∶45.95。

（2）几何均数的加权法 当资料中相同观察值的个数较多时，如频数表资料，可用下式计算：

$$G = \lg^{-1}\left(\frac{\sum f \lg x}{\sum f}\right) \qquad \text{公式(5.2.5)}$$

例 5.2.4 40 名麻疹易感儿接种麻疹疫苗后 1 个月，血凝抑制抗体滴度见表 5.2.2 第（1）、（2）栏，求平均滴度。

表 5.2.2 平均滴度的计算

抗体滴度 (1)	人数(f) (2)	滴度倒数(x) (3)	$\lg x$ (4)	$f \lg x$ (5)=(2)(4)
1∶4	1	4	0.6021	0.6021
1∶8	5	8	0.9031	4.5155
1∶16	6	16	1.2041	7.2246
1∶32	2	32	1.5051	3.0102
1∶64	7	64	1.8062	12.6434
1∶128	10	128	2.1072	21.0720
1∶256	4	256	2.4082	9.6328
1∶512	5	512	2.7093	13.5465
合计	40			72.2471

$$G = \lg^{-1}\left(\frac{\sum f \lg x}{\sum f}\right) = \lg^{-1}\left(\frac{72.2471}{40}\right) = 64$$

40 名麻疹易感儿接种麻疹疫苗后 1 个月，血凝抑制抗体平均滴度为 1∶64。

（3）几何均数的应用 如果数据之间呈倍数关系或数据明显呈偏态分布，即当观察值呈等比关系或对数正态分布，宜用几何均数表达资料的平均水平。

观察值有小于或等于 0 的数据出现，就不能直接用公式（5.2.4）计算几何均数。如果数据中有个别值为 0，可在变换为对数之前，将所有观察值 x 均加上一常数 k，使 $x+k>0$，然后用 $x+k$ 作为变量值代入上述公式计算，最后把计算结果减去 k，进行还原。如果数据全部为负数，则可把负号去掉之后再作计算，最后把算出的结果再加上负号进行还原。

3. 中位数与百分位数 中位数（median）的符号表示为 M。将 n 个变量值按大小顺序排列后，位于中间位置的变量值就是中位数。中位数处在频数分布的中点，在这个点的上、下各分布有一半的频数。即在 n 个变量值中，小于和大于中位数的变量值的个数相等。中位数将频数等分为二，亦称二分位数。将频数等分为一百份的分位数称为百分位数(percentile)。百分位数的符号用 P_x 表示。

一个百分位数，将 n 个按大小顺序排列的变量值分为两部分，理论上有 $x\%$ 的变量值比 P_x 小，有 $(100-x)\%$ 的变量值比 P_x 大。因此，百分位数 P_x 是一个界值(或分割值)，是一种位置指标。当 $x=50$ 时，第 50 百分位数记为 P_{50}，显然，第 50 百分位数就是中位数。中位数实际上是一个特定的百分位数。

(1) 中位数和百分位数的计算

1) 直接法计算　例数较少时，可将变量值按大小顺序排列：$x_1 \leqslant x_2 \leqslant x_3 \leqslant \cdots \leqslant x_n$，直接求 M。如果观察值的个数为单数，则居中的一个观察值即为中位数；如果观察值个数为双数，则居中的两个观察值的平均数即为中位数。写成公式如下：

当 n 为奇数，$M = x_{\left(\frac{n+1}{2}\right)}$　　公式(5.2.6)

当 n 为偶数，$M = \dfrac{x_{\frac{n}{2}} + x_{\left(\frac{n}{2}+1\right)}}{2}$　　公式(5.2.7)

例 5.2.5　测定 7 名正常人末梢血嗜酸性粒细胞数(个/μL)，从小到大排列为 68、82、110、194、198、326、956，求其中位数。本例 n 为奇数，$M = x_{\left(\frac{7+1}{2}\right)} = x_4 = 194$(个/μL)。

例 5.2.6　某病患者 8 人，其潜伏期(天)分别为 2、3、5、5、7、8、15、20，求中位数。本例 n 为偶数，按公式(5.2.7)计算 M。

$$M = \frac{x_{\frac{8}{2}} + x_{\left(\frac{8}{2}+1\right)}}{2} = \frac{x_4 + x_5}{2} = \frac{5+7}{2} = 6(\text{天})$$

2) 频数表计算　当变量值个数较多时，可先将观察值编制成频数表，按所分的组段计算累计频数和累计频率，可从中找到中位数所在的组段，然后按下面的公式之一计算中位数：

$$M = L + \frac{i}{f_M}\left(\frac{n}{2} - \Sigma f_L\right)$$　　公式(5.2.8)

$$M = U - \frac{i}{f_M}\left(\frac{n}{2} - \Sigma f_U\right)$$　　公式(5.2.9)

公式(5.2.8)中，n 为总例数，L 为中位数所在组的下限，i 和 f_M 分别为中位数所在组段的组距和中位数所在组段的频数，Σf_L 为小于中位数所在组下限以前的各组段的累计频数。公式(5.2.9)中，U 为中位数所在组段的上限，Σf_U 为大于中位数所在组上限以后的各组段的累计频数，其余符号的意义同前。若按所分组段由小到大累计频数时，宜用公式(5.2.8)，而由大到小累计频数则宜用公式(5.2.9)。两式所得结果相同。

例 5.2.7　300 名正常人的尿汞值(μg/L)资料，见表 5.2.3 第(1)、(2)列，求中位数。

从表 5.2.3 第(1)、(2)列频数分布上可看到 300 名观察对象的尿汞值已经由上而下，从小到大排列，中位数的位置应在总频数的一半，即 $\frac{n+1}{2}$ 处，通过计算累计频数或累计频率可找出中间位置。第(3)、(5)列分别是按频数表由小到大计算的累计频数及累计频率，第(4)列是由大到小计算的累计频数。计算累计频数至略大于 $\frac{n}{2}$ 即可。本例频数应累计到略大于 $\frac{300}{2}=$

150 为止。从第(1)、(3)、(5)列可见,中位数的位置在“12 ~ ”这一组段,该组的频数 $f_M=50$,该组下限 $L=12$,组距 $i=4$,小于 L 的累计频数 $\sum f_L=134$,代入公式(5.2.8)中,即可求得中位数。

$$M=L+\frac{i}{f_M}\left(\frac{n}{2}-\sum f_L\right)=12+\frac{4}{50}\left(\frac{300}{2}-134\right)=13.28(\mu g/L)$$

若按所分组段由大到小累计频数,改用公式(5.2.9)计算,尿汞值中位数为 13.28(μg/L),与公式(5.2.8)计算结果相同。

表 5.2.3　300 名正常人尿汞值(μg/L)的中位数和百分位数计算

尿汞值 (1)	频数 (2)	累计频数 (3)	累计频数 (4)	累计频率/% (5)
0 ~	49	49	300	16.33
4 ~	27	76	251	25.33
8 ~	58	134	224	44.67
12 ~	50	184	166	61.33
16 ~	45	229	116	76.33
20 ~	22	251	71	83.67
24 ~	16	267	49	89.00
28 ~	10	277	33	92.33
32 ~	9	286	23	95.33
36 ~	4	290	14	96.67
40 ~	5	295	10	98.33
44 ~	5	300	5	100.00
合计	300	—	—	—

计算百分位数方法和计算中位数相似,只是把公式(5.2.8)及公式(5.2.9)中的 $\frac{n}{2}$ 分别以 $nx\%$,$n(100-x)\%$ 代替。如果按所分组段由小到大累计频数,频数累计到略大于 $nx\%$ 为止,则用公式(5.2.10)计算百分位数。

$$P_x=L+\frac{i}{f_x}(nx\%-\sum f_L)$$ 公式(5.2.10)

公式(5.2.10)中 P_x 为第 X 百分位数,L 为 $nx\%$ 所在组段的下限,i、f_x 分别为第 X 百分位数所在组段的组距和频数、$\sum f_L$ 为小于第 X 百分位数所在组下限以前各组段的累计频数。

如果按所分组段由大到小累计频数,频数累计到略大于 $n(100-x)\%$ 为止,则用公式(5.2.11)计算百分位数。

$$P_x=U-\frac{i}{f_x}[n(100-x)\%-\sum f_U]$$ 公式(5.2.11)

公式(5.2.11)中,U 为 $n(100-x)\%$ 所在组段上限,i 与 f_x 分别为该组段的组距和频数,$\sum f_U$ 为大于第 X 百分位数所在组上限以后各组段的累计频数。

同一频数表,用公式(5.2.10)与公式(5.2.11)算得的结果相等。当 $x=50$ 时,50%分位数就等于中位数。总之,如果想求 $x\%$ 分位数,则要先按所分组段找到 $x\%$ 分位数所在的组段,即 $nx\%$ 或 $n(100-x)\%$ 位置所在组段,然后再按公式(5.2.10)或公式(5.2.11)计算。

例 5.2.8　计算表 5.2.3 资料的第 95 百分位数。

本例若按所分组段由小到大累计频数,从表 5.2.3 第(1)、(3)、(5)列可见,95%分位数的位置在累计频数为 $nx\%=300\times95\%=285$ 处。即在"32～"这一组段内。将 $L=32$,$i=4$,$f_{95}=9$,$\sum f_L=277$ 代入公式(5.2.10)得:

$$P_{95}=32+\frac{4}{9}(300\times95\%-277)=35.56(\mu g/L)$$

本例若按公式(5.2.11)计算:

$$P_{95}=36-\frac{4}{9}(300\times5\%-14)=35.56(\mu g/L)$$

同样,也可以求 P_5、P_{25}等百分位数。

(2) 中位数和百分位数的应用

1) 中位数适用于表达偏态分布、分布的末端无确切数值及分布不清楚的资料的集中位置。

2) 百分位数适用于描述一组观察值序列在某百分位置上的水平。百分位数是分布数列的百分界值,表示它的上、下各分布有百分之几的观察值。常用的第 50 百分位数(P_{50})即中位数。

3) 在实际工作中,对非正态分布资料,常用百分位数法确定医学参考值范围。例如,用百分位数法确定儿童身高的95%参考值范围,因为儿童身高过高或过低均属异常,则应计算 $P_{2.5}$ 及 $P_{97.5}$ 作为双侧95%参考值范围的下界和上界值。又如确定尿汞值的95%参考值范围,由于尿汞只以过高为异常,则应计算 P_{95} 作为单侧上界值;再如确定肺活量95%参考值范围,因为肺活量只以过低为异常,应计算 P_5 作为单侧下界值,这是单侧参考值范围。

4) 用一组百分位数,如 P_5、P_{25}、P_{50}、P_{75}、P_{95}可以表达数据的分布特征。在大样本时,算得的百分位数比较稳定,有较好的代表性。小样本时,不宜计算百分位数,尤其不宜取太靠近两端的百分位数。

(二) 离散趋势的描述

平均数常用于描述一组变量值的集中趋势,但它没有表达其所代表的总体中各个个体之间的差异。由于生物个体间存在着普遍的变异性,不同个体的同种指标在相同的条件下对内外环境影响的反应可以出现互不一致的结果。例如,同性别、同年龄的一批儿童,在相同条件下生长,但他们的身高、体重不完全相等,即使出生时体重相同的一批儿童,到周岁断奶时其体重也可能不完全相同,有的长得重一些,有的轻一些。统计上把这种个体间的差异称为"变异"。为了进一步说明这个问题,请看下例。

例 5.2.9　现有三组 1 岁男孩,测得其血红蛋白含量(g/L)如下。

甲组　96　114　121　126　130　139　156

乙组　112　116　122　126　130　134　142

丙组　112　118　124　126　128　132　142

这三个组的均数都是 126 g/L，它只反映平均水平，而这三组指标中的个体是同性别、同年龄的儿童血红蛋白测量值，各组 7 个数据间参差不齐的程度（即变异）是不一样的，或者说三组数据的离散程度不同。由此可见，只有把平均数与变异指标结合起来，才能全面说明一组资料的特征。

变异指标的种类较多，下面分别介绍较常用的变异指标：极差、四分位数间距、均差、方差、标准差、变异系数等。

1. 极差　极差（range，R）又称全距，它是一组变量值中最大值与最小值之差，反映个体差异的波动范围，若极差大，说明该资料的变异度大；反之，说明变异度小。在例 5.2.9 三组数据中，甲组的极差 $=156-96=60$，乙、丙组的极差均为 30，相比之下，甲组变异度大，乙、丙组变异度小。极差是变异指标中最简单的一种，用它来说明变异度的大小，简单明了，计算也方便，故被广泛采用。医学上常用于说明传染病、食物中毒潜伏期的长短。极差只能反映最大值和最小值之间的差距，若样本含量小于 10，用极差也往往是满意的，但它不能表示每个个体之间的变异情况，因而不全面，故在应用上有较大的局限性。从例 5.2.9 中不难看出，甲组的极差比乙、丙两组大，毫无疑问，甲组的离散度就大。乙、丙两组的极差均为 30，但仔细观察，这两组数据的分布又有所不同，丙组个体观察值比较靠近均数，相对集中，而乙组要分散些。仅据极差分析数据的离散程度是不全面的，尤其当样本含量越大，抽到较大与较小变量值的可能性也越大，因而极差可能也越大，即极差很不稳定。当测定值个数较少，且要求统计分析精度不高时，一般在非常简单地报告数据分散程度时才用。

2. 四分位数间距　四分位数（quartile，Q）可以看成特定的百分位数，若把全部观察值从小到大排序，划分为四等份（图 5.2.1）。第一等分点表示全部观察值中有 25%（1/4）的观察值比它小，称下四分位数，计算 P_{25}，记作 Q_L；第三等分点是第 75 百分位数，计算 P_{75}，表示在全部观察值中有 25%（1/4）的观察值比它大，称上四分位数，记作 Q_U。四分位数间距是上四分位数 Q_U 与下四分位数 Q_L 之差，用公式表示为 $Q=Q_U-Q_L$，其间包含了全部观察值的一半，所以四分位数间距可看成中间一半观察值的极差，它和极差类似，用 Q 值的大小，能表示观察值变异度的大小，若 Q 值越大，说明变异度越大；反之，说明变异度越小。

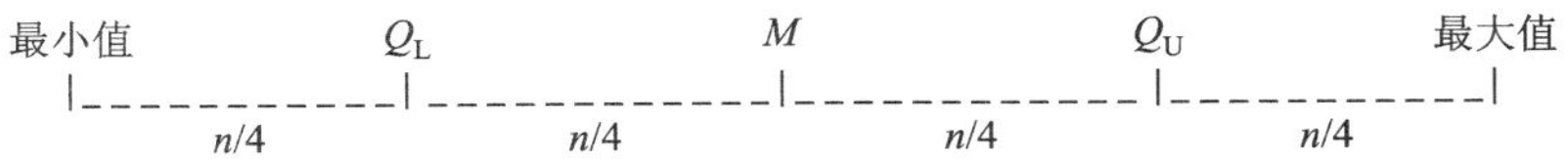

图 5.2.1　四分位数间距示意

用四分位数间距作为说明个体差异的指标，比极差稳定，但它只反映了中间段 50% 数据的变异情况，仍未考虑到每个观察值的变异情况，不能代表全部观察值的离散程度。

3. 方差　四分位数间距虽比极差稳定，但没有利用每个变量值的信息。均数是综合利用每个观察值的信息计算所得，是一组观察值的最佳代表值，于是有人考虑将每个变量值与均数（或中位数）之差的总和，称离均差总和即 $\sum(x-\bar{x})$，来表示全部观察值的变异度。如表 5.2.4 所示，甲、乙、丙三组数据的离均差总和均等于 0。这是因为属于正态分布的资料，频数分布的对称性和互补性，使其测定值分布在均数两侧，离均差有正有负，在极端情形下，会出现正负抵消后，所得总代数和为 0 之故。

因此，离均差总和还是不能表示离散度的大小。我们进一步考虑，将每个变量值与均数（或中位数）之差的平方和相加，称为离均差平方和。从表 5.2.4 计算结果来看，用离均差平方和的大小能够表示各组数据的离散度，即甲组变异度最大，乙组次之，丙组最小。

表 5.2.4　三组数据离散程度比较

组别	x 变量							$\bar{x}$	$\sum(x-\bar{x})$	$\sum(x-\bar{x})^2$
甲	96	114	121	126	130	139	156	126	0	2 154
乙	112	116	122	126	130	134	142	126	0	648
丙	112	118	124	126	128	132	142	126	0	560

就总体而言，既应考虑总体中每个变量值与总体均数之差（离均差 $x-\mu$），又要克服正负代数和出现 0 的情况，所以用离均差平方和运算能说明各组数据的离散度。为了全面地考虑每个变量值的离散情况，有人提出以各数值的离均差平方和除以变量值的总数 N，以表达每个变量值的变异度，简称总体方差，用符号 σ^2 表示，公式为：

$$\sigma^2=\frac{\sum(x-\mu)^2}{N} \qquad \text{公式(5.2.12)}$$

由于总体均数 μ 往往不易得到，在实际工作中，常采用随机抽样，容易得到样本均数，用它来作为对 μ 的估计，用样本例数 $n-1$ 代替 N 来校正，于是计算样本方差的公式为：

$$s^2=\frac{\sum(x-\bar{x})^2}{n-1} \qquad \text{公式(5.2.13)}$$

式中的 $n-1$ 是自由度（degree of freedom），记为或 n' 或 dfν。

样本方差应用广泛，它也是常用于描述一组观察值离散趋势的一种变异指标，由于样本方差计算公式的分子是离均差平方和，测量单位也平方，如血红蛋白的单位为 g/L，在计算离均差平方和及方差时，因每个$(x-\bar{x})$都取其平方值，其单位成为$(\mathrm{g/L})^2$。为了用原单位表示离散程度，既便于理解，又便于比较，可用方差的平方根（标准差）来表示。

4. 标准差　标准差（standard deviation）是用得最多的变异指标，用以描述一组计量资料观察值之间参差不齐的程度，即离散度或变异度。总体标准差的计算公式为：

$$\sigma=\sqrt{\frac{\sum(x-\mu)^2}{N}} \qquad \text{公式(5.2.14)}$$

从公式(5.2.14)中可见，当 N 固定后，若观察值离均数近，$\sum(x-\mu)^2$ 就小，σ 亦小，表示观察值参差小；若观察值离均数远，$\sum(x-\mu)^2$ 就大，σ 亦大，表示观察值参差大。在实际工作中，总体均数 μ 往往不易得到，常用样本均数$\bar{x}$作为总体均数的估计值，用样本标准差 s 作为总体标准差的估计值。样本标准差 s 的计算公式为：

$$s=\sqrt{\frac{\sum(x-\bar{x})^2}{n-1}} \qquad \text{公式(5.2.15)}$$

样本标准差与总体标准差在公式上的区别在于分母用自由度代替样本量，样本均数代替总体均数。

一组对称分布，尤其是正态分布的计量资料，算术均数是最佳的平均水平代表值。因此，标准差所指的"标准"是以均数为标准。在计算标准差时，分子的离均差平方和，是表示每一个观察值与均数之差的平方和，这就概括了全部测定值的离散程度，标准差比极差、四分位数间距表达数据的变异情况更全面，应用更广泛。

（1）标准差常用的计算方法

1）小样本标准差的直接计算法　经数学推导，标准差的另一种表达形式为：

$$s=\sqrt{\frac{\sum x^2-\frac{(\sum x)^2}{n}}{n-1}} \qquad \text{公式(5.2.16)}$$

在例 5.2.9 中，从甲、乙、丙三组标准差来看，三组个体差异分布情况不尽相同：甲组标准差最大，说明甲组个体差异变异最大；乙组次之；丙组最小。乙组与丙组虽然极差相等，但各组内部个体差异分布不同，在计算标准差时，把每个观察值的差异都加以考虑，这种差异经计算标准差表明：$s_{甲}>s_{乙}>s_{丙}$，说明对于同类性质的两组或多组资料相比较，标准差大，表示该资料个体观察值的变异大；反之，标准差小，表示该资料个体观察值变异小。

2）大样本频数表资料加权法计算标准差　当变量值数据较多时，可编制频数表，用加权法计算标准差，公式为：

$$s=\sqrt{\frac{\sum fx^2-\frac{(\sum fx)^2}{\sum f}}{\sum f-1}} \qquad \text{公式(5.2.17)}$$

例 5.2.10　对例 5.1.2 资料用加权法计算标准差。计算方法如表 5.2.5。

$$s=\sqrt{\frac{63\ 270.75-\frac{2\ 686.5^2}{123}}{123-1}}=6.11(\text{mmol/L})$$

即 123 名糖尿病病人的餐后 2 h 血糖标准差为 6.11（mmol/L）。

表 5.2.5　123 名糖尿病病人的餐后 2 h 血糖标准差（mmol/L）计算（加权法）

血糖组段(i) (1)	频数(f) (2)	组中值(x) (3)	fx (4)=(2)(3)	fx^2 (5)=(3)(4)
7.0 ~	3	8.5	25.5	216.75
10.0 ~	7	11.5	80.5	925.75
13.0 ~	11	14.5	159.5	2 312.75
16.0 ~	17	17.5	297.5	5 206.25
19.0 ~	25	20.5	512.5	10 506.25
22.0 ~	26	23.5	611.0	14 358.50
25.0 ~	15	26.5	397.5	10 533.75
28.0 ~	9	29.5	265.5	7 832.25
31.0 ~	6	32.5	195.0	6 337.50
34.0 ~ 37.0	4	35.5	142.0	5 041.00
合计	123		2 686.5	63 270.75

（2）标准差的用途

1）表示观察值之间的离散程度　在比较两组或多组同类性质的计量资料时，若标准差小，表示观察值围绕均数的波动较小，说明均数的代表性好；反之，标准差大，表示观察值围绕均数的波动性大，说明均数的代表性差。

2）概括估计变量值的频数分布　对于服从正态分布的资料，可以应用正态曲线下面积分布的规律，对实际资料的频数分布作出概括估计。

3）估计医学参考值范围。

4）结合均数计算变异系数。

5）结合样本含量计算标准误。

5. 变异系数　上述各种变异指标可用来比较同类事物间的变异情况。一般说来，极差或标准差的值小，表示变量值变异小，相对密集；反之，极差与标准差的值大，表示变量值变异大，相对分散。但不同质的资料，一般不能通过直接比较其标准差来判断哪一组数据变异程度的大小，如测量单位不同的资料、均数相差悬殊的资料，都被视为是不同质的，不能直接用标准差来比较它们的变异度。在这两种情况下，若要比较资料间的变异情况应计算变异系数（confidence interval）。

$$CV=\frac{s}{\bar{x}}\times 100\% \qquad \text{公式(5.2.18)}$$

变异系数适用的变异度比较情况：① 被比较的两组或多组资料单位不同；② 被比较的指标虽然单位相同，但均数相差很大。

例 5.2.11　某地 20 岁男子 100 名，其身高均数为 166.06（cm），标准差为 4.95（cm）；体重均数为 53.72（kg），标准差为 4.96（kg）。欲比较身高与体重的变异度何者为大，由于度量单位不同，不能直接比较标准差而应比较其变异系数。

$$\text{身高 } CV=\frac{4.95}{166.06}\times 100\% = 2.98\%$$

$$\text{体重 } CV=\frac{4.96}{53.72}\times 100\% = 9.23\%$$

由此可见，该地 20 岁男子体重的变异度大于身高的变异度。

（三）正态分布及其应用

1. 正态分布的概念和特征

（1）正态分布的概念　正态分布（normal distribution）又称高斯分布（Gauss distribution），是医学和生物界最常见的分布。如以 111 名 7 岁男童的身高资料绘制成频数分布图（图 5.2.2），可见身高的分布是以均数为中心，低于均数的人数与高于均数的人数大致相等，越接近均数，人数越多；离均数越远，人数逐渐减少，形成了以均数为中心两侧基本对称的钟形分布。

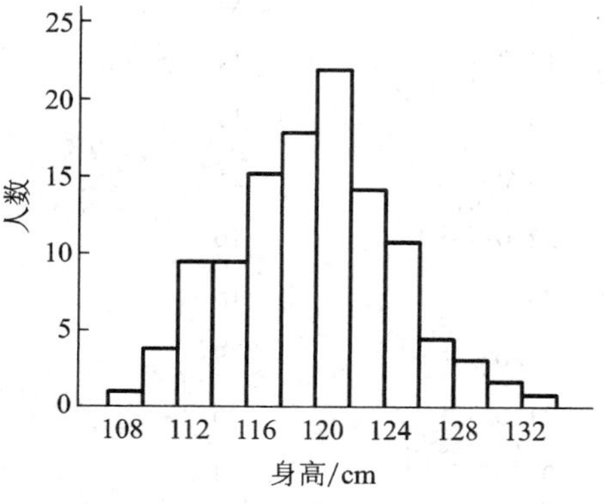

图 5.2.2　111 名 7 岁男童的身高频数分布图

这种资料在临床中很常见,称为正态分布。如身高、体重、红细胞数、血红蛋白、血压等的分布均属于正态分布。正态分布用 $N(\mu,\sigma^2)$ 表示 μ 为均数,σ 为标准差。

当 $\mu=0,\sigma=1$ 时为标准正态分布,为了应用方便可通过下列公式进行变量变换,将原点在任何位置的正态分布变换为标准正态分布:

$$u=\frac{X-\mu}{\sigma}$$ 公式(5.2.19)

式中的 u 称为标准正态变量或标准正态离差或标准正态单位。

(2) 正态分布特征

1) 正态曲线在横轴上方,在均数处频数值最高。

2) 正态分布以均数为中心,左右对称。

3) μ 是位置参数,当 σ 固定不变时,μ 越大,曲线越向右移动;μ 越小,曲线越向左移动。σ 是变异度参数,μ 不变时,σ 越大,曲线越平阔;σ 越小,曲线越尖峭。

4) 正态曲线下面积有一定的分布规律。

2. 正态曲线下面积的分布规律　对正态分布曲线形成的理解(图 5.2.3):以直方图作为基础[图 5.2.3(a)];减小组距后绘制的同资料直方图[图 5.2.3(b)];在极限原理应用前提下,连接组中值顶点形成光滑曲线[图 5.2.3(c)]。

实际工作中,常需要了解正态曲线下横轴上某一区间的面积占总面积的百分数,以便估计该区间的例数占总例数的百分数(频数分布)或观察值落在该区间的概率。正态曲线下面积有一定的分布规律(图 5.2.4):

$\mu\pm\sigma$ 区间面积占总面积的 68.27%;

$\mu\pm1.96\sigma$ 区间面积占总面积的 95.00%;

$\mu\pm2.58\sigma$ 区间面积占总面积的 99.00%。

常用的两个区间:$\mu\pm1.96\sigma$ 及 $\mu\pm2.58\sigma$ 的区间面积分别占总面积(或总观察例数)的 95% 及 99%。

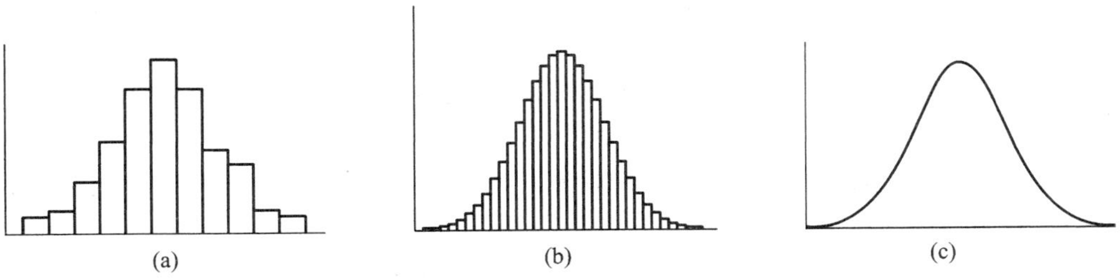

图 5.2.3　正态分布示意图

3. 正态分布的应用

(1) 正态分布是很多统计方法,包括统计推断的理论基础。后面要讨论到的 χ^2 分布、t 分布、F 分布等都是在正态分布的基础上推导出来的。某些分布,如 t 分布、二项分布、Poisson 分布等的极限均为正态分布,在一定条件下,均可按正态近似的原理来处理。

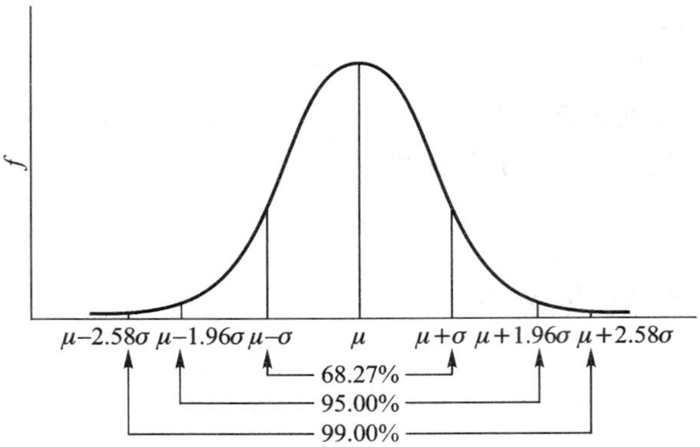

图 5.2.4 正态曲线下面积的分布规律

（2）估计医学参考值范围 详见下文。

4. 医学参考值范围的估计 医学参考值范围过去亦称医学正常值范围，它是指“正常人”的解剖、生理、生化等指标的波动范围。

（1）估计医学参考值范围的一般步骤

1）根据研究目的抽取适当观察对象，并保证观察对象的同质性 就狭义的参考值范围来说，制定其范围首先要抽取适当的“正常人”作为观察对象，也就是要根据研究目的确定其目标总体。所谓“正常人”并非无任何疾病的健康人，而是指排除了影响所研究指标疾病和有关因素的人。例如，拟制定某市成年人空腹血糖的参考值范围，则全市常住“正常”成年男女的空腹血糖值就是该研究的目标总体。只要观察对象未患有影响血糖的疾病，则该观察对象均可包含在本研究内。保障观察对象的同质性是确定参考值范围的首要问题，在实际工作中，往往涉及较多的专业知识、较高的诊断和检测水平。若测得值在性别、年龄等分组间存在统计学差异并有实际意义时，应当分组确定参考值范围。如白细胞（WBC）总数男女之间相差无统计学意义，亦无实际意义，可合并求参考值范围；而血红蛋白男女之间相差有统计学意义和实际意义，则血红蛋白的参考值范围应男女分别制定。

2）保障观察对象的代表性，即要有足够样本含量的“正常人” 医学参考值范围是根据绝大多数的“正常人”来确定的，是根据观察值的分布选定不同的方法而确定的，一般认为每组的样本含量应在 100 例以上，尽量使样本的分布接近总体分布。例数过少，确定的参考值范围往往不准确。有的统计学家认为，在观察对象的获得受限时，无需作样本含量的估算，观察对象的数目在精不在多。

3）对“正常人”进行准确而统一的测定 测量所用的仪器、设备、试剂，测量人员、方法和操作技术等必须在整个过程中自始至终保持一致。这是控制系统误差、保证参考值范围可靠性和代表性的重要措施。

4）确定是单侧还是双侧参考值范围 应根据专业知识确定参考值范围是单侧还是双侧。若某指标过高过低均属异常（如白细胞总数），则其参考值范围应为双侧，即需分别确定其下限和上限；若该指标过低为异常（如肺活量等）或过高为异常（如发铅含量、酸性磷酸酶等），则其参考值范围应为单侧，即需分别确定其下限或上限。

5）选定适当的百分范围　参考值范围的意思是指绝大多数“正常人”的观察值均在此范围内，最常用的范围是95%，当然也可使用80%、90%或99%等。这个范围应根据“正常人”和病人的数据分布特征，有无重叠并平衡假阳性率（误诊率）和假阴性率（漏诊率）来确定。当“正常人”与病人的数据分布没有交叉重叠时[图5.2.5(a)]，只需控制假阳性率，如取95%的参考值范围，则容许有5%的“正常人”被错划为异常，即假阳性率或误诊率为5%；当“正常人”与病人的数据分布有交叉重叠时[图5.2.5(b)]，则需根据研究目的兼顾假阳性率和假阴性率。若用于确诊病人或选定科研病例，此时应减少假阳性率，其参考值范围可取宽一些（如99%）；若用于初筛中搜寻病人，此时应减少假阴性率，其参考值范围可取窄一些（如80%或90%）。而当“正常人”与病人的数据分布重叠较多时，可将重叠部分的某段划为可疑范围，如将成年人舒张压85～89mmHg或收缩压130～139mmHg定为正常高值。

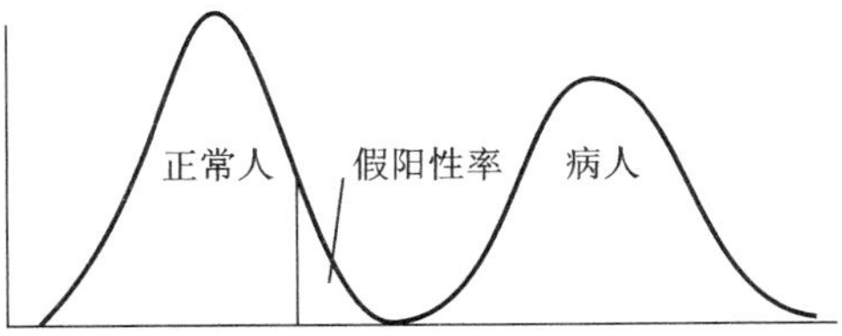

(a) 病人与正常人分布不交叉

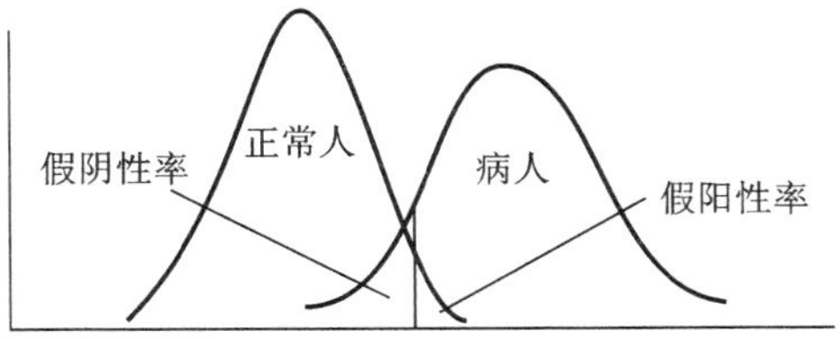

(b) 病人与正常人分布有交叉

图5.2.5　病人与正常人的样本分布

6）确定估计方法并计算参考值范围　根据资料的分布类型，样本含量的大小及研究者的目的，选用适当的方法并计算出参考值范围。

（2）估计医学参考值范围的方法　医学参考值范围的估计方法很多，现主要介绍最常用的两种方法，其他方法可参见有关专业书籍。

1）正态分布法

双侧界值计算公式：　$\bar{x} \pm u_{\alpha/2} s$　公式(5.2.20)

上式适用于正态分布资料。根据正态分布规律，将正态曲线下的百分面积（相当于正常参考值范围的百分数）在横轴上的对应点作为正常参考值范围的界值（表5.2.6）。

表5.2.6　常用正常参考值范围的界值

百分界限	单侧		双侧
%	下限值	上限值	
99	$\bar{x}-2.326s$	$\bar{x}+2.326s$	$\bar{x}\pm 2.582s$
95	$\bar{x}-1.645s$	$\bar{x}+1.645s$	$\bar{x}\pm 1.960s$
90	$\bar{x}-1.282s$	$\bar{x}+1.282s$	$\bar{x}\pm 1.645s$
80	$\bar{x}-0.842s$	$\bar{x}+0.842s$	$\bar{x}\pm 1.282s$

例5.2.12　某地正常成年男子的红细胞数（$\times 10^{12}$/L）见表5.2.7，试确定其95%的参考值范围。

表 5.2.7 某地正常成年男子的红细胞数（$\times 10^{12}$/L）

红细胞数	组中值	人数
4.2 ~	4.3	2
4.4 ~	4.5	4
4.6 ~	4.7	7
4.8 ~	4.9	16
5.0 ~	5.1	20
5.2 ~	5.3	25
5.4 ~	5.5	24
5.6 ~	5.7	22
5.8 ~	5.9	16
6.0 ~	6.1	2
6.2 ~	6.3	5
6.4 ~ 6.6	6.5	1
合计		144

计算得均数 $\bar{x}=5.3778$，标准差 $s=0.4388$。红细胞数过高或过低均属于异常，因此取双侧概率，当 $1-\alpha=0.95$ 时，$\alpha/2=1.96$，代入公式 $\bar{x}\pm u_{\alpha/2}s$ 算得：

$5.3778\pm1.96\times0.4388$ 得到下限为 4.52（$\times 10^{12}$/L），上限为 6.24（$\times 10^{12}$/L）。

即该地正常成年男子红细胞数的 95% 参考值范围是 4.52（$\times 10^{12}$/L）~6.24（$\times 10^{12}$/L）。

2）百分位数法　利用百分位数计算正常参考值范围，多用于偏态分布（表 5.2.8）。

表 5.2.8 常用正常值范围所对应的百分位数

百分范围	单侧		双侧	
%	下限	上限	下限	上限
80	P_{20}	P_{80}	P_{10}	P_{90}
90	P_{10}	P_{90}	P_{5}	P_{95}
95	P_{5}	P_{95}	$P_{2.5}$	$P_{97.5}$
99	P_{1}	P_{99}	$P_{0.5}$	$P_{99.5}$

例 5.2.13　某市 238 例正常人发汞值见表 5.2.9，试求该地发汞的 95% 正常参考值范围。

发汞值过高才为异常，故应计算正常参考值上限（单侧），实际上是计算出百分之九十五位数。

代入公式（5.2.10）：$P_x=L+\frac{i}{f_x}(nx\%-\sum f_L)$

$$P_{95}=2.3+\frac{0.4}{16}(238\times95\%-212)$$

$$=2.65(\mu g/g)$$

表 5.2.9 某市 238 例正常人发汞值频数分布

发汞值/($\mu g \cdot g^{-1}$)	频数	累计频数	累计频率/%
0.3	20	20	8.40
0.7	66	86	36.13
1.1	60	146	61.36
1.5	48	194	81.51
1.9	18	212	89.08
2.3	16	228	95.80
2.7	6	234	
3.1	1	235	
3.5	0	235	
3.9	3	238	
合计	238	—	—

即该地正常人发汞 95% 的正常参考值上限为 2.65 μg/g。

三、分类变量资料的描述性分析

分类变量很多，最常用的有相对数、动态数列等。

（一）相对数

1. 相对数的概念　分类变量的变量值是定性的，该类资料的整理是将各观察单位按其所属的类别归类。各类别中的观察单位数为绝对数时，它能说明某现象在一定条件下的规模和水平，是制订计划和统计分析的基础，但不能做进一步的深入分析比较。如某疾病预防控制中心学校卫生科调查甲、乙中学初中三年级学生的近视眼患病情况，结果甲校近视眼 50 人，乙校近视眼 30 人，甲校比乙校多 20 人。我们不能简单地由此得出甲校近视眼患病情况比乙校严重的结论，因为还需要考虑两校被调查的学生数。若调查了甲校 200 人，乙校 100 人，则甲校近视眼患病率为 $\frac{50}{200}\times100\% = 25\%$；乙校近视眼患病率为 $\frac{30}{100}\times100\% = 30\%$，可见乙校近视眼患病率高于甲校。这个例子中，近视眼患病率是一种相对数。

相对数（relative number）是分类变量资料的描述性指标，是两个相联系的量之比，表示相对大小。对于分类变量资料，只有计算相对数后才能做进一步的深入分析比较。

2. 相对数的种类　相对数是一个指标体系，根据相对数的分子和分母选用的指标性质不同，分为率、构成比和相对比。

（1）率（rate）　是指某现象实际发生数与可能发生某现象总数之比，又称频率指标。它说明在一定条件下，某现象发生的频率或强度。计算公式为：

$$率 = \frac{实际发生某现象的观察单位数}{可能发生某现象观察单位总数}\times k \qquad 公式(5.2.21)$$

式中的 k 为比例基数。常用的率有百分率(%)、千分率(‰)、万分率(1/万)、十万分率(1/10 万)等。通常取 100 作基数,即百分率。取千以上作基数时,主要是按统一规定或习惯用法以便于比较或使算得的率保留一二位整数,如粗出生率用 1 000 作基数,肿瘤死亡率用 10 万作基数。

医疗卫生工作中率统计指标非常多,看上去计算并不复杂,但是要结合专业能够很好运用并不简单。此处仅举常用的几个指标加以说明:

$$某病发病率=\frac{同期新发生的某病病例数}{一定时期内可能发生某病的平均人口数}\times k$$

$$某病患病率=\frac{检查时发现的某病现患病例数}{一定时期内受检人数}\times k$$

$$某病感染率=\frac{感染某病病原体的人数}{受检人口数}\times k$$

$$某病病死率=\frac{观察期间某病死亡人数}{同期某病病人数}\times k$$

$$某病治愈率=\frac{治愈某病病人数}{该病受治病人数}\times k$$

$$婴儿死亡率=\frac{同年不满 1 岁婴儿死亡数}{某年活产总数}\times k$$

以上的频率指标中,有些并非符合率的定义,如婴儿死亡率,但多年沿用称之为率,应用中应当注意到这点。

(2)构成比　指事物内部某一部分观察单位数与事物内部各部分观察单位的总数之比,说明某事物内部各组成部分所占的比重,常以百分数表示,亦称百分比。计算公式为:

$$构成比=\frac{某事物内部某一组成部分的观察单位数}{同一事物各组成部分的观察单位总数}\times 100\% \qquad 公式(5.2.22)$$

某事物各组成部分的构成比之和应为 100%,但有时因尾数四舍五入使构成比之和略大于(或小于)100%,此时合计项仍用 100% 或对其进行修匀,以示某事物构成比的整体。由于事物各组成部分的构成比之和为 100%,故某组成部分所占比重的增减必影响其他组成部分的比重。

(3)相对比　是 A、B 两个有关指标之比,为对比的最简单形式。常以倍数或百分数表示,说明 A 指标为 B 指标的若干倍或百分之几。计算公式为:

$$相对比=\frac{A 指标}{B 指标} \qquad 公式(5.2.23)$$

两个指标可以是性质相同的(如某医院某两年的病床数之比),也可以是性质不相同但有关联的(如某社区医生数与服务人群数之比);两个指标可以是绝对数,也可以是相对数或平均数。

3. 计算实例　对表 5.2.10 中资料进行分析。

(1)率的分析

1)男性各恶性肿瘤死亡率的计算　将第(2)栏各恶性肿瘤死亡数和当地 1992 年男子人口数 452 736 代入公式(5.2.21)计算,如肝癌死亡率 $=\frac{91}{452\ 736}\times(100\ 000/10\ 万)=20.10/10$

万，其余各恶性肿瘤死亡率，见第(3)栏。男性各恶性肿瘤死亡率中以肝癌居首位，其次为胃癌、肺癌。

表 5.2.10 1992 年某地恶性肿瘤死亡资料(人口数:男 452 736,女 429 326)

肿瘤分类 (1)	男			女			男、女死亡率相对比 (8)
	死亡人数 (2)	死亡率 (1/10 万) (3)	构成比 (%) (4)	死亡人数 (5)	死亡率 (1/10 万) (6)	构成比 (%) (7)	
肝癌	91	20.10	20.59	32	7.45	13.91	2.70
胃癌	85	18.78	19.23	35	8.15	15.22	2.30
肺癌	83	18.33	18.78	30	6.99	13.04	2.62
食管癌	79	17.45	17.87	33	7.69	14.35	2.27
大肠癌	16	3.53	3.62	12	2.80	5.22	1.26
白血病	13	2.87	2.94	13	3.03	5.65	0.95
乳腺癌	1	0.22	0.23	11	2.56	4.78	0.09
宫颈癌	—	—	—	12	2.80	5.22	—
膀胱癌	9	1.99	2.04	2	0.47	0.87	4.23
其他	65	14.36	14.70	50	11.65	21.74	1.23
合计	442	97.63	100.00	230	53.59	100.00	1.82

2）女性各恶性肿瘤死亡率的计算 将第(5)栏各恶性肿瘤死亡数和当地 1992 年女子人口数 429 326 代入率的计算式计算，结果见第(6)栏。女性各恶性肿瘤死亡率的前三位分别为胃癌、食管癌和肝癌，与男性肿瘤死亡率顺位不同。

（2）构成比的分析

1）男性各恶性肿瘤构成比的计算 将第(2)栏各恶性肿瘤死亡数和该栏合计数 442 代入公式(5.2.22)，肝癌死亡数构成比 $=\dfrac{91}{442}\times 100\% = 20.59\%$，结果见第(4)栏。可见，男性前三位恶性肿瘤(肝癌、胃癌、肺癌)死亡数占男性总肿瘤死亡数的 58.60%。

2）女性各恶性肿瘤死亡构成比的计算 将第(5)栏各恶性肿瘤死亡数和该栏合计数 230 代入上式计算，结果见第(7)栏。可见，女性前三位恶性肿瘤(胃癌、食管癌、肝癌)死亡数占女性总肿瘤死亡数的 43.48%。

（3）相对比的分析 将男性与女性各相应恶性肿瘤死亡率第(3)栏与第(6)栏代入公式(5.2.23)计算，得男、女各恶性肿瘤死亡率的相对比。如男、女肝癌死亡率的相对比 $=\dfrac{20.10}{7.45}=2.70$，即肝癌死亡率的男女性别比为 2.70∶1，男性为女性的 2.70 倍。其余各恶性肿瘤男、女死亡率相对比见第(8)栏。由此可见，除白血病、乳腺癌、宫颈癌之外，其他恶性肿瘤死亡率皆为男性高于女性；男性总肿瘤死亡率是女性总肿瘤死亡率的 1.82 倍。

4. 应用相对数时的注意事项

（1）计算相对数的分母不宜过小　分母过小时，最好用绝对数描述；否则，应同时列出率的置信区间。

（2）构成比与率不同，分析时不能用构成比代替率　构成比是说明事物内部某组成部分比重的指标，率才是反映某事物发生频率或强度的指标。应用时两者不要混淆。

（3）观察单位数不等的几个率求平均率时，要用各率的分子之和与分母之和来计算。

（4）两个或多个率比较时，要注意其可比性　一是影响因素在各组的内部构成是否相同，如比较两地恶性肿瘤总死亡率时，两地的性别、年龄构成比要相同或相近，否则用各性别年龄组的率比较或进行率的标准化；二是各组的观察对象要同质，研究方法相同，观察时间相等以及内外环境相近，如比较不同疗法的疗效时，须注意各组病例在年龄、性别、病情、病程、病型、疗程及内外环境等方面要基本相同。

（5）要按随机的原则进行抽样，样本率（或构成比）的比较要做假设检验。

（二）动态数列

动态数列（dynamic series）是按时间顺序排列起来的一系列统计指标（包括绝对数、相对数和平均数），它说明某事物在时间上的变化和发展趋势。按照时间特点可分为时点动态数列和时期动态数列。设动态数列为 $a_0, a_1, a_2, \cdots, a_n$，其常用的分析指标与公式如下。

1. 绝对增长量　说明某事物在一定时期所增加的绝对数值。有累计绝对增长量和逐年绝对增长量之分。前者以 a_0 为基数，后者以前面一个时间的指标 a_{i-1} 为基数（$i=0, 1, 2, \cdots, n$）。

$$\text{累计绝对增长量} = a_i - a_0 \qquad \text{公式(5.2.24)}$$

$$\text{逐年绝对增长量} = a_i - a_{i-1} \qquad \text{公式(5.2.25)}$$

2. 发展速度　说明某事物在一定时期的发展速度。

$$\text{定基比发展速度} = \frac{a_i}{a_0} \qquad \text{公式(5.2.26)}$$

$$\text{环比发展速度} = \frac{a_i}{a_{i-1}} \qquad \text{公式(5.2.27)}$$

3. 增长速度　说明某事物在一定时期的增长速度。

$$\text{定基比增长速度} = \frac{a_i - a_0}{a_0} = \text{定基比发展速度} - 1 \qquad \text{公式(5.2.28)}$$

$$\text{环比增长速度} = \frac{a_i - a_{i-1}}{a_{i-1}} = \text{环比发展速度} - 1 \qquad \text{公式(5.2.29)}$$

4. 平均发展速度和平均增长速度　说明某事物在一定时期的平均速度变化。

$$\text{平均发展速度} = \sqrt[n]{\frac{a_n}{a_0}} \qquad \text{公式(5.2.30)}$$

$$\text{平均增长速度} = \text{平均发展速度} - 1 \qquad \text{公式(5.2.31)}$$

例 5.2.14　对表 5.2.11 第（1）、（2）栏资料作动态分析。

绝对增长量、发展速度、增长速度见表 5.2.11 第（4）～（9）栏。

$$平均发展速度=\sqrt[n]{\frac{a_n}{a_0}}=\sqrt[9]{\frac{198\ 744}{147\ 208}}=1.034\times100\%=103.4\%$$

$$平均增长速度=平均发展速度-1=3.4\%$$

表 5.2.11　某地 1985—1994 年床位的发展动态

年份	年末床位数	符号	绝对增长量		发展速度		增长速度	
			累计	逐年	定基/%	环比/%	定基/%	环比/%
(1)	(2)	(3)	(4)	(5)	(6)	(7)	(8)	(9)
1985	147 208	a_0	—	—	—	—	—	—
1986	152 855	a_1	5 647	5 647	103.8	103.8	3.8	3.8
1987	161 826	a_2	14 618	8 971	109.9	105.9	9.9	5.9
1988	167 818	a_3	20 610	5 992	114.0	103.7	14.0	3.7
1989	171 941	a_4	24 733	4 123	116.8	102.5	16.8	2.5
1990	176 952	a_5	29 744	5 011	120.2	102.9	20.2	2.9
1991	181 832	a_6	34 624	4 880	123.5	102.8	23.5	2.8
1992	186 998	a_7	39 790	5 166	127.0	102.8	27.0	2.8
1993	194 599	a_8	47 391	7 601	132.2	104.1	32.2	4.1
1994	198 744	a_9	51 536	4 145	135.0	102.1	35.0	2.1

由表 5.2.11 可以看出，该地 9 年间床位由 1985 年的 147 208 张增加到 1994 年的 198 744 张，相当于原有床位的 135.0%；9 年间累计增长了 51 536 张床位，即增加了 35.0%；平均每年增长 3.4%；但逐年的增长速度不同，其中 1987 年的增长速度最快，达 5.9%；1994 年增长速度最慢，为 2.1%。若平均发展速度为 1.034 时，预计到 2000 年，该地床位将达 243 075 张。

（三）率的标准化法

1. 标准化的意义和基本思想　标准化率（standardized rate）简称标化率，亦称调整率（adjusted rate），是将所比较的资料的构成，按照统一标准调整后算得的率。计算标化率的目的在于统一内部构成，消除混杂因素（confounding factor）对结果的影响，使资料具有可比性。例如，欲比较两地的总死亡率，若两地的年龄（或性别）构成不同，而年龄（或性别）又影响死亡率时，则年龄（或性别）为混杂因素，使两地总死亡率无可比性。为消除年龄（或性别）的影响，可对率进行标准化。

标准化率常用于人群性别、年龄构成不同的两地出生率、患病率和病死率的比较；也可用于病情轻重、病程长短不同的两组治愈率的比较；还可用于均数的标准化，如比较两组平均治愈天数时应考虑两组病型、病情、病程等的标准化。

例 5.2.15　某医生欲研究甲、乙两所大学 35 岁以上的知识分子中高血压的患病情况，检查了两校 35 岁以上的全部知识分子，得到如下资料（表 5.2.12），试对两校的患病情况进行比较，并给出结论。

表 5.2.12 甲、乙两校 35 岁以上知识分子的高血压患病率

年龄/岁	甲校			乙校		
	检查	病例	患病率/%	检查	病例	患病率/%
35 ~	236	16	6.78	478	33	6.90
45 ~	375	27	7.20	379	28	7.39
55 ~	384	38	9.90	235	24	10.21
65 ~ 80	402	59	14.68	157	24	15.29
合计	1 397	140	10.02	1 249	109	8.73

2. 标准化法的基本步骤

（1）选择方法　常用的计算标准化率的方法有直接法和间接法。直接法的使用条件是已知被观察人群中各年龄组（分组）的患病率（或发病率、死亡率等）资料；若缺乏各分组的率的资料，仅有各分组的观察单位数和总的率，则选用间接法。

（2）选择标准　一般原则是：① 选择一个具有代表性的、内部构成相对稳定的较大人群作标准；② 以要比较的两组资料内部各相应分组的观察单位数合并作标准；③ 以要比较的两组中任选一组的内部构成作标准。

（3）计算标准化率。

3. 标准化率的计算方法　表 5.2.13 是计算标准化率的数据符号的模式。

（1）直接法标准化率 P'

已知标准组人口数时，

$$P' = \frac{\sum N_i P_i}{N} \qquad \text{公式(5.2.32)}$$

已知标准组年龄别人口构成时，

$$P' = \sum \frac{N_i}{N} \times P_i \qquad \text{公式(5.2.33)}$$

（2）间接法标准化率

$$P' = P \frac{r}{\sum N_i P_i} = P \times SMR \qquad \text{公式(5.2.34)}$$

式中 SMR 称为标准化死亡比（或发病比、患病比），即被标化组实际死亡（发病、患病）数与预期死亡（发病、患病）数之比，间接法时可直接比较 SMR。若 $SMR > 1$，表示被标化人群的死亡率高于标准组；反之，若 $SMR < 1$，表示被标化人群的死亡率低于标准组。因此，间接法标准化率用于被标化人群与标准组作比较。

（3）本例计算过程

1）直接法　依所得资料，选择直接法计算标准化率，以两校各年龄组检查人数的合并值作标准，计算标准化率，如表 5.2.14。

甲校高血压患病标准化率 $P' = \dfrac{245}{2\ 646} \times 100\% = 9.26\%$

表 5.2.13 计算标准化率的数据符号

年龄组	被标化组			标准组		
	人(口)数	死亡人数	死亡率	人(口)数	死亡人数	死亡率
1	n_1	r_1	p_1	N_1	R_1	P_1
2	n_2	r_2	p_2	N_2	R_2	P_2
3	n_3	r_3	p_3	N_3	R_3	P_3
⋮	⋮	⋮	⋮	⋮	⋮	⋮
i	n_i	r_i	p_i	N_i	R_i	P_i
⋮	⋮	⋮	⋮	⋮	⋮	⋮
k	n_k	r_k	p_k	N_k	R_k	P_k
合计	n	r	p	N	R	P

表 5.2.14 直接法计算甲、乙两校的高血压患病标准化率(已知标准组人口数时)

年龄组/岁	标准组人数	甲　校		乙　校	
	N_i	原患病率/% P_i	预期患病数 N_iP_i	原患病率/% P_i	预期患病数 N_iP_i
(1)	(2)	(3)	(4) = (2)(3)	(5)	(6) = (2)(5)
35 ~	714	6.78	48	6.90	49
45 ~	754	7.20	54	7.39	56
55 ~	619	9.90	61	10.21	63
65 ~ 80	559	14.68	82	15.29	85
合计	2 646	—	245	—	253

乙校高血压患病标准化率 $P'=\frac{253}{2\ 646}\times 100\%=9.56\%$

若以各年龄组人数构成比作标准计算标准化率,结果如表 5.2.15。

甲校高血压患病标准化率为 9.298 7%,乙校高血压患病标准化率为 9.586 7%,仍为乙校高于甲校,与上述计算结果一致。

2) 间接法　假定本例未获得各年龄组的患病资料,仅有各年龄组的受检人数和总的患病率,且从两校各年龄组受检人数比较中可见各年龄组受检人数构成比不同,总的高血压患病率一定会受年龄构成的影响,不宜直接比较。因此,选用间接法计算标准化患病率,如表 5.2.16。

$$\text{甲校的标准化患病比}=\frac{140}{209}=0.669\ 9$$

$$\text{乙校的标准化患病比}=\frac{109}{144}=0.756\ 9$$

$$\text{甲校标准化患病率}=16.32\%\times 0.669\ 9=10.93\%$$

$$\text{乙校标准化患病率}=16.32\%\times 0.756\ 9=12.35\%$$

表 5.2.15 直接法计算甲、乙两校的高血压患病标准化率(已知标准组年龄别人口构成时)

年龄组/岁	标准组人数构成比	甲校		乙校	
		原患病率/%	分配患病率/%	原患病率/%	分配患病率/%
	N_i/N	P_i	$(N_i/N)P_i$	P_i	$(N_i/N)P_i$
(1)	(2)	(3)	(4)=(2)(3)	(5)	(6)=(2)(5)
35 ~	0.269 8	6.78	1.829 2	6.90	1.861 6
45 ~	0.285 0	7.20	2.052 0	7.39	2.106 2
55 ~	0.233 9	9.90	2.315 6	10.21	2.388 1
65 ~ 80	0.211 3	14.68	3.101 9	15.29	3.230 8
合计	1.000 0	—	9.298 7	—	9.586 7

表 5.2.16 间接法计算甲、乙两校的高血压患病标准化率

年龄组/岁	标准组患病率/%	甲校		乙校	
		人数	预期患病数	人数	预期患病数
	P_i	N_i	N_iP_i	N_i	N_iP_i
(1)	(2)	(3)	(4)=(2)(3)	(5)	(6)=(2)(5)
35 ~	6.90	236	16	478	33
45 ~	9.45	375	35	379	36
55 ~	15.16	384	58	235	36
65 ~ 80	24.79	402	100	157	39
合计	16.32	1 397	209	1 249	144

经间接法计算的标准化率也是乙校高于甲校，与直接法计算结果一致。

4. 标准化法应用中应注意的问题

(1) 由于选择的标准不同，算得的标准化率就不同，故而在比较几个标准化率时，应采用同一标准。

(2) 各年龄组率间若出现明显交叉，则不用标准化法，而只能是比较年龄组率。

(3) 两样本标准化率的比较亦应作假设检验。

(4) 标化率不能反映当时当地的实际水平，它只表示相互比较的几组资料间的相对水平。

第三节 医学资料的推断性分析

一、抽样误差与标准误

医学科研大多数为抽样研究，在抽样研究时，对总体分布的类型是可以大致了解的，但对总体参数(population parameter，总体的特征值)是未知的，因此只能通过样本数据计算样本统计量，再用样本统计量来估计总体参数。例如用样本均数 $\bar{x}$ 估计总体均数 μ、样本方差 s^2 估计

总体方差 σ^2 等。这就是参数估计(parameter estimation)。

标准误(standard error,SE)是表示抽样误差大小的指标,符号 $\sigma_{\bar{x}}$,称样本均数的标准差。因为它是由抽样误差引起,故又称标准误。标准误大,表示抽样误差大,用此样本均数估计总体均数的可靠性较差。由于总体标准误往往不易获得,实际工作中,以 $s_{\bar{x}}$ 作为总体标准误的估计值,简称样本标准误。

总体标准误的计算公式为:

$$\sigma_{\bar{x}} = \frac{\sigma}{\sqrt{n}}$$ 公式(5.3.1)

样本标准误的计算公式为:

$$s_{\bar{x}} = \frac{s}{\sqrt{n}}$$ 公式(5.3.2)

标准误与标准差呈正比,与样本含量 $\sqrt{n}$ 呈反比。标准误除表示样本均数的可靠性外,还可以用它估计总体均数的置信区间,进行样本均数的假设检验。

同样道理,率的计算也存在抽样误差,因此,也需要计算率的标准误,以描述抽样误差的大小。

二、t 分布

前已述及,用 $u = \frac{x-\mu}{\sigma}$ 可对正态变量 x 进行标准正态变换,将一般的正态分布 $N(\mu,\sigma^2)$ 变换为标准正态分布。前面又提到样本均数 $\bar{x}$ 服从正态分布,当然也可对正态变量 $\bar{x}$ 采用 $u = \frac{\bar{x}-\mu}{\sigma_{\bar{x}}}$ 变换,将 $N(\mu,\sigma_{\bar{x}}^2)$ 变换为标准正态分布,即 u 分布。在实际工作中 $\sigma_{\bar{x}}$ 往往是用 $s_{\bar{x}}$ 来估计的,这时对正态变量 $\bar{x}$ 采用的不是 u 变换而是 t 变换了,即 $t = \frac{\bar{x}-\mu}{s_{\bar{x}}}$,其结果也不是 u 分布而是 t 分布。

t 分布与标准正态分布相比有以下特征:① 二者都是单峰分布,以 0 为中心,左右两侧对称。② t 分布的峰部较矮而尾部翘得较高,说明远侧 t 值的个数相对较多,即尾部面积(概率 P)较大。自由度 ν 越小这种情况越明显。ν 逐渐增大时,t 分布逐渐逼近标准正态分布;当 $\nu = \infty$ 时,t 分布就是标准正态分布。不同自由度下 t 分布的图形见图 5.3.1。

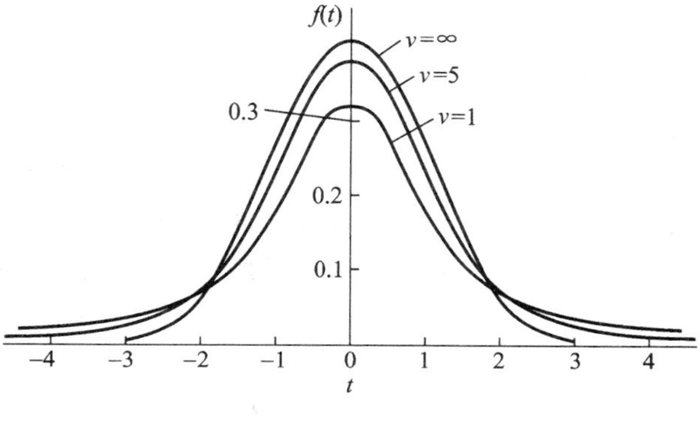

图 5.3.1 不同自由度下 t 分布图

t 分布是一种常用的连续型分布，主要用于检验样本均数与总体均数之间的差别、两样本均数之间的差别是否具有统计学意义，以及对总体均数进行区间估计等。

在实际应用中，注意 t 分布的适用条件：当样本含量较小时，要求样本取自正态总体；作两样本均数比较时，还要求两总体方差齐同。

三、参数估计

（一）参数估计的概念

在抽样研究时，对总体分布的类型是可以大致了解的，更多的时候总体是未知的。在总体参数未知的情况下，只能通过样本数据计算样本统计量，再用样本统计量来估计总体参数。参数估计包括两种方法：一是用样本统计量作为参数的估计值，这就是参数的点估计；二是考虑抽样误差的存在，不同样本可能得到不同的估计值，所以用一个范围来估计总体参数在此范围内的概率，这就是参数的区间估计。

区间估计是一种常用的总体参数的估计方法，它是根据抽样误差的大小，并给予一定的概率，来估计未知总体参数所在的可能范围，称总体参数的置信区间（confidence interval，CI）或可信区间。预先给定的概率称置信度或可信度，符号 $1-\alpha$，一般取 95% 或 99%。95% 置信区间表示总体参数在此区间内的置信度为 95%。即在同一总体抽取样本量 n 相等的样本，用样本统计量按一定公式估计总体参数时，总体参数有 95% 的可能在此范围内，只有 5% 的可能不在此范围内。由于小概率事件在一次观测中出现的可能性几乎为 0，所以当我们得到一个随机样本，作总体均数的区间估计时，在给定的概率条件下，可以认为总体均数很大可能会在此范围内。

（二）参数估计的方法

1. 总体均数的估计　当样本比较大时，用 u 分布理论来计算均数的置信区间。根据标准正态分布可得到总体均数置信区间计算公式为：

$$\mu \pm u_{\frac{\alpha}{2}}\sigma_{\bar{x}} \qquad \text{公式(5.3.3)}$$

式中，$u_{\frac{\alpha}{2}}$ 为置信度 $1-\alpha$ 时的标准正态（离）差，可由 u 界值表查得。如计算双侧 95% 置信区间时，$1-\alpha=0.95$，$\alpha=0.05$，$u_{0.025}=1.96$；计算 99% 置信区间时，$1-\alpha=0.99$，$\alpha=0.01$，$u_{0.005}=2.58$。理论上 95% 和 99% 总体均数置信区间计算公式分别为：$\mu \pm 1.96\sigma_{\bar{x}}$ 和 $\mu \pm 2.58\sigma_{\bar{x}}$，实际应用中 μ 和 $\sigma_{\bar{x}}$ 可用 $\bar{x}$ 和 $S_{\bar{x}}$ 替代。

当样本比较小时，应当用 t 分布理论来计算均数的置信区间。请看下面的例子。

例 5.3.1　随机抽取某化工行业男性工人 10 名，测其血红蛋白含量，得 $\bar{x}=124.5$ g/L，$s=7.63$ g/L，试求男性化工行业工人（总体）血红蛋白含量的 95% 置信区间。

本例因 σ 未知，n 较小，用 t 分布理论来计算均数的置信区间。根据 t 分布特点，双侧估计时，因 $t_{\frac{\alpha}{2}}$ 随自由度不同而不同，所以根据 t 分布可得到总体均数置信区间计算公式为：$\bar{x} \pm t_{\frac{\alpha}{2},\nu} s_{\bar{x}}$。当 n 较小，且 σ 未知时，求总体均数的双侧 95% 置信区间用下面公式：

$$(\bar{x} - t_{\frac{0.025}{2},\nu} s_{\bar{x}},\ \bar{x} + t_{\frac{0.025}{2},\nu} s_{\bar{x}})。 \qquad \text{公式(5.3.4)}$$

从上面可看到，当置信度从 95% 增加到 99% 时，置信区间的范围就要加大，这时估计的精度就会降低，一般情况下常以 95% 的置信度作总体参数的区间估计。

2. 总体率的估计　总体率的估计有点估计和区间估计两种方法。点估计即用一个样本率作为总体率的估计值。区间估计即根据抽样误差，并在给予一定的置信度的条件下，找出总体率的可能范围。

（1）正态近似法　当样本含量较大，样本率 P 和 $(1-P)$ 均不太小时，样本率的分布近似正态分布，则总体率的置信区间可用下列公式估计：

$$(P-u_{\frac{\alpha}{2}}s_P \quad P+u_{\frac{\alpha}{2}}s_P) \qquad \text{公式(5.3.5)}$$

公式(5.3.5)中 $u_{\frac{\alpha}{2}}$ 为置信度 $1-\alpha$ 时的标准正态(离)差，可由 u 界值表查得，如计算 95% 置信区间时，$1-\alpha=0.95$，$\alpha=0.05$，$u_{0.025}=1.96$；计算 99% 置信区间时，$1-\alpha=0.99$，$\alpha=0.01$，$u_{0.005}=2.58$。

s_P 为率的标准误，计算公式为：

$$s_P=\sqrt{\frac{P(1-P)}{n}} \qquad \text{公式(5.3.6)}$$

（2）查表法　适用于样本例数较少(如 $n\leqslant 50$)，特别是 P 很接近 0 或 1 时，该法实际上是根据二项分布公式解两个方程式得到求解。由于计算较繁，已经计算并编制成现成的百分率的置信区间表。直接用样本含量 n 及阳性数 x 查表，即可得总体比例数的 95% 或 99% 置信区间。有三种情况：① n 及 x 均可在表中直接查到时，如 $n=10$，$x=4$，表中两者相交处的上行 12～74，即所求 95% 置信区间 12%～74%。② n 可查到，但 x 查不到时，可用反推法。如 $n=20$，$x=13$，可先查得 $n=20$ 及 $x=20-13=7$ 的置信区间 15%～59%，再从 100% 中减去此数，得 41%～85%，即为所求的 95% 置信区间。③ n 查不到或 n 与 x 均查不到时，可用邻近值查得近似的置信区间，若需求得准确的置信区间可查详表。

3. 置信区间估计需注意的问题

（1）置信区间的两个数值　置信区间通常指两个数值(即较小数值称为置信限下限和较大数值称为置信限上限)所包含的数值范围。置信区间为开区间，一般不包括这两个点值。

（2）置信区间的两个要素　① 准确度(accuracy)：反映在置信度的大小，即置信区间包容 P 的概率大小，越接近 1 越好；② 精密度(precision)：反映在区间的长度，区间长度越小精密度越高。在样本含量确定的情况下，二者是矛盾的，若仅考虑提高准确度，则要减小 α，使得区间变得很长，而精密度降低，这并不可取。所以，不能笼统地认为 99% 置信区间比 95% 的置信区间好，需要兼顾准确度与精密度。一般情况下，95% 的置信区间更为常用。在置信度确定的情况下，增加样本量，可减少区间长度，提高精密度。

（3）参考值范围与置信区间的区别　前者是考察来自某总体的所有观察对象分布的范围，使用 $\bar{x}\pm u_{\frac{\alpha}{2}}s$ 来计算；而后者是考察某总体的平均水平值(总体均数)会落在什么范围，用 $\bar{x}\pm u_{\frac{\alpha}{2}}s_{\bar{x}}$ 来计算。

四、假设检验

（一）基本思想和基本步骤

假设检验的目的之一是通过样本统计量的差别来推断总体参数是否相等。样本统计量差别有两种可能：① 完全由抽样误差引起，即总体参数相等，称为差别无统计学意义；② 除了由抽样误差引起外，还由总体参数的差别引起，即总体参数不等，称为差别有统计学意义。通过假设检验的以下步骤可达到推断总体参数是否相等的目的。

1. 建立假设和确定检验水准　建立假设前，先要明确分析目的要求。不同类型的资料，往往分析的指标也不同，如计量资料常作均数间的比较，计数资料常作率或构成比间的比较。现以例 5.3.2 说明其意义。

例 5.3.2　据大量调查得知，健康成年男子脉搏均数为 72 次/min，某医生随机调查了某山区 25 名成年男子，其脉搏均数为 73.7 次/min，标准差为 6.0 次/min，能否认为此山区成年男子脉搏均数与一般成年男子脉搏均数有差别？

根据前面的两种可能，建立两个假设：① 无效假设（null hypothesis）：或称零假设，用 H_0 表示；② 备择假设（alternative hypothesis）：或称对立假设，用 H_1 表示。两者都是根据统计推断目的而提出的对总体参数或分布特征的假设。H_0 是从反证法的思想提出的，其假设为总体参数相等，H_1 的假设为总体参数不等，H_1 和 H_0 是相互联系且相互对立的一对假设。

本例的无效假设 H_0 为此山区成年男子的总体平均脉搏数（μ）与一般成年男子的总体平均脉搏数（μ_0）相等，即 $\mu=\mu_0$；备择假设 H_1 为此成年男子的平均脉搏数与一般成年男子的平均脉搏数不等，即 $\mu\neq\mu_0$，为双侧检验（two-sided test）。假如从专业知识已知一种方法的结果不可能低于或高于另一种方法的结果，宜用单侧检验（one-sided test）。

检验水准（significance level）是指假设检验作统计推断时可容忍犯的第Ⅰ类错误（见后详述）的概率，记为 α，在实际工作中常取 0.05。

现以常用的样本均数的比较为例，用符号表示如下。

样本均数（设其总体均数为 μ）与某已知的总体均数 μ_0 作比较。

	目的	H_0	H_1
双侧检验	是否 $\mu\neq\mu_0$	$\mu=\mu_0$	$\mu\neq\mu_0$
单侧检验	是否 $\mu>\mu_0$	$\mu=\mu_0$	$\mu>\mu_0$
	是否 $\mu<\mu_0$	$\mu=\mu_0$	$\mu<\mu_0$

两样本均数（设其总体均数分别为 μ_1 和 μ_2）比较：

	目的	H_0	H_1
双侧检验	是否 $\mu_1\neq\mu_2$	$\mu_1=\mu_2$	$\mu_1\neq\mu_2$
单侧检验	是否 $\mu_1>\mu_2$	$\mu_1=\mu_2$	$\mu_1>\mu_2$
	是否 $\mu_1<\mu_2$	$\mu_1=\mu_2$	$\mu_1<\mu_2$

2. 选定检验方法，计算检验统计量　根据研究目的的要求、设计类型、资料类型和样本含量大小选用适当的检验方法。统计学的检验方法很多，各种方法常用其相应的检验统计量来命名。如上例研究目的为比较山区 25 例成年男子的平均脉搏数与一般成年男子的平均脉搏数的差异，设计为样本均数与总体均数的比较，资料类型是连续型数值变量，样本量较小，由医学知识已知脉搏的分布服从正态分布，故选用 t 检验。t 检验的统计量为 t 值，t 值服从 t 分布，按以下公式计算统计量 t：

$$t=\frac{\bar{x}-\mu_0}{s/\sqrt{n}}$$　公式（5.3.7）

3. 确定 P 值，作出统计推断的结论　P 值是指从 H_0 所规定的总体中随机抽样，由样本数据计算出相应检验统计量等于或大于现值的概率。

当 $P \leq \alpha$，表示在 H_0 成立的条件下，出现等于及大于现有检验统计量值的概率是小概率。按定义，小概率事件在一次抽样中是不大可能发生的，即现有样本信息不支持 H_0，因而拒绝 H_0，接受 H_1，故认为总体参数不等，样本统计量的差别有统计学意义；相反，如 $P > \alpha$，即现有样本信息支持 H_0，因而没有理由拒绝 H_0，此时不拒绝 H_0，故认为总体参数相等，样本统计量的差别无统计学意义。

4. 根据统计推断，结合具体问题的专业知识，给出专业结论。

（二）均数比较的假设检验

1. 样本均数与总体均数的比较　在某一特定条件下，将从某一总体中随机抽样得到的样本均数与某已知总体均数或标准值 μ_0 进行比较，由此来推断取自该样本的未知总体均数 μ 与某已知总体均数或标准值 μ_0 之间有无差别。

当样本含量较小（如 $n \leq 50$），且总体方差未知时（理论上要求样本所在总体服从正态分布，但实际应用时，可略有偏离），可采用 t 检验；当样本含量较大（如 $n > 50$），或样本含量虽小，但总体方差已知时，可采用 u 检验。现在回到前面述及的例子加以讨论。

为比较 25 例山区成年男子的平均脉搏数与一般成年男子的平均脉搏数的差异，按 t 检验步骤有。

（1）建立假设

$H_0: \mu = \mu_0$　该地成年男子平均脉搏数与一般成年男子平均脉搏数相同；

$H_1: \mu \neq \mu_0$　该地成年男子平均脉搏数与一般成年男子平均脉搏数不相同；

$\alpha = 0.05$。

（2）计算统计量 t

统计量 t 值的计算公式为：

$$t = \frac{\bar{x} - \mu_0}{s_{\bar{x}}} = \frac{\bar{x} - \mu_0}{s/\sqrt{n}}$$

公式中，n 为样本含量，$\bar{x}$ 为样本均数，s 为样本标准差，$s_{\bar{x}}$ 为样本标准误，μ_0 为某已知总体均数或标准值。

本例 $\bar{x} = 73.7$，$\mu_0 = 72$，$s = 6.0$，$n = 25$，统计量 t 值为：

$$t = \frac{73.7 - 72}{6.0/\sqrt{25}} = 1.417$$

（3）确定 P 值

根据 $\nu = 25 - 1 = 24$，查 t 界值表得 $t_{0.05,24} = 2.064$，由现有样本信息计算得到的检验统计量 $t = 1.417$，小于 $t_{0.05,24}(2.064)$，故 $P > 0.05$，按 $\alpha = 0.05$ 的水准，不拒绝 H_0，故可认为该地山区成年男子的平均脉搏数与一般成年男子的平均脉搏数相同。

若为大样本，统计量可改为用 u 值的计算公式，进行 u 检验。

2. 两样本均数比较　又称完全随机设计（或成组设计）两样本均数比较。它是将全部 n 个实验对象随机分成两组，分别给予两种不同的处理，或分别从所研究的两个总体中随机抽取样本,然后比较两组平均实验效应。两样本均数比较可采用 t 检验。进行 t 检验的两个前提条件是:① 两组数据均来自正态或近似正态总体且相互独立;② 两组数据的总体方差齐。若两组数据不满足上述条件时,首先应考虑做"数据的变换",如果变换值满足上述条件,可对变换值进行 t 检验,如果变换值不满足上述条件,可对原始数据进行近似 t 检验,即校正的 t' 检验,也可用成组设计两样本比较的秩和检验。在作 t 检验前,需要推断两总体方差是否齐,即需作方差齐性检验。

本方法适用于两样本含量均小于 50,或其中任一样本含量小于 50,但总体方差相等时。本方法统计量 t 值的计算公式为:

$$t = \frac{\bar{x}_1 - \bar{x}_2}{s_{\bar{x}_1 - \bar{x}_2}} \qquad \text{公式(5.3.8)}$$

$$s_{\bar{x}_1 - \bar{x}_2} = \sqrt{\frac{(n_1 - 1)s_1^2 + (n_2 - 1)s_2^2}{n_1 + n_2 - 2}\left(\frac{1}{n_1} + \frac{1}{n_2}\right)} \qquad \text{公式(5.3.9)}$$

自由度 $\nu = n_1 + n_2 - 2$

公式(5.3.8)中,$\bar{x}_1$ 和 $\bar{x}_2$ 分别为两样本均数;n_1 和 n_2 分别为两样本含量;s_1^2 和 s_2^2 分别为两样本方差。

例 5.3.3 为探讨放射线工作者的血象变化情况,研究者分别对 100 名放射线医师、工业探伤及同位素应用者(射线组)和 24 名近 1 年内未接受射线的医院工作者(对照组)的血象用常规法进行了测定,其中白细胞(WBC)计数的均数和标准差结果如下。试比较两组人群的 WBC 计数有无差别。

射线组:$n_1 = 100, \bar{x}_1 = 5.92 \times 10^9/\text{L}, s_1 = 2.28 \times 10^9/\text{L}$。

对照组:$n_2 = 24, \bar{x}_2 = 7.82 \times 10^9/\text{L}, s_2 = 2.84 \times 10^9/\text{L}$。

本例经检验,方差齐性,可用 t 检验对两样本均数进行比较。

(1) 建立假设

$H_0: \mu_1 = \mu_2$,放射线工作者与非放射线工作者(对照组)血象无差别;

$H_1: \mu_1 \neq \mu_2$,放射线工作者与非放射线工作者(对照组)血象有差别;

$\alpha = 0.05$。

(2) 计算统计量

$$s_{\bar{x}_1 - \bar{x}_2} = \sqrt{\frac{(n_1 - 1)s_1^2 + (n_2 - 1)s_2^2}{n_1 + n_2 - 2}\left(\frac{1}{n_1} + \frac{1}{n_2}\right)}$$

$$= \sqrt{\frac{(100 - 1)2.28^2 + (24 - 1)2.84^2}{100 + 24 - 2}\left(\frac{1}{100} + \frac{1}{24}\right)} = 0.5445$$

$$t = \frac{7.82 - 5.92}{0.5445} = 3.489$$

(3) 确定 P 值 根据自由度 $\nu = 100 + 24 - 2 = 122$,查 t 界值表,$t_{0.05,122} = 1.98$ 得 $P < 0.05$。按 $\alpha = 0.05$ 水准,拒绝 H_0,接受 H_1。

(4) 专业结论 可认为两组人群的 WBC 计数有差别,射线组人群的 WBC 计数较低。

当两组样本含量较大时,可采用 u 检验。

3. 配对设计 t 检验

(1) 配对设计类型　在医学研究中,为了提高实验效率,避免非处理因素对实验结果的干扰,在进行实验设计时,根据目的不同,可分成两种情况。

1) 可采用异源配对(即条件相近者配对设计):如将同种属的动物或条件相同、相近的两两实验对象先配成对子,然后再将每个对子中的两个试验对象随机地分配到 A、B 两组中,对 A、B 两组试验对象分别给予两种不同的处理(例 5.3.4)。

2) 亦可采用同源,如自身配对(或对照)设计:即对同一批样品分别采用两种不同的处理方法,以推断两种处理效果有无差别。推断某种处理有无作用时,可采用自身对照设计,即对同一试验对象某种处理前后的比较。但这种设计方法有不妥之处,若处理前后某些环境因素或自身因素等发生了改变,并且会影响到试验结果时,则试验结果令人难以相信。

对于配对资料,若每对数据的差值服从正态分布,则可用 t 检验。若不服从,可采取以下方法:① 对差值作数据变换,其变换值若服从正态分布,可用 t 检验;② 其变换值仍不服从正态分布,可采用配对设计差值的符号秩和检验。

(2) 配对设计 t 检验的基本原理　无论是推断两种处理的效果有无差别还是推断某种处理有无作用,首先应求出各对子间的差值 d,并计算出差值均数,若两种处理效应无差别或某种处理无作用时,理论上差值 d 的总体均数 μ_d 应该为 0,故配对设计 t 检验可视为样本均数与总体均数 $\mu_d=0$ 的比较。配对 t 检验适用条件及处理方法同上。

(3) 配对设计 t 检验的计算方法

1) 计算每对数据的差值 d,如表 5.3.1 第(4)栏。

2) 将差值 d 作为一组变量,求得差值 d 的均数 $\bar{d}$,差值 d 的标准差 s_d,以及差值的标准误 $s_{\bar{d}}$。

3) 计算统计量 t 值:

$$t=\frac{\bar{d}-0}{s_{\bar{d}}}=\frac{\bar{d}-0}{s_d/\sqrt{n}} \qquad \text{公式(5.3.10)}$$

公式(5.3.9)中,自由度 $\nu=n-1$,n 为样本含量(即对子数),$s_{\bar{d}}$为样本差值均数的标准误。

4) 查 t 界值表,得 P 值,按检验水准 α 的大小作出推断结论。

例 5.3.4　为研究茶多酚对小白鼠红细胞变形性的影响,将小白鼠按性别、体重等配成 10 对,然后将每个对子中的两只小白鼠随机分配到正常饲料组和含茶多酚 2.5 g/(kg·d)饲料组。喂养 7 周后,用摘眼球法取血,测定其红细胞积分变形指数(IDI),结果如表 5.3.1。问茶多酚对小白鼠红细胞 IDI 有无影响。

① 建立假设

H_0:$\mu_d=0$,即不同饲料喂养对小白鼠红细胞 IDI 无影响;

H_1:$\mu_d\neq0$,即不同饲料喂养对小白鼠红细胞 IDI 有影响;

$\alpha=0.05$。

② 计算统计量:得 $n=10$,$\bar{d}=4.005\,1$,$S_d=3.683\,3$,

$$t=\frac{\bar{d}-0}{s_{\bar{d}}}=\frac{\bar{d}-0}{s_d/\sqrt{n}}=\frac{4.005\,1}{3.683\,3/\sqrt{10}}=3.438\,6$$

表 5.3.1 茶多酚对小白鼠红细胞 IDI 的影响

小白鼠配对号	小白鼠红细胞 IDI/%		差值 d	d^2
	正常饲料组	茶多酚饲料组		
(1)	(2)	(3)	(4) = (3) - (2)	(5) = (4)^2
1	20.063 0	25.168 7	5.105 7	26.068 2
2	26.011 2	28.786 1	2.774 9	7.700 1
3	20.025 0	29.312 3	9.287 3	86.253 9
4	20.836 7	24.861 1	4.024 4	16.195 8
5	20.317 8	24.123 4	3.805 6	14.482 6
6	24.378 6	30.301 7	5.923 1	35.083 1
7	29.001 3	26.260 9	-2.740 4	7.509 8
8	22.115 6	28.667 6	6.552 0	42.928 7
9	25.336 3	32.004 4	6.668 1	44.463 6
10	24.113 4	22.763 8	-1.349 6	1.821 4
合计	—	—	40.051 1	282.507 2

③ 确定 P 值：$v=n-1=10-1=9$，以 $v=9$ 查 t 界值表，得 $t_{0.05,9}=2.262$，今 $t=3.438\,6$，故 $P<0.05$，按照 $\alpha=0.05$ 水准，拒绝 H_0，接受 H_1。

④ 专业结论：可认为茶多酚对小白鼠红细胞 IDI 有影响。

4. 方差分析　除两个总体均数比较的假设检验方法外，在实际工作还会遇到多个均数比较的问题，如某人研究不同剂量的降血脂药对高脂血症患者三酰甘油（甘油三酯，TG）的影响，即较高剂量组、中剂量组、低剂量组 3 组均数 μ_1、μ_2 和 μ_3 是否相同。对于 3 个、4 个或更多个均数的比较，t 检验或 u 检验就无能为力了。或许有人会想将每两个均数分别用 t 检验比较，得到比较结果，再将各次比较结果综合在一起，其实这种做法是错误的。

若因素的水平数 $k>2$ 时，即多个样本均数比较时，常采用方差分析（analysis of variance，ANOVA）。

（1）方差分析的基本思想

例 5.3.5　某医师研究胃癌与胃黏膜细胞中 DNA 含量的关系，分别测定正常人、胃黏膜增生患者和胃癌患者的胃黏膜细胞中 DNA 含量（AU），数据如表 5.3.2，试问三组人群的胃黏膜细胞中 DNA 含量是否相同？

变异的分解：从表 5.3.2 可以看到三种变异，即总变异（total variation）、组间变异（variation between groups）、组内变异（variation within group）。

把全部数据关于总均数的离均差平方和（总变异），按资料的设计类型分解成几部分，每一部分表示某一影响因素所产生的效应，其中有一项是误差。一般情况下，总变异可分解为组间变异和组内变异（误差）两部分，表示平均变异的指标可用均方（MS），各组样本均数间的变异写成 $MS_{组间}$。造成此变异可以有两种原因：① 各组内个体的变异（随机误差）；② 各组效应间的差别。其中,第一种原因必然存在,第二种原因正是实验所要研究的问题。$MS_{组内}$是组内变异的均方,纯粹由上述第一种原因造成,而与实验因素无关。如果各组来自同一总体,即$\mu_1=\mu_2=\mu_3$,则组间变异与组内变异都只反映随机误差,即组间均方应等于组内均方。此时,若计算组间均方和组内均方之比(即 F 值),理论上 F 值应等于 1,但由于抽样误差的影响,F 值不会正好等于 1,而是接近于 1。或者说,F 值接近于 1 的可能性大,远离 1 的可能性小。反之,如果各组不是来自同一总体,则组间变异将大于组内变异,F 值将明显大于 1。F 值的计算公式为:

$$F=\frac{MS_{组间}}{MS_{组内}}=\frac{SS_{组间}/(k-1)}{SS_{组内}/(N-1)} \qquad 公式(5.3.11)$$

SS 是离均差平方和,k 表示组数,N 为总例数。

表 5.3.2 三组人群的胃黏膜细胞中 DNA 的含量

	正常人	胃黏膜增生患者	胃癌患者	
	11.9	13.9	20.3	
	13.4	17.2	17.8	
	9.0	16.5	23.4	
	13.7	14.6	20.6	
	12.2	13.0	19.5	
x_{ij}	12.8	12.0	16.4	
	14.0	16.0	22.2	
	11.5	14.1	20.1	
	12.9	15.6	17.6	
	12.6	14.8	18.2	
	13.5	13.9	22.9	
	10.8		19.9	
	12.1			
n_i	14	12	13	$N=39$
$\bar{x}_i$	12.221	14.725	19.692	$\bar{x}=15.482$
s_i^2	1.897	2.275	4.959	$s^2=13.036$

注:x_{ij}表示第 i 组第 j 个样本观察值;n_i 为第 i 组的样本含量;$\bar{x}_i$ 表示第 i 组的均数;s_i 表示第 i 组的标准差。

(2)完全随机化设计资料的方差分析 亦称单因素方差分析(one factor analysis of variance, oneway ANOVA)。完全随机化设计(completely random design)亦称成组设计。该设计仅涉及一个研究因素,k 个不同的水平(k 个分组)。例 5.3.5 中研究因素是 1 个,3 个组表示该因素的 3 个水平,目的是比较 3 个水平下各均数是否相等。

例 5.3.5 的假设检验步骤

① 建立假设和确定检验水准

H_0:三组人群的胃黏膜细胞中 DNA 含量的总体均数相等,$\mu_1=\mu_2=\mu_3$;

H_1:三组总体均数不相等,或不全相等;

$\alpha=0.05$。

② 计算检验统计量 F 值

$$SS_{总}=\sum_i\sum_j(x_{ij}-\bar{x})^2=495.36$$

$$SS_{组间}=\sum_i n_i(\bar{x}_i-\bar{x})^2=386.16$$

$$SS_{组内}=\sum_i\sum_j(x_{ij}-\bar{x}_i)^2=\sum_j(n_i-1)s_i^2=109.20$$

或:

$SS_{组内}=SS_{总}-SS_{组间}=495.36-386.16=109.20$

自由度:$\nu_{总}=N-1=38$;$\nu_{组间}=k-1=3-1=2$;$\nu_{组内}=N-k=39-3=36$

得:

$$MS_{组间}=\frac{SS_{组间}}{\nu_{组间}}=193.08$$

$$MS_{组内}=\frac{SS_{组内}}{\nu_{组内}}=3.03$$

则:

$$F=\frac{MS_{组间}}{MS_{组内}}=\frac{193.08}{3.03}=63.72$$

将上述结果列成方差分析表。见表 5.3.3

表 5.3.3 例 5.3.5 资料的方差分析表

变异来源	SS	ν	MS	F	P
总	495.36	38			
组间(处理)	386.16	2	193.08	63.72	<0.05
组内(误差)	109.20	36	3.03		

③ 确定 P 值,作出推断结论:按第 1 自由度为 2。第 2 自由度为 36,查附表 F 界值表,得 $P<0.05$,故按 $\alpha=0.05$ 水平拒绝 H_0,接受 H_1,认为三组总体均数不相等或不全相等。

(三)率或构成比比较的 χ^2 检验

1. χ^2 检验的基本思想与基本步骤

(1)χ^2 检验的基本思想 χ^2 检验(chi-square test)用途极广,这里仅介绍它在分类变量资料中用于推断两个或两个以上总体率(或构成比)之间有无差别或有无关联的分析方法。

检验统计量 χ^2 值的基本公式为:

$$\chi^2=\sum\frac{(A-T)^2}{T} \qquad 公式(5.3.12)$$

式中 A 为实际频数，即所获资料中的基本数据；T_{RC} 为第 R 行第 C 列的理论频数，是根据检验假设 H_0 推算得到的。

$$T_{RC}=\frac{n_R n_C}{n} \qquad \text{公式(5.3.13)}$$

式中 n_R 为同行合计，n_C 为同列合计，n 为总例数。

自由度 $\nu=$(行数 -1)(列数 -1)。

χ^2 检验的基本思想体现在 χ^2 值的基本公式中，即当 H_0 成立时，实际频数 A 就与理论频数 T 很接近，此时 χ^2 值不会太大，即 $\chi^2 \leqslant \chi^2_{\alpha,\nu}$；反之，如若计算得到了一个较大的 χ^2 值，即 $\chi^2 \geqslant \chi^2_{\alpha,\nu}$ 时，就有理由认为 H_0 不成立。因此，实际上 χ^2 值反映了实际频数与理论频数的吻合程度。

(2) χ^2 检验的基本步骤　比较任何两个样本率都可列成如下四格表 5.3.4 而进行 χ^2 检验。

1) 建立假设

$H_0:\pi_1=\pi_2$　即假设两个样本率 $P_{甲}$ 与 $P_{乙}$ 来自同一个总体，总体率差异无统计学意义；

$H_1:\pi_1\neq\pi_2$　即假设两个样本率 $P_{甲}$ 与 $P_{乙}$ 分别来自两个总体，总体率差别有统计学意义；

$\alpha=0.05$。

表 5.3.4　两个样本率比较

组别	阳性数	阴性数	合计	率
甲	a	b	$a+b$	$P_{甲}=a/(a+b)$
乙	c	d	$c+d$	$P_{乙}=c/(c+d)$
合计	$a+c$	$b+d$	N	

2) 计算 χ^2 值。

3) 确定 P 值　以自由度为 1 查 χ^2 值表，若 $\chi^2>\chi^2_{0.05,\nu}$，则 $P<0.05$；若 $\chi^2<\chi^2_{0.05,\nu}$，则 $P>0.05$。

4) 结论　若 $P<0.05$，则差异有统计学意义，即两样本率的差异不是由抽样误差引起的，而是本质上的差异；若 $P>0.05$，则差异无统计学意义，即两样本率的差异是由抽样误差引起的，不是本质上的差异。

2. 四格表资料的 χ^2 检验　目的在于推断两个样本率各自所代表的两总体率是否相等。该方法适用条件广泛，常用方法有许多：χ^2 检验、u 检验、对数似然比法检验以及平方根法等。这里仅介绍四格表资料的 χ^2 检验。

(1) 基本公式的应用

例 5.3.6　某医生用国产雷尼替丁治疗十二指肠球部溃疡，以西咪替丁作对照组，结果如表 5.3.5，问两种方法治疗效果有无差别？

① 建立假设

$H_0:\pi_1=\pi_2$，即两种方法治疗效果无差异；

$H_1:\pi_1\neq\pi_2$，即两种方法治疗效果有差异；

表 5.3.5 两种药物治疗十二指肠球部溃疡的效果

处理组	愈合	未愈合	合计	愈合率/%
雷尼替丁组	54(48.2)	8(13.8)	62	87.10
西咪替丁组	44(49.8)	20(14.2)	64	68.75
合计	98	28	126	77.78

注:表示括号内数字为理论数。

$\alpha=0.05$。

② 计算 χ^2 值,按公式 5.3.12 和 5.3.13 计算(省略),$\chi^2=6.13$。

③ 确定 P 值,作结论:查 χ^2 界值表,$\nu=1$ 时,$\chi^2_{0.05,1}=3.84$,$\chi^2_{0.01,1}=6.63$,因而 $0.05>P>0.01$,即 $P<\alpha$,因而拒绝 H_0,接受 H_1,可以认为两组溃疡愈合率差别显著,雷尼替丁组的愈合率高于西咪替丁组。

(2) 专用公式的应用　四格表 χ^2 检验专用公式:

$$\chi^2=\frac{(ad-bc)^2n}{(a+b)(c+d)(a+c)(b+d)} \qquad \text{公式(5.3.14)}$$

式中 a、b、c、d 为四个格子的实际频数,n 为总例数。

$$\chi^2=\frac{(54\times20-8\times44)^2\times126}{62\times64\times98\times28}=6.13$$

结论与基本公式相同。

(3) 校正公式的应用　一般认为当 $n>40$,且任意 $T\geqslant5$ 时,可直接使用四格表基本公式或专用公式。当 $n>40$,且任意 $1<T<5$ 时,应计算校正 χ^2 值,其计算公式为:

$$\chi^2=\sum\frac{[(A-T)-0.5]^2}{T} \qquad \text{公式(5.3.15)}$$

$$\text{或}\quad \chi^2=\frac{(|ad-bc|-n/2)^2n}{(a+b)(c+d)(a+c)(b+d)} \qquad \text{公式(5.3.16)}$$

例 5.3.7　某医生欲比较胞磷胆碱与桂利嗪(脑益嗪)治疗脑动脉硬化的疗效,观察结果如表 5.3.6,问两种药物的疗效有无差别?因为数据中 $n>40$ 且有一个理论频数 $1<T<5$,故应采用校正公式。

表 5.3.6 两种药物治疗脑动脉硬化的疗效

处理组	有效	无效	合计	有效率/%
胞磷胆碱	41(38.18)	3(5.82)	44	93.18
桂利嗪	18(20.82)	6(3.18)	24	75.00
合计	59	9	68	86.76

当有 $n<40$ 或有 $T<1$ 时,宜用确切概率计算法。

3. 行×列表 χ^2 检验

(1) 无序分类变量资料　比较两个以上样本率或构成比差异是否有统计学意义,可将多个样本率列成 $R\times C$ 表,进行行×列表资料的 χ^2 检验。

基本步骤同χ^2检验。χ^2值的计算可以用基本公式，也可以用下列行×列表的专用公式：

$$\chi^2=\sum\frac{(A-T)^2}{T}$$

或
$$\chi^2=n\left(\sum\frac{A^2}{n_R n_C}-1\right) \qquad \text{公式(5.3.17)}$$

ν=(行数－1)(列数－1)。

例5.3.8　某地在流行性脑脊髓膜炎流行期间进行了带菌调查，结果如表5.3.7，问不同人群带菌率是否不同？

表5.3.7　某地流行性脑脊髓膜炎流行期不同人群带菌率

职业	调查人数	阳性数	阴性数	阳性率/%
工人	190	120	70	63.16
农民	169	98	71	57.99
服务员	170	96	74	56.47
中小学生	279	124	155	44.44
合计	808	438	370	54.21

① 建立假设

H_0：四个人群带菌率相同，即$\pi_1=\pi_2=\pi_3=\pi_4$；

H_1：四个人群带菌率不同或不全相同；

$\alpha=0.05$。

② 计算χ^2值

$$\chi^2=n\left(\sum\frac{A^2}{n_R\cdot n_C}-1\right)$$

$$\chi^2=808\times\left(\frac{120^2}{190\times438}+\frac{70^2}{190\times370}+\frac{98^2}{169\times438}+\frac{71^2}{169\times370}+\frac{96^2}{170\times438}+\frac{74^2}{170\times370}+\frac{124^2}{279\times438}+\frac{155^2}{279\times370}-1\right)$$

$$=18.17$$

③ 确定P值，作结论查χ^2界值表，按$\nu=(R-1)(C-1)$求得$\nu=3$，$\chi^2_{0.005,3}=7.81$，因而$P<0.05$。按$\alpha=0.05$水准，拒绝H_0，可以认为不同人群带菌率不同或不全相同。

(2) 有序分类变量资料　对于有序分类变量资料或称行×列表(又称$R\times C$列联表)资料，可以作关联性(association)分析，目的是推断两因素间有无关联关系，常先作χ^2检验；必要时再进一步确定关联的密切程度，用列联系数来说明。

关联性分析的计算公式仍可采用：

$$\chi^2=n\left(\sum\frac{A^2}{n_R n_C}-1\right)$$

经χ^2检验推断两因素有关联关系，若需进一步说明相关的密切程度，可在计算χ^2值的基础上，计算列联系数P；其值为0～1，1表示完全相关，0表示完全独立，越接近于0，说明越没

有关系;越接近于1,说明关系越密切。列联系数有多种,常用的是 Pearson 列联系数:

$$P=\sqrt{\frac{\chi^2}{n+\chi^2}} \qquad \text{公式(5.3.18)}$$

(3)多个样本率比较的注意事项

1)公式(5.3.17)的应用条件是 $T<5$ 的格子数不超过1/5和没有任意格子的 $T<1$。如果出现上述情况应作如下处理:根本办法是增加观察例数,使各格基本数据增大;或将 T 较小的行或列与性质相近的行或列合并(前提是要能合理合并)。

2)应用行×列表 χ^2 检验中,当统计结论为拒绝 H_0,差异显著时,只能认为各总体率(或总体构成比)之间总的来说有差别,但不能说明它们任意两者之间都有差别,若要进一步说明此问题应做 χ^2 分割检验。

4. 配对资料的卡方检验　配对设计的资料(如两种检验方法、两种提取方法、两种培养方法)的差别分析,其特点是对同一样本的每一检品分别用两种方法处理,观察其阳性或阴性结果。例如表5.3.8中165份检品,各用两种培养基培养,结果有四种情况:两种培养基都生长(a),两种培养基都不生长(d),这是结果相同的部分;而甲培养基生长乙不生长(b),乙培养基生长甲不生长(c),这是结果不同的部分。注意:数据是"对子数"。用 b 和 c 的差别来推断两个总体率(如甲法和乙法两个总体的阳性率)是否相等,常用 χ^2 检验。当 $b+c\geqslant 40$ 时,计算 χ^2 值的公式为:

$$\chi^2=\frac{(b-c)^2}{b+c} \qquad \text{公式(5.3.19)}$$

$\nu=1$。

若 $b+c<40$ 时,需用下述公式校正:

$$\chi^2=\frac{(|b-c|-1)^2}{b+c} \qquad \text{公式(5.3.20)}$$

$\nu=1$。

例5.3.9　有165份检品,每份分别接种于甲、乙两种培养基,培养结果见表5.3.8。比较两种培养基的效果有无差别。

表5.3.8　两种培养基的培养结果

甲培养基	乙培养基		合计
	+	−	
+	36(a)	30(b)	66
−	11(c)	88(d)	99
合计	47	118	165

假设检验步骤:

① 建立假设:设甲、乙两种培养基的培养结果总的阳性率分别为 π_1 和 π_2

$H_0:\pi_1=\pi_2$，即两种培养基的阳性结果相同；

$H_1:\pi_1\neq\pi_2$，即两种培养基的阳性结果不相同；

$\alpha=0.05$。

② 计算统计量

据公式$\chi^2=\frac{(b-c)^2}{b+c}$计算得$\chi^2=\frac{(30-11)^2}{30+11}=8.80$

③ 确定 P 值：查χ^2界值表，$\chi_{0.05,1}=3.84$，$P<0.05$，按 $\alpha=0.05$ 水准拒绝 H_0，接受 H_1。

④ 专业结论：可认为两种培养基的效果不同，甲培养基的阳性率高于乙培养基的阳性率。

5. 样本率与总体率比较的 u 检验　目的是推断样本率 P 所代表的总体率 π 与某总体率 π_0 是否相等。可根据资料的不同情况选用不同的假设检验方法：① 当样本含量 n 较大，样本率的频数分布近似正态分布，π_0 不接近 0 或 1，$n\pi_0\geqslant5$，且 $n(1-\pi_0)\geqslant5$ 时，可用 u 检验或χ^2检验方法；② 若 π_0 很小，接近于 0 或 1，可用 Poisson 分布原理进行处理。这里仅介绍最常用而简单的 u 检验。

基本步骤：

（1）建立假设

$H_0:\pi=\pi_0$，样本率 P 与某总体率 π_0 的差异是由抽样误差引起的；

$H_1:\pi\neq\pi_0$，样本率 P 与总体率 π_0 的差异是本质的差异。

（2）确定检验水准　$\alpha=0.05$。

（3）计算检验统计量 u 值。

$$u=\frac{|P-\pi_0|}{\sqrt{\frac{\pi_0(1-\pi_0)}{n}}}\qquad\text{公式(5.3.21)}$$

公式 5.3.21 中，P 为样本率，$P=\frac{x}{n}$，x 为样本阳性例数，n 为样本例数，π_0 为某总体率。

（4）确定 P 值　若 $u\geqslant1.96$，则 $P\leqslant0.05$；若 $u<1.96$，则 $P>0.05$。

（5）结论　若 $P\leqslant0.05$，则差异有统计学意义，即样本率 P 与某总体率的差异不是由抽样误差引起的，而是有本质上的差异；若 $P>0.05$，则差异无统计学意义，即样本率 P 与某总体率 π_0 的差异是由抽样误差引起的，无本质上的差异。

样本率与总体率差异比较也可以用χ^2检验（这里略）。

（四）非参数统计介绍

有学者把现代统计推断方法分为两类：参数统计与非参数统计。凡推断假设是建立在样本所由抽取的总体具有已知的分布型和分布函数，且只有有限个未知参数基础上的推断方法，均称参数统计。而将那些推断假设不依赖于总体分布的具体函数形式，或推断假设与总体参数无关的推断方法，称为非参数统计。实际上也确有一些情况很难断定究竟应属于参数统计还是非参数统计。

非参数检验常用于解决那些总体分布未知的统计问题。例如，检验“两个总体是否具有相同分布”，这个假设的统计推断基础是比较分布而不是比较参数，对总体分布不做任何限定,如一端无界甚至是未知的,都能适用,对已登记作记录的资料,尤其适用。大多数非参数统计方法简便,易于理解和掌握。也正因为非参数统计方法对分布类型的广泛适应性,使其很难充分利用资料所提供的信息,有时会导致检验效能降低。通常情况下,对符合参数检验条件的资料,或经变量变换后符合参数检验条件的资料应优先选择参数检验。

非参数统计方法很多,这里主要介绍其中常用的方法之一——秩和检验。对数据从小到大排序,该排序号在统计学上称为秩次(rank)。用数据的秩次代替原数据所进行的假设检验方法称为秩和检验。

1. 配对设计的 Wilcoxon 符号秩和检验(Wilcoxon 法) 该方法是推断计量配对设计资料差值是否来自中位数为 0 的总体的方法,由 Wilcoxon 于 1945 年提出。

例 5.3.10 为了发展一项新的卫生工程技术,某卫生工程技术员搜集了 12 个不同地点在 37℃,42 h 前后污水所产生的硫化氢的含量,数据见表 5.3.9,问污水在 42 h 前后所产生的硫化氢是否有所不同?

表 5.3.9 污水的无氧发酵在 37℃下 42 h 前后产生的硫化氢

编号	硫化氢含量/($\mu g \cdot g^{-1}$)			
	42 h 前	42 h 后	差值	秩次
(1)	(2)	(3)	(4) = (3) - (2)	(5)
1	210	202	-8	-6
2	221	224	3	2.5
3	218	218	0	—
4	228	238	10	8
5	220	222	2	1
6	227	236	9	7
7	223	228	5	4
8	224	230	6	5
9	192	166	-26	-10
10	243	240	-3	-2.5
11	241	241	0	—
12	190	202	12	9
	$T_+ = 36.5$	$T_- = 18.5$		

由于资料污水在 42 h 前后所产生的硫化氢之差值,有极端值,并且无明显理由可以予以剔除,故本题宜用配对设计差值的符号秩和检验。

假设检验步骤:

① 建立假设

H_0:差值总体中位数 $M_d = 0$,即污水在 42 h 前后所产生的硫化氢相同;

H_1:$M_d \neq 0$,即污水在 42 h 前后所产生的硫化氢不同;

$\alpha=0.05$。

② 求差值：差值见表5.3.9的第(4)栏。

③ 编秩：依差值的绝对值从小到大编秩。编秩时遇差数等于0，则舍去不计，同时样本例数减1；遇绝对值相等差数，符号相同顺次编秩，符号相反取平均秩次，且符号相反。如表5.3.9第(4)栏中差值绝对值等于3的有两个，且符号相反，它们的位次分别是2、3，其平均秩次为 $\frac{2+3}{2}=2.5$，再给秩次冠以原差值的正负号；表5.3.9中第3和11号数据差值为0，那么这两个样品差值应舍去不计，同时样本例数由12个变为 $12-2=10$ 个。

④ 求秩和并确定检验统计量：分别求出正负秩次之和，正秩和以 T_+ 表示，负秩和的绝对值以 T_- 表示。T_+ 及 T_- 之和应等于 $n\left(\frac{n+1}{2}\right)$，即 $1+2+\cdots+n$，以此式验证 T_+ 和 T_- 的计算是否正确。双侧检验时任取 T_+（或 T_-）作为检验统计量，T 单侧检验通常取绝对值小者查表作为统计量。本题 $T_+=36.5$，$T_-=18.5$，它们之和为55，样本例数 n 为10，$10\times\frac{10+1}{2}=55$。可见 T_+ 和 T_- 计算无误。本题取 $T=18.5$ 查表。

⑤ 确定 P 值和作出推断结论：当 $n<50$ 时，查 T 界值表，得出 P 值。若检验统计量 T 值在上、下界值（含等于）范围内，其 P 值大于表上方相应概率水平；若 T 值在上、下界值（含等于）范围外，其 P 值小于表上方相应概率水平，可向右移一栏，再与界值相比较。本题 $n=10$，$T=18.5$，查配对比较的符号秩和检验用 T 界值表，得双侧 $P>0.10$，按双侧 $\alpha=0.05$ 检验水准，不拒绝 H_0，差异无统计学意义，故不能认为污水在42 h前后所产生的硫化氢有差别。

当 n 增大，T 分布渐渐逼近均数为 $n\left(\frac{n+1}{4}\right)$、方差为 $\frac{n(n+1)(2n+1)}{24}$ 的正态分布。若 $n>50$，超出附表的范围，可用正态近似法作 u 检验，公式如下：

$$u=\frac{|T-n(n+1)/4|-0.5}{\sqrt{\frac{n(n+1)(2n+1)}{24}}}$$ 公式(5.3.22)

式中0.5是连续性校正数，因为 T 值是不连续的，而 u 分布是连续的。不过这种校正影响甚微，常可略去。

若相同秩次较多时（不包括差值为0者），用上式求得的 u 值偏小，应用下式计算 u 的校正值 u_c：

$$u_c=\frac{|T-n(n+1)/4|-0.5}{\sqrt{\frac{n(n+1)(2n+1)}{24}-\frac{\sum(t_j^3-t_j)}{48}}}$$ 公式(5.3.23)

式中 t_j 为第 $j(j=1,2,\cdots)$ 个相同秩次的个数。如例5.3.11，有两个差值的绝对值均为3，对应的秩次均为2.5，$t_j=2$，则

$$\sum(t_j^3-t_j)=t_1^3-t_1=2^3-2=6$$

2. 成组资料两样本比较的秩和检验

完全随机设计的两个样本比较，若不满足参数检验的条件，可用秩和检验方法。本法利用

两样本观察值的秩和来推断样本分别代表的两总体分布是否相同。

例 5.3.11 某研究者观察维吾尔族青年唾液中微量元素 Zn 含量与龋病关系的研究，收集资料见表 5.3.10，问龋病患者组（龋患组）与正常组唾液中微量元素 Zn 的含量有无不同？

表 5.3.10 微量元素 Zn 含量与龋病关系

龋患组		正常组	
Zn(ppm)	秩次	Zn(ppm)	秩次
0.586	6	1.127	13
0.434	5	1.032	11
0.235	2	1.091	12
0.950	9.5	1.255	16
0.791	8	1.430	21
0.130	1	1.176	14
0.706	7	1.209	15
0.362	4	1.384	19
0.273	3	1.313	18
		1.263	17
		1.401	20
		0.950	9.5
$n_1=9, T_1=45.5, n_2=12, T_2=185.5$			

由于龋患组和正常组唾液中微量元素 Zn 含量的方差不齐，故宜用成组设计两样本比较的秩和检验（Wilcoxon 两样本比较法）。

① 建立假设

H_0：两总体分布相同，即龋病患者与正常人唾液中微量元素 Zn 含量分布相同；

H_1：两总体分布不同，即龋病患者与正常人唾液中微量元素 Zn 含量分布不同；

$\alpha=0.05$。

② 编秩：将两组原始数据分别由小到大排队，再将原始数据从小到大统一编秩。编秩时遇同组相等数据，顺次编秩，遇不同组相等数据，则取平均秩次。本题龋患组第 4 个与正常组第 12 个数据同为 0.950，并且处于不同的组别，其编秩分别为 9、10，均取其平均秩次 $\frac{9+10}{2}=9.5$。

③ 求秩和并确定检验统计量：当两样本例数不等时，以样本例数小者为 n_1，其秩和为 T。相等时，可任取一组的秩和为 T。本题龋患组与正常组样本例数不等，且龋患组样本例数小于正常组，故取龋患组的秩次之和作为秩和统计量。因此，本题 $n_1=9$，$n_2=12$，检验统计量 $T=45.5$。

④ 确定 P 值和作出推断结论：查 T 界值表，得出 P 值。若检验统计量 T 值在上、下界值范围内，其 P 值大于表上方相应概率水平；若 T 值在上、下界值范围外，其 P 值小于表上方相应

概率水平。本题 $n_1=9$，$n_2-n_1=3$，检验统计量 $T=45.5$，查成组设计两样本比较的秩和检验用 T 界值表，得到双侧概率 $P<0.05$，按双侧 $\alpha=0.05$ 检验水准，拒绝 H_0，接受 H_1，差异有统计学意义，故可以认为龋病患者与正常人微量元素 Zn 含量总体分布不相同。

如果 n_1 或 n_2-n_1 超出了附表的可查范围，可用正态近似法（Mann-Whitney u 检验）。

$$u=\frac{|T-n_1(N+1)/2|-0.5}{\sqrt{n_1n_2(N+1)/12}} \qquad \text{公式(5.3.24)}$$

$N=n_2+n_1$，0.5 为连续性校正系数。公式（5.3.24）用于无相同秩次或相同秩次不多时；如果相同秩次较多（比如超过 25%）时，可按下式进行校正：

$$u_c=\frac{u}{\sqrt{c}}$$

其中，$c=1-\sum\frac{t_j^3-t_j}{N^3-N}$，$t_j$ 为第 j 个相同秩次的个数。

对于频数表资料或等级资料的两样本比较，请看例 5.3.12。

例 5.3.12　用维生素 K_3 药水对近视患者做治疗，用生理盐水作安慰剂，对两组疗效进行观察，结果见表 5.3.11，问维生素 K_3 药水是否有效？

表 5.3.11　不同疗法治疗近视的疗效比较

转归	维生素 K_3 组	生理盐水组	合计	秩次范围	平均秩次	秩和	
	(1)	(2)	(3)	(4)	(5)	维生素 K_3 组(6)	生理盐水组(7)
退步	8	20	28	1～28	14.5	116	290
不变	93	60	153	29～181	105	9 765	6 300
进步	11	10	21	182～202	192	2 112	1 920
恢复	4	1	5	203～207	205	820	205
合计	116	91	207			12 813	8 715

假设检验步骤：

① 建立假设

H_0：两组对应的疗效总体分布相同；

H_1：两组对应的疗效总体分布不同；

$\alpha=0.05$。

② 编秩：本例治疗转归分四个等级，每个等级中两组对应的秩次应相同，故取两组的合计，见表 5.3.11 第（3）栏，编秩见第（4）栏，取平均秩次见第（5）栏。

③ 求两组秩和：将第（5）栏分别乘以第（1）、（2）栏，相加即得两组各自的秩和，见表第（6）、（7）栏合计。计算统计量 T 值。先求出维生素 K_3 治疗组的秩和 $T_1=12\ 813$，维生素 K_3 治疗组的样本量 $N_1=116$，得 $T=T_1-N_1\frac{N_1+1}{2}$，$T=12\ 813-116\times\frac{116+1}{2}=6\ 027$。

④ 计算 u 值：本例 $n_1=91$ 已超出表的范围，用公式（5.3.24）计算 u 值：

$$u=\frac{|T-n_1(N+1)/2|-0.5}{\sqrt{\frac{n_1 n_2(N+1)}{12}}}=\frac{|8\ 715-91(207+1)/2|-0.5}{\sqrt{\frac{116\times 91(207+1)}{12}}}=1.750$$

又由于此资料的相同秩次很多，须按 $u_c=\frac{u}{\sqrt{c}}$ 作校正。

$$c=1-\sum\frac{t_j^3-t_j}{N^3-N}$$

$$=1-\frac{(28^3-28)+(153^3-153)+(21^3-21)+(5^3-5)}{207^3-207}=0.59$$

$$u_c=\frac{1.750}{\sqrt{0.59}}=2.278$$

⑤ 确定 P 值：查 u 界值表得 $P<0.05$，按 $\alpha=0.05$ 水准，拒绝 H_0，接受 H_1。

⑥ 专业结论：认为维生素 K_3 治疗组与生理盐水组对应的疗效总体分布不同。

（五）假设检验中应注意的问题

1. 资料来源必须遵循严密的随机抽样设计。

2. 选用的假设检验方法应符合其适用条件。

3. 合理选择单双侧检验　在进行假设检验时，如果我们的目的在于检验两个总体均数相等（$\mu_1=\mu_2$），例如比较 A 药与 B 药的药效是否相等？就是说 A 药比 B 药好，或 A 药比 B 药差，都有可能。在这种情况下，以 t 检验为例，只要 t 的绝对值大于 $t_{\frac{0.05}{2},\nu}$，即可认为均数差别有统计学意义，统计上称这种检验为双侧检验。用图 5.3.2 来解释单双侧检验的意义：如前例在研究前不能肯定 A 药与 B 药谁的药效好？这时无效假设为 $H_0:\mu_1=\mu_2$，备择假设为 $H_1:\mu_1\neq\mu_2$，当自由度为 ν 时，$t_{0.05/2,\nu}$ 这个界限外的曲线下两侧面积分别为 0.025，两侧面积合计为 0.05，即所谓的双侧检验。如果在研究前已知 A 药的药效不可能低于 B 药，比较 A 药的药效是否优于 B 药？这时无效假设为 $H_0:\mu_1=\mu_2$，备择假设为 $H_1:\mu_1>\mu_2$，因而，$t_{0.05,\nu}$ 的界限只需考虑一侧即可（右侧）；反之，如果在研究前已知甲组的均数不可能高于乙组，比较甲组的均数是否低于乙组？这时无效假设为 $H_0:\mu_1=\mu_2$，备择假设为 $H_1:\mu_1<\mu_2$，$t_{0.05,\nu}$ 的界限也只需考虑一侧即可（左侧），统计上称为单侧检验。

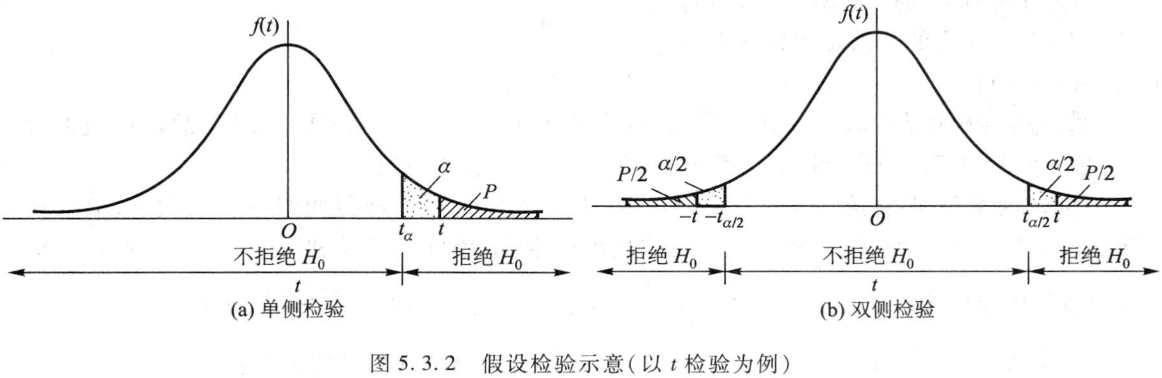

图 5.3.2　假设检验示意（以 t 检验为例）

4. 正确理解结论的统计学意义　结论中拒绝 H_0，接受 H_1，只是表示样本统计量的差别有统计学意义，有时习惯称为"显著"，不应误解为"差别很大"，或在医学上有显著的实用价值；反之，不拒绝 H_0，只是表示样本统计量的差别无统计学意义，习惯称为"不显著"，不应误解为差别不大，或肯定无差别。例如两样本均数作比较时，拒绝 H_0 接受 H_1，不应误解为 μ_1 与 μ_2 的差别很大；不拒绝 H_0，不应误解为 μ_1 与 μ_2 的差别不大或一定相等。

5. 结论不能绝对化　因为是否拒绝 H_0，取决于被研究事物有无本质差异和抽样误差的大小，以及检验水准的高低。实际工作中，对同一问题选用 α 的大小往往有一定的灵活性。有时按 $\alpha=0.05$ 的水准拒绝 H_0，而按 $\alpha=0.01$ 的水准有可能不拒绝 H_0；再者，取同一检验水准，就现有样本不拒绝 H_0，但增加样本例数，由于减少了抽样误差，有可能拒绝 H_0。因此 P 接近 α 时，下结论要慎重。此外，统计推断的结论是具有概率性质的，无论拒绝 H_0 或不拒绝 H_0，都有可能发生错误，即第一类错误或第二类错误。

6. 由假设检验作出的推断结论可能发生两种错误　拒绝了实际上是成立的 H_0，这叫第一类错误（type Ⅰ error），或称Ⅰ型错误。不拒绝实际上不成立的 H_0，这叫第二类错误（type Ⅱ error），或Ⅱ型错误。第一类错误的概率用 α 表示，假设检验根据分析者的要求确定其大小，如确定 $\alpha=0.05$，即第一类错误的概率为 0.05，理论上作 100 次判断中，发生判断错误平均有 5 次；第二类错误的概率用 β 表示，它只有与特定的 H_1 结合起来才有意义，但 β 值的大小难以确切估计，仅知道当总体参数不变，且样本含量确定时，α 越小，β 越大；反之，α 越大，β 越小。α 和 β 可以根据分析要求适当控制。如果要同时减少 α 和 β，最有效的方法是增加样本含量；当样本含量确定后，虽然不能同时减少 α 和 β，但可以通过确定 α 值来控制 β。若要求重点在减少 α，一般取 $\alpha=0.01$；若要求重点在减少 β，一般取 $\alpha=0.05$，甚至 $\alpha=0.1$。总结如下（图 5.3.3）：

客观实际	拒绝 H_0	不拒绝 H_0
H_0 成立	第一类错误（α）	推断正确（$1-\alpha$）
H_0 不成立	推断正确（$1-\beta$）	第二类错误（β）

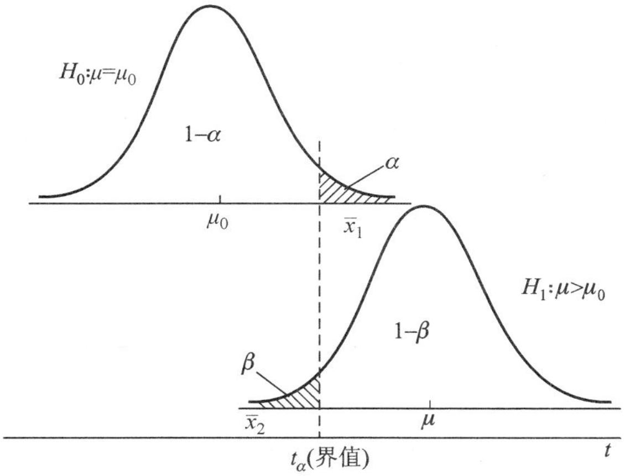

图 5.3.3　第一类错误与第二类错误示意图（以单侧 t 检验为例）

7. 报告结论时，应列出由样本算得的检验统计量值　注明采用的是单侧检验还是双侧检验，以及 α 的水准；并写出 P 值的确切范围，如 $0.05>P>0.02$，以便读者按自选的检验水准作出结论。另外，还应强调，检验水准 α 值、单侧检验或双侧检验及其检验方法等，都应在设计阶段事先确定，而不能在统计分析阶段中随意更改。

第四节　统计表与统计图

统计表(statistical table)是将统计分析的事物及其指标用表格列出，以代替冗长的文字叙述，方便计算、分析、对比。正确绘制统计表有助于提高统计分析质量。统计图(statistical graph)是用点的位置、线段的升降、直条的长短或面积的大小等形状表达统计资料，以直观地反映事物间的数量关系。统计图、表是统计描述的重要方法，是表达统计分析结果的重要工具，是统计分析的基本技能之一。

目前，统计图表的格式随着软件开发和应用扩大，种类和形式多样，本教材仅列举最基本的格式和要求。

一、统计表

1. 统计表的结构和种类　统计表的基本结构(三线表)如下。

表号　　标题

	纵标目(谓语)
横标目 (主语)	数字

统计表可分为简单表和复合表(或组合表)，简单表即只以一个重要特征为标志进行分组表述(表 5.4.1)；若以两个或更多个特征为分组标志则为复合表(表 5.2.12)。复合表常由两个或多个简单表组合而成，亦可将其拆分为几个简单表。

表 5.4.1　某社区某年不同年龄脑血管病情况

年龄/岁	检查人数	病例数	病人年龄构成比/%	患病率/%
30 ~	850	9	7.8	1.1
40 ~	800	27	23.5	3.4
50 ~	750	54	47.0	7.2
60 ~	159	25	21.7	15.7
合计	2 559	115	100.0	4.5

2. 制表原则和基本要求

(1) 列表的原则　重点突出，简单明了；主谓分明，层次清楚。

(2) 列表的基本要求

1) 标题　是统计表的名称，位于统计表的上方中央。应能概括地说明表的内容，在必要时注明时间和地点。如果表的个数较多,在表的标题前面注明表号,如表1、表2、表3等。

2）标目　分为横标目和纵标目。横标目位于表的左侧,用于指明统计表的横栏数据所代表的含义,一般为研究事物的对象,如分组类别(男性、女性;治疗组、对照组)等。纵标目位于表的上侧,用于表明统计表中纵栏数据的含义,一般为描述研究事物特征的指标,如观察人数、有效人数等,以及均数、构成比或率等统计指标,其表达内容与横标目呼应。

标目要文字简明,并应避免标目过多、层次不清,有单位的要注明单位。

3）线条　统计表的线条要简单明了,通常采用3～4条基本线,即顶线、底线以及纵标目分隔线,有时在合计行可加分隔线。统计表不应有竖线和斜线,表的两端不封口。

4）数字　统计表的表身是表内各种统计指标的值,是统计表的主体部分。表内各指标值一般使用阿拉伯数字,同一指标的小数位数要一致并且位次对齐。表内不应有空格,暂缺或未记录用"…"表示;无数字的用"—"表示;数字为0的,要填明0且与同指标小数位数一致。

5）备注　统计表内不设备注,需要说明或注释某标目或数值时,应在该标目或数值旁用"＊"或字母加上标记,再在统计表的下方表明注释的内容。

二、统计图

统计图形比较直观、形象、生动地描述事物的特征,表达的结果一目了然,比统计表更容易理解和比较。但统计图只能给出概括印象,不能非常准确地表达数据,一般需要结合文字进行描述。

1. 统计图的基本结构与制图的基本要求

(1) 标题　是统计图的名称,亦要求简明扼要,说明统计图的主要内容,必要时注明时间和地点。标题位于统计图的下方中央。图号(图的编号或序号)位于标题的左侧。

(2) 纵横轴　统计图的纵横两轴应有标目,即纵标目和横标目,有度量衡单位的应注明。轴的刻度一般是等距尺度,并按比例尺度标明数值。横轴尺度自左向右,纵轴尺度自下而上,一般由小到大。纵轴尺度,一般从0开始。纵横轴实际长度的比例一般为5∶7或7∶5为宜。

(3) 图体　即统计图形。

(4) 图例　统计图中比较不同事物时,需要用不同线条、颜色和形状表示,对此需要说明,即图例说明。图例一般放在图右上角,其位置要与图体协调,使图整体美观。

目前,使用Excel、SPSS、SAS等计算机办公软件或统计软件,可方便地制作各种统计图,但不同的图形适用于不同的资料和分析目的,应按资料的性质和分析目的正确选用适合的图形。

2. 常用统计图的适用条件和绘制实例

(1) 条图(bar graph)　条图是用等宽直条的长短表示相互独立的各指标值的大小。绘制要点是:① 纵轴尺度必须从0开始;② 各直条或各组直条间应有相等的间隙,同一组内各直条间不留间隙;③ 为便于比较,一般按指标值大小顺序排列直条。图5.4.1是用办公软件Excel制作的条图,亦可做成不显示数据的形式,但须标出图例。

(2) 百分构成图　可分为圆图(circle graph)和百分条图(percent bar graph),如图5.4.2、图5.4.3所示,用于构成比资料。圆图通常用计算机软件制作,手工绘制时需将构成比值换算成角度。

(3) 线图(line graph)　线图是用线段的上升和下降表示事物在时间上的发展变化,或某

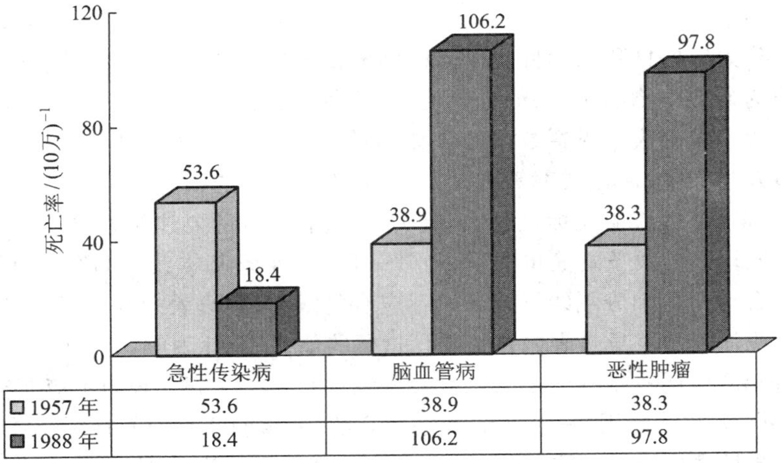

图 5.4.1　我国部分县 1957 和 1988 年三种疾病死亡率

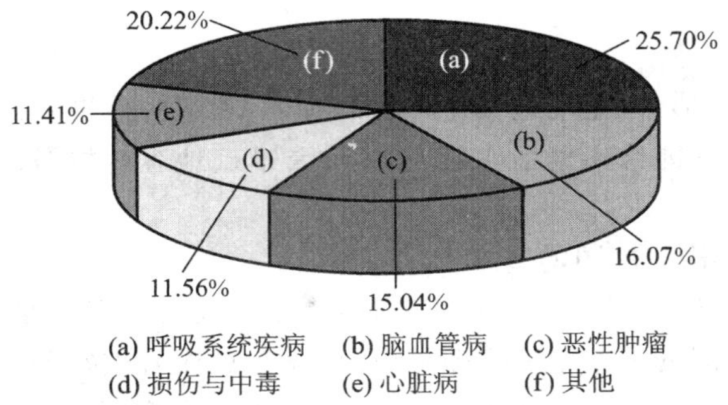

图 5.4.2　我国部分县 2006 年死因构成比(圆图)

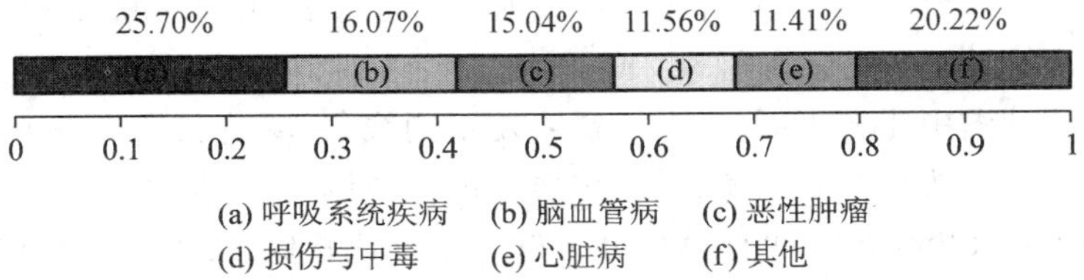

图 5.4.3　我国部分县 2006 年死因构成比(百分条图)

现象随另一现象变迁的情况。用于连续性资料。分为普通线图和半对数线图。

1) 普通线图　纵横轴均为算术尺度,用于表示事物的发展变化趋势(水平的变化)(图 5.4.4)。

2) 半对数线图　横轴为算术尺度,纵轴为对数尺度。用于表示事物的发展变化速度。图 5.4.5 是用图 5.4.4 资料绘制的半对数线图,可直观地看出它与图 5.4.4 显示了该资料的水平变化与速度变化的不同之处。

线图的绘图要点:

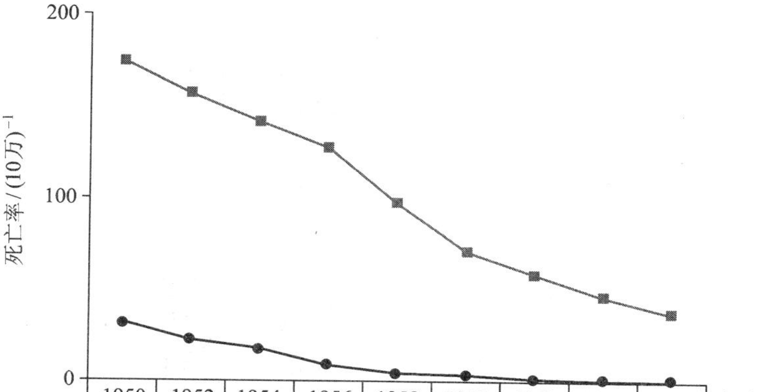

	1950	1952	1954	1956	1958	1960	1962	1964	1966
年份	1950	1952	1954	1956	1958	1960	1962	1964	1966
伤寒死亡率	31.3	22.4	18	9.2	5	3.8	1.6	0.8	0.3
结核病死亡率	174.5	157.1	142	127.2	97.7	71.3	59.2	46	37.5

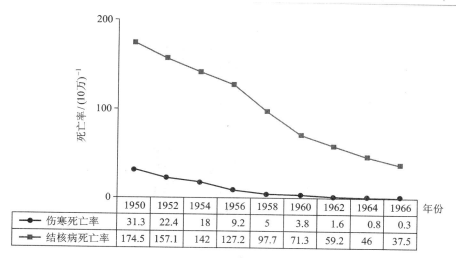

图 5.4.4　某地 1950—1966 年伤寒与结核病死亡率(普通线图)

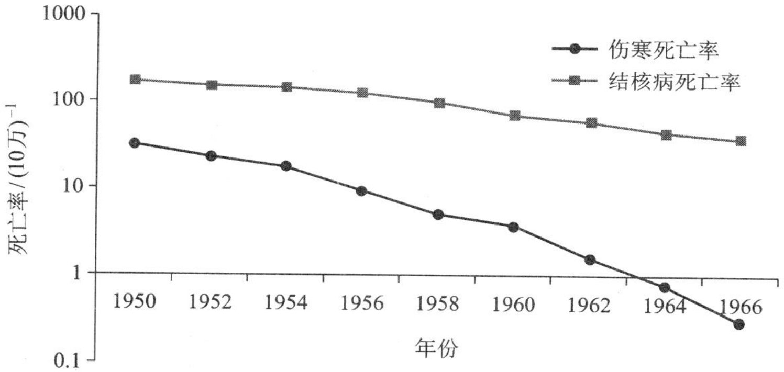

图 5.4.5　某地 1950—1966 年伤寒与结核病死亡率(半对数线图)

① 横轴一般表示自动发生的指标,即自变量,如时间、年龄等。纵轴一般表示因变量,如率、频数或均数等。

② 纵轴从 0 开始,但如果图形的最低点与 0 点距离很大,则可在纵轴基部作折断口,使纵轴刻度起于略小于指标最小值的整数值,以恰当显现线段升降趋势。横轴可以不从 0 开始,如果以组段为单位,则每组均以组段下限为起点。

③ 绘图时横轴的坐标点应以横轴刻度(如组段)中点为宜。

④ 同一图内不宜有太多曲线,以免混淆不清。如果一个图上有多条线时称为复式线图,则应用不同线形或不同的颜色来区别,同时要用图例加以说明。

(4) 直方图　以等宽矩形的面积表示频数的多少,用于表示连续变量的频数分布,常在频数表的基础上绘制直方图(图 5.4.6)。

绘制要点:横轴组段必须是等距的;纵轴必须从 0 开始。

(5) 统计地图　用于表示某现象的数量在地域上的分布。

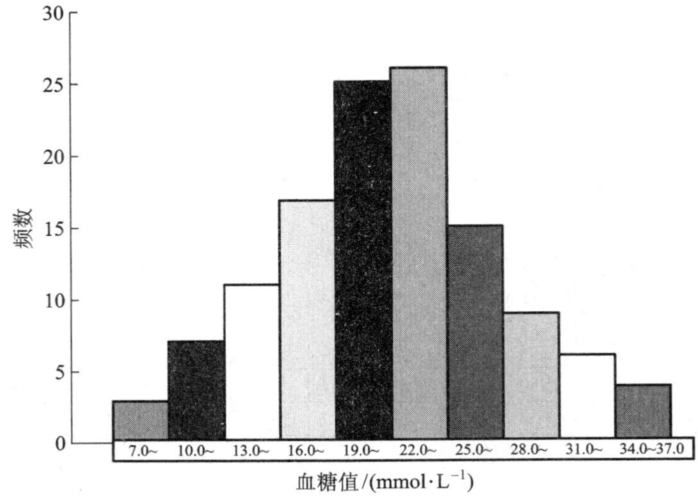

图 5.4.6　123 名糖尿病病人餐后 2 h 血糖分布

3. 统计图形的正确选用(表 5.4.2)。

表 5.4.2　常见的统计图形及应用

图形	资料性质	分析目的
条图	相互独立	用直条长短表达数值的大小
百分条图	构成比	用长条各段的长度(面积)表达内部构成比
圆图	构成比	用圆的扇形面积表达内部构成比
普通线图	连续性资料	用线段的上升与下降表达事物的动态(差值)变化
半对数线图	连续性资料	用线段的上升与下降表达事物的发展速度
直方图	数值变量的频数表	用直方面积表达各组段的频数或频率
统计地图	地区性资料	用不同纹线或颜色代表指标的高低,说明地域分布

思考与练习题

1. 为什么要非常重视原始资料的收集和审核?从哪些环节审查?
2. 请列表比较三种类型误差的产生原因、特点和控制办法。
3. 比较常用变异指标的优缺点。
4. 正态分布有何主要特征?在医学领域有哪些典型应用?
5. t 检验中应该注意哪些问题?
6. 方差分析的基本思想是什么?
7. 简述相对数应用时的注意事项。
8. 为什么有时要对率进行标准化?
9. 比较参数检验与非参数检验的主要优缺点。
10. 如何根据资料特点正确选择统计图与统计表?

(李　研　罗　珏)

第六章　流行病学方法

第一节　流行病学方法概述

2006 年 8 月 16 日 16:00，某市某县卫生防疫机构接到该县某镇中心卫生院电话报告发现 2 例疑似霍乱病人，当县防疫专业人员 17:00 赶到现场调查核实时，该院已累计收治了 7 例疑似霍乱病人。病人的临床表现具有典型的霍乱症状：剧烈腹泻，先泻后吐，无腹痛，无发热，发病时间分别为 8 月 15 日、8 月 16 日。县卫生防疫机构立即于 8 月 16 日 19:00，将情况上报市卫生防疫机构。

霍乱属于哪种类型的传染病？现场调查应注意哪些问题？如何处理？

一、流行病学的定义与用途

流行病学(epidemiology)是研究人群中疾病与健康状况的分布及其影响因素，并研究如何防治疾病及促进健康的策略和措施的学科。从流行病学定义可以看出，流行病学的研究对象包括三个层次：① 疾病：即传染病、寄生虫病、地方病和非传染病等一切疾病；② 伤害：即意外伤害、残疾、弱智和身心损害；③ 健康状态：即身体生理生化的各种功能状态、疾病前状态和长寿等。从流行病学定义还可以看出流行病学研究的三个阶段：① 揭示现象：即通过疾病与健康状况分布的描述揭示现象；② 找出原因：即通过分析寻找影响疾病与健康的因素；③ 提供措施：即有针对性地提供策略和措施对可能的影响因素进行干预，并进一步验证。流行病学研究的三个层次由浅入深，循序渐进。

流行病学主要应用于下列几个方面：① 描述疾病与健康状况分布；② 探讨病因及影响健康的因素；③ 进行诊断与筛检试验的效果评价；④ 进行疾病预防、治疗及保健措施的效果评价；⑤ 探讨疾病的自然史；⑥ 应用于卫生行政和管理工作。

二、流行病学研究的特点

流行病学研究的特点也就是流行病学研究的观点和方法。弄清这一问题有助于进一步领会流行病学这一学科的性质和为什么流行病学需用一些独特的方法。其研究特点有：① 群体观点：流行病学的意向是使一个地区的人群健康化，即减少疾病，增进健康。它着眼于人群的大多数，而不是只集中注意于个体的疾病和康复。② 以分布为起点：即通过收集、整理并考察有关疾病在时间、空间和人群中的分布特征，来揭示疾病发生发展的规律，为进一步研究提供线索。③ 对比的特征：对比是贯穿流行病学研究始终的思想，是流行病学研究方法的核心。④ 社会医学的观点：人不仅具有生物属性，同时具有社会属性，人类的疾病和健康状态不仅是人体自身的问题，同时与外环境有关，包括自然环境和社会环境的制约。近来有人在“生物－心理－社会医学模式”的基础上又提出了“生物－心理－社会－生态环境模式”，提醒我们在研究流行病学时要树立社会医学的观点，特别注意职业、接触史、生活环境、生活方式，以及社会、心理方面的因素。⑤ 概率论和数理统计的观点：重视定量描述和数字分析。⑥ 预防为主的观点：这是流行病学最基本的观点。⑦ 实用性：流行病学是能直接应用到具体防治疾病中去的实用学科。如经调查了解到疾病的发病及分布情况，就可以进行诸如消灭传染病疫源地、预防接种、补碘、加强卫生宣教等措施。

三、流行病学的研究方法

1. 描述性研究（descriptive study） 描述性研究是流行病学研究的基础，是利用现有资料对疾病和健康状况在人群中的分布进行研究，为建立病因假设提供线索，为了解人群疾病与健康状况、医疗卫生需求提供科学依据。描述性研究主要包括现况调查、筛检、生态学研究三种类型。现况调查是其中较为常用的一种方法。例如，某社区医生要了解本地区糖尿病的人群分布特点，可以以该地区人群为对象进行现况调查，然后按性别、年龄、饮食习惯、遗传等特征分组，计算并比较各组的患病率，从而揭示该病在该地区的人群分布规律。

2. 分析性研究（analytic study） 分析性研究的主要作用是对描述性研究提出的病因假设进行分析，是检验假设的一种研究方法。分析性研究有以下两种常用的方法。

（1）病例对照研究（case control study） 病例对照研究是选定患有某特定疾病和不患有该病但具有可比性的两组人，通过调查搜集既往各种可能的危险因素的暴露史，测量并比较两组中各因素的暴露情况，从而推断暴露因素与疾病有无关联及关联大小的研究方法。

（2）队列研究（cohort study） 队列研究是选定暴露及未暴露于某因素的两组人群，随访观察一定时间，比较两组人群某种疾病的结局，从而判断该因素与发病或死亡有无关联及关联大小的一种研究方法。

描述性研究与分析性研究均属于观察性研究。

3. 实验性研究（experimental study） 实验性研究是以病人或正常人为研究对象，研究者将研究对象随机分为实验组和对照组，将所研究的干预措施给予实验组人群后，随访一段时间并比较两组人群的结局，如发病率、死亡率、治愈率等对比分析实验组与对照组之间效应上的差别，判断干预措施的效果。实验性研究根据其研究对象的不同又可分为临床试验、现场试验，后者又可分为个体试验和社区试验。

4. 理论性研究（theoretical study） 理论性研究是将其他流行病学方法所得到的数据，建立有关的数学模型或用计算机仿真进行理论研究。同时，也为流行病学自身发展开展理论与方法研究。

四、流行病学与其他学科的关系

1. 流行病学与临床医学 临床医学以单个病人为研究对象，以解决单个病人的诊断、治疗问题为主要任务。流行病学则从研究疾病或健康在人群中的频率分布入手，研究其分布及有关影响因素，为疾病的防治提供依据，因此流行病学可称之为“群体诊断”。临床医学的基本理论和方法是流行病学的基础知识。从健康到疾病的各个阶段的检测和诊断、疾病的各种

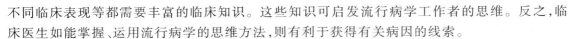

不同临床表现等都需要丰富的临床知识。这些知识可启发流行病学工作者的思维。反之,临床医生如能掌握、运用流行病学的思维方法,则有利于获得有关病因的线索。

2. 流行病学与基础医学　流行病学的任务之一是探讨病因及影响因素。在建立病因假设、设计、调查与实施等过程中都涉及基础医学知识,有时还需要直接应用基础医学的知识为流行病学服务。流行病学的发展对基础医学的发展也有促进作用。如 Snow 在霍乱弧菌发现30 年之前就用流行病学方法阐明了霍乱的传播方式是粪—口途径,其后在粪便中分离出了病原体。基础医学的研究同流行病学的研究互相补充、互相提供线索。基础医学偏重于直接病因的研究,流行病学的研究则偏重于对病因线索的探讨。

3. 流行病学与医学统计学　医学统计学与流行病的关系极为密切。因为流行病学是进行群体水平的研究,所以从研究设计、资料收集、抽样方法、避免偏倚、数据处理等方面均需要统计学技术作为工具。正确地运用医学统计学方法可以帮助人们正确揭示流行规律,更好地进行流行病学调查分析,判断预防效果。流行病学实践反过来又促进了医学统计学的发展和应用。例如使用多变量分析方法处理慢性病和多因素疾病的资料,利用数学模型进行理论流行病学的研究,从而使医学研究从定性走向定量。

流行病学应用广泛,涉及面宽,几乎涉及社会学、自然科学和医学的各个主要学科。在现代流行病学时期出现了流行病学与相关学科定义相互渗透的现象,如分子流行病学、遗传流行病学、临床流行病学、肿瘤流行病学、药物流行病学、行为流行病学、健康流行病学、营养流行病学、职业流行病学、环境流行病学等。

第二节　疾病的分布

通过观察疾病在人群中的发生、发展和消退,描述疾病在不同时间、地区和人群中的频率与分布现象,这就是疾病的分布(distribution of disease)。它是流行病学研究的起点和基础。

研究疾病分布的意义在于:通过对疾病分布的描述,帮助人们认识疾病流行的基本特征,有助于合理地制定疾病的防控、保健策略及措施,同时它还是研究疾病的流行规律和探索疾病病因的基础。

一、疾病频率测量指标

1. 发病率(incidence rate)　发病率表示在一定期间内、一定人群中某病新病例出现的频率。

$$\text{发病率}=\frac{\text{一定期间内某人群中某病新病例数}}{\text{同期暴露人口数}}\times k \qquad \text{公式(6.2.1)}$$

式中的 k 为比例基数,$k=100\%$、1 000‰、1 万/万、10 万/10 万等。

公式(6.2.1)中:分子是一定期间内的新发病人数。若在观察期内一个人多次患病时,则应多次计为新发病例数,如流感、腹泻等。对发病时间难确定的一些疾病可将初次诊断的时间作为发病时间,如恶性肿瘤、精神病等。分母中所规定的暴露人口是指可能会发生该病的人群,对那些不可能患该病的人,如传染病的非易感者、已接种疫苗的有效者,不应计入分母内(当分母足够大时可忽略)。同期暴露人口数常用平均人口数代替。平均人口数可为年初与年末人口之和除以2所得的平均人口数或以当年7月1日的人口数表示。

发病率在流行病学中,可用于描述疾病的分布,它能反映疾病发生的频率。常通过比较不同人群的发病率来探讨病因,提出病因假说,评价防治措施的效果。发病率的准确性受疾病报告、登记制度以及诊断的正确性等影响。

2. 罹患率(attack rate) 罹患率和发病率一样,也是人群新病例数的指标。通常多指在某一局限范围、短时间内的发病率,又称短时发病率。观察时间可以日、周、旬、月为单位。适用于局部地区疾病的暴发或食物中毒、传染病及职业中毒等暴发的情况。

3. 患病率(prevalence rate) 患病率也称现患率,是指某时间内总人口中,现在患有某种疾病的人(包括新、旧病例)所占的比例。患病率可按观察时间的不同分为期间患病率和时点患病率两种,以时点患病率较常用。时点一般以不超过1个月为度。而期间患病率的时间范围较长,特指一段时间,通常超过1个月。

$$\text{时点患病率}=\frac{\text{某一时点一定人群中现患某病新旧病例数}}{\text{该时点人口数}}\times k \qquad \text{公式(6.2.2)}$$

$$\text{期间患病率}=\frac{\text{某观察期间一定人群中现患某病新旧病例数}}{\text{同期平均人口数}}\times k \qquad \text{公式(6.2.3)}$$

患病率高低受许多因素影响。如病程延长、未治愈者的寿命延长、新病例增加、病例迁入、健康者迁出、诊断水平提高、报告率提高等都可以使患病率升高。病死率高、新病例减少、病例迁出、健康者迁入等都可以使患病率降低。当某地某病的发病率和该病的病程在相当长的时间内保持稳定时,患病率、发病率和病程三者的关系是:患病率 = 发病率 × 病程。

患病率通常用来表示病程较长的慢性病的发生和流行情况。可为医疗设施规划、估计医院床位周转、卫生设施及人力的需要量、医疗质量的评估和医疗费用的投入等提供科学依据。

4. 感染率(infection rate) 感染率是指在某个时间内所检查的人群样本中,某病现有感染者人数所占的比例。感染率的性质与患病率相似。

$$\text{感染率}=\frac{\text{受检者中阳性人数}}{\text{受检人数}}\times k \qquad \text{公式(6.2.4)}$$

流行病学工作中对这一指标的应用甚为广泛,常用于研究某些传染病或寄生虫病的感染情况或防治工作的效果,估计某病的流行势态,也可为制定防制措施提供依据。它是评价人群健康状况常用的指标,特别是对那些隐性感染、病原携带及轻型和不典型病例的调查较为有用,如乙型肝炎、乙型脑炎、脊髓灰质炎、结核病、寄生虫病等。

5. 续发率(secondary attack rate) 续发率指在传染病最短潜伏期到最长潜伏期之间,易感接触者中发病的人数占所有易感接触者总数的比例。

$$\text{续发率}=\frac{\text{一个潜伏期内易感接触者中发病人数}}{\text{易感接触者总人数}}\times 100\% \qquad \text{公式(6.2.5)}$$

一个家庭、病房、集体宿舍、幼儿园班组中第一个病例发生后,在该病最短与最长潜伏期之间出现的病例称为续发病例,有时称二代病例。应注意,在进行续发率的计算时,需将原发病例从分子、分母中去除。续发率可用于比较传染病传染力的强弱、分析传染病流行因素、不同条件对传染病传播的影响、评价卫生防疫措施的效果等。

6. 病残率(disability rate) 某人群中,在一定期间内每百(或千、万、十万)人中实际存在的病残人数称为病残率。病残率可说明病残在人群中发生的频率，也可对人群中严重危害健康的任何具体病残进行单项统计。它是作为人群健康状况的评价指标之一。

$$\text{病残率}=\frac{\text{病残人数}}{\text{调查人数}}\times k \qquad \text{公式}(6.2.6)$$

7. 死亡率　死亡率表示在一定期间内、一定人群中、死于某病（或死于所有原因）的频率，是测量人群死亡危险最常用的指标。

$$\text{死亡率}=\frac{\text{某期间内（因某病）死亡人数}}{\text{同期平均人口数}}\times k \qquad \text{公式}(6.2.7)$$

死亡率是用于衡量某一时期、一个地区人群死亡危险性大小的一个指标。既可以反映一个地区不同时期人群的健康状况和卫生保健工作的水平，也可为该地区卫生保健工作的需求和规划提供科学依据。某些病死率高的疾病，其死亡率与发病率十分接近，其死亡率基本上可以代表其发病率，且其死亡率准确性高于发病率，因此常用作病因探讨的指标。

8. 病死率（fatality rate）　病死率是表示一定期间内（通常为 1 年），某病的全部病人中因该病死亡者的比例。

$$\text{病死率}=\frac{\text{某时期内因某病死亡人数}}{\text{同期患该病病人数}}\times 100\% \qquad \text{公式}(6.2.8)$$

病死率表示确诊疾病的死亡概率，它可表示疾病的严重程度，也可反映医疗水平和诊断能力，多用于急性传染病，较少用于慢性病。一种疾病的病死率在不同流行中可因病原体、宿主和环境间的平衡发生变化而变化。用病死率作为评价不同医院的医疗水平时，要注意可比性。

9. 生存率（survival rate）　生存率是指在接受某种治疗的病人或患某病的人中，经若干年随访（通常为 1、3、5 年）后，尚存活的病人数所占的比例。

$$\text{生存率}=\frac{\text{随访满 }n\text{ 年尚存活的病例数}}{\text{随访满 }n\text{ 年的病例数}}\times 100\% \qquad \text{公式}(6.2.9)$$

生存率反映了疾病对生命的危害程度，用于评价某些病程较长疾病的远期疗效。在某些慢性病、肿瘤、心血管疾病、结核病等的研究中常常用到。

二、疾病流行强度

1. 散发（sporadic）　发病率呈历年的一般水平，各病例间在发病时间和地点方面无明显联系，表现为散在发生，这样的发病强度叫散发。参照前 3 年该地的发病率水平，未明显超过既往的一般水平时即可称为散发，散发适用于范围较大的地区。

疾病分布出现散发的原因是：该病因在当地常年流行或因预防接种的结果使人群维持一定的免疫力，而出现散发。有些以隐性感染为主的疾病可出现散发，如脊髓灰质炎。有些传播机制不容易实现的传染病也可出现散发，如斑疹伤寒。某些长潜伏期传染病（如炭疽），也易出现散发。

2. 暴发（outbreak）　是指在一个局部地区或集体单位中，短时间内突然有很多相同的病人出现，这些人多有相同的传染源或传播途径，大多数病人常出现在该病的最长潜伏期内，如食物中毒、托幼机构的麻疹、流行性脑脊髓膜炎等暴发。

3. 流行(epidemic)　某病在某地区显著超过该病历年散发发病率水平,称流行。流行的判断应根据不同病种、不同时期、不同历史情况进行。有时疾病迅速蔓延,其发病率水平超过该地一定历史条件下的流行水平且跨越国界、洲界时,称大流行(pandemic)。如流感、霍乱都曾引起过世界性大流行。

三、疾病分布的形式

(一)人群分布特征

人群的一些固有特性或社会特性可构成疾病或健康状态的人群特征,有时它们可成为疾病的危险因素,这些特征有年龄、性别、职业、民族、种族等。

1. 年龄　年龄与疾病之间的关联比其他因素的作用都强,几乎所有的发病率与死亡率均显示出与年龄这个变量有关。一般来说,慢性病有随年龄增长而发病率有增加的趋势,急性传染病随年龄的增加发病率有减少的趋势,由于母体内抗体的存留,使6个月以内的婴儿不易患传染病。推行计划免疫前,某些急性呼吸道传染病(如麻疹、百日咳、腮腺炎等)主要发生于婴幼儿。近年来,发现某些地区的人群中成年人免疫水平降低,有些疾病(如麻疹)发病高峰拖后,在5~15岁的大龄儿童,甚至在新入学的大学生、新入伍的战士中都有发生,且症状往往比年幼者重或不典型。风疹则常见于青年人中,军团病多见于老年人。

年龄不仅与传染病发病率有关,且与疾病的严重性有关。新生儿和老年人对病原微生物(如链球菌)特别敏感,尽管这些病原微生物对其他年龄的人来说并不致病。

年龄与非传染病的发生与死亡也有关。我国食管癌在30岁以前很少发生死亡,30岁以后随年龄增长迅速上升(约占99.04%)。我国糖尿病的死亡率不论城市或农村从年龄分布看,均主要危及中老年人,50岁以后随年龄增加而明显增加,至80岁年龄组达高峰。糖尿病患病率随年龄增长也十分明显。意外伤害的高发生率也出现在特定年龄组,如幼儿和老年人因反应能力差,是易发生伤害的年龄组。脑卒中的发病率和死亡率亦随年龄增长而迅速上升。

2. 性别　分析表明,疾病发病率与死亡率经常存在性别差异,通常男性高于女性,但某些发病率通常女性高于男性。疾病出现性别差异的原因包括:① 暴露或接触致病因子的机会不同,如吸烟与肺癌、饮酒与肝硬化等;② 解剖、生理特点及内分泌代谢等生物学因素有差异。

3. 职业　不同职业对健康及某些疾病的发病率、死亡率的分布有较大影响。职业性暴露于不同物理、化学、生物因素及职业性的精神紧张均可导致疾病的分布不同。在研究职业与疾病的关系时应考虑以下几个方面:疾病的职业分布不同与感染机会或暴露于致病因素的机会不同有关,暴露机会的多少与劳动条件有关,职业反映了劳动者所处的社会经济地位和卫生文化水平,劳动强度和精神紧张程度不同,在疾病的种类上也有不同的反映,后期慢性病应注意了解前期职业史和单位、工种的变迁等。

4. 民族(种族)与宗教　不同民族、种族之间疾病的发病率、死亡率可有明显差异,这种差异的主要原因是:各民族、种族的遗传因素不同;不同民族间的社会经济状况不同;风俗习惯、生活习惯、饮食习惯的差异;地理环境、自然条件及社会条件不同;医疗卫生质量和水平不同。

不同宗教有各自独立的教义、教规,因而对其生活方式产生一定影响。

5. 婚姻　婚姻状况不同(已婚、离异、丧偶、独身)对人的健康有明显影响。近亲婚配也影响疾病的人群分布。

6. 流动人口　流动人口是传染病暴发流行的高危人群，是疫区与非疫区间传染病的传播纽带，流动人口对性传播疾病的传播也起到不可忽视的作用，流动人口给儿童计划免疫的落实增加了难度。

7. 行为　行为流行病学是研究人群疾病或健康的行为因素，并应用于行为改善以防控疾病和增进健康的科学。近年来一些研究表明，吸烟、酗酒、不良的饮食习惯、缺乏体育锻炼等不良行为与许多疾病相关。

（二）时间分布特征

疾病发生的时间形式常常是一个能提供信息资料的极有意义的描述性特征。从时间角度来看，疾病现象都不是恒定的，而是经常随着时间发生变化。随着时间的推移，病因的种类、人群的环境等在发生变化，个体也经历着从发育、成熟到衰老的过程。所以疾病的时间分布是流行病学研究中的一个重要方面。疾病的时间分布特征常包括以下几个方面。

1. 短期波动（rapid fluctuation）　短期波动的含义与暴发相近，区别在于暴发常用于少量人群，而短期波动常用于较大数量人群。短期波动系因人群中大多数人在短时间内接触或暴露于同一致病因素所致。传染病及非传染病均可有短期波动或暴发现象。其原因通过调查研究较易查明。

2. 季节性（seasonality）　疾病每年在一定季节内呈现发病率上升的现象称季节性。无论传染病与非传染病均可表现出季节性特点。严格的季节性多见于虫媒传播的传染病，而大多数疾病一年四季均发病，仅在一定月份发病升高称季节性升高，如肠道、呼吸道传染病。疾病季节性升高的原因包括：病原体的生长繁殖和媒介昆虫的活动力及数量均受到气象条件的影响；与野生动物的生活习性、家禽的生长繁殖等因素有关；受人类的生活方式、生产、劳动条件、营养、风俗习惯等影响；与人们暴露接触病原因子的机会及人群易感性的变化有关。

3. 周期性变化（cyclic change）　是指疾病发生频率经过一个相当规律的时间间隔，呈现周期性变动的状况。疾病的周期性变化多见于呼吸道传染病。有些传染病由于实施有效预防措施，这种周期性的规律也发生了变化，如麻疹。

4. 长期变异（secular change）　长期变异是指在一个相当长的时间内（多为几年或几十年），某疾病的临床表现、发病率、死亡率或它们同时发生变化的情况，如猩红热。长期变异出现的原因有：病因或致病因素发生了变化；抗原型别变异，病原体毒力、致病力的变异和机体免疫状况的改变；诊断治疗条件的改变；登记报告制度、疾病的诊断标准、分类发生改变；人口学资料的变化等。

（三）地区分布特征

各种疾病（包括传染病、非传染病及病因未明疾病）均具有地区分布的特点。不同地区疾病的分布不同，主要反映了致病因子在这些地区作用的不同。一般来说，所处的特殊地理位置、地形、地貌、气象条件等自然环境因素和当地人群的风俗习惯及社会文化背景等社会环境因素共同影响疾病的地区分布，分析时应作全面考虑。了解疾病的不同地区分布，有助于为探讨病因提供线索及拟订预防策略，以便能有效地控制与消灭疾病。

第三节 现况研究

一、概念与用途

现况研究也称现况调查、横断面研究(调查)、患病率研究(调查),其按设计要求在某一人群用一定方法收集特定时间内疾病的描述性资料,以描述疾病的分布及观察某些因素与疾病(健康)之间的关联。现况研究用的主要指标是患病率。进行现况研究时疾病或健康状况与发现的某些因素或特征是在一次调查中得到的,即因与果是并存的,因而在病因分析时只能对病因提出初步线索,不能得出有关病因因果关系的结论。

现况研究的用途有:描述疾病或健康状况的三间分布情况;描述某些因素与疾病或健康状况之间的关联,以逐步建立病因假设;为评价防御措施及其效果提供有价值的信息;为疾病监测或其他类型流行病学研究提供基础。

二、种类

(一)普查

为了解某病的患病率或健康状况,于一定时间内对一定范围人群的每一个成员所作的调查或检查称为普查。普查的目的因不同的研究而异,如早发现、早治疗病例;了解疾病的疫情和分布;了解健康水平;制定正常值;了解某病的患病率及流行病学特征,为开展疾病防治工作提供依据等。

在某地区开展普查应具备一定的条件,如有足够的人力、物资和设备用于发现病例和及时治疗。普查的疾病患病率较高,疾病的检查方法、操作技术不很复杂,试验的灵敏性和特异性均较高。

普查由于是调查某一人群的所有成员,所以在确定调查对象上比较简单。通过普查所获数据可以了解疾病的三间分布特征,因此对疾病的流行因素能有一定的启示。但由于普查对象多,调查期限短暂,漏查难免。参加普查工作人员多,掌握调查技术和检验方法的熟练程度不等,调查质量不易控制。患病率低、诊断技术复杂的病不宜开展普查。

(二)抽样调查

1. 基本概念　在实际调查工作中,如要揭示疾病的分布规律可以调查某一人群中有代表性的部分。根据样本调查结果估计出该人群某病的患病率或某些特征的情况。这种调查方法称为抽样调查。抽样必须遵循随机化的原则,才能获得有较好代表性的样本,并可通过样本信息推断总体。随机抽样是指由研究总体中抽取样本时,每个单位都有同等的机会被抽中。

2. 常用抽样方法

(1) 单纯随机抽样(simple random sampling)　是最基本的抽样方法,也是其他抽样方法的基础。即先将被研究的对象编号,再用随机数字表或抽签、摸球、计算机抽取等进行抽样。此法只能用于数目不大的情况下。

如欲调查某中学学生近视率,该校有学生1 000人,若取样本例数为100,试作单纯随机抽样。先将全校学生编号0,1,2,…,999,再用随机数字表,任意指定某行某列为起点,记录100个三位数,凡后面出现与前面有相同数字者弃去,再根据这100个号码找出总名单中的这些学生,他们便是抽出的样本。

如果没有随机数字表,也可以把总单位数自1起全部写在小纸片上,然后混合,再从中抽出你所要抽的样本数,抽出的号码即为样本号码。

(2) 系统抽样(systematic sampling) 此法是按照一定顺序,机械地每隔一定数量的单位抽取一个单位,又称间隔抽样或机械抽样。如前例,从1 000名学生中抽取100例,即抽样比例为10%,先用单纯随机抽样的方法决定起点(如为4),然后每隔10例抽取一例。

此法简便易行,在总体数目很大时一样方便,样本的观察单位在总体中分布均匀,一般情况下,比单纯随机抽样的抽样误差小。

(3) 分层抽样(stratified sampling) 先将研究对象按主要特征(性别、年龄、职业、教育程度、疾病严重程度等)分为几层,然后在各层中进行随机抽样,这样就保证了各层至少在重要的有关因素方面取得均衡。分层随机抽样又可分为两类。

1) 各层内抽样比例相同 如每层内均抽出10%的研究对象,称为按比例分层随机抽样。

2) 按照一定的要求,各层内抽样比例不同 如在一个较大地区调查儿童身体发育的某项指标,可先划分平原、山区、沿海等几个层,再按各层比例确定随机抽样的数量。这样就可使每层中观察值的变异度小一些,样本的代表性加强,多层间还可作比较分析,这种抽样方法称最优分配分层随机抽样。

(4) 整群抽样(cluster sampling) 用此法抽样时,可抽到的不是个体,而是由个体组成的集体(即群体),如村、车间、班级、连队、居民小组等。这些群体是从相同类型的群体中随机抽出的,被抽到单位的所有成员都是研究对象。这种整群随机抽样便于组织,节约人力、物力,因而多用于大规模调查。其缺点是抽样误差较大,分析工作量也较大。

(5) 多级抽样(multistage sampling) 又称多阶段抽样。这是大规模调查时常用的一种抽样方法。如某学校有9 000名大学生,15个系。每个系的学生数相差不多。如要调查300名学生,抽样方法如下:先自15个系中随机抽取1个系,再自这个系随机抽取300名学生,这是两级抽样。又如,研究大气污染,可使用多阶段抽样,第一阶段抽城市,第二阶段抽市区,第三阶段抽测试点,第四阶段抽取样品。此法应注意多阶段的连续性。各阶段的抽样方法多用单纯随机抽样法,亦可几种抽样方法结合使用。

三、设计要点

1. 明确研究目的 明确研究目的是任何研究的核心与关键。做任何一项研究前首先要了解国内外有无同类研究、研究现状如何。同时,要明确为什么进行该项研究,这项研究能解决什么问题,能达到什么预期效果。

2. 确定研究方法 确定研究方法的首要原则是达到研究目的要求。同时,考虑具体研究项目特点和环境、资源限制等。全面考虑各种因素后选择是用普查还是用抽样调查方法。

3. 选择研究对象 当研究总体确定后,就应考虑选择什么样的研究对象。研究对象的选择应注意统一诊断标准、保证其代表性和足够的样本数量。

4. 必要资源准备　研究目的不同，要进行的资源准备也不相同，一般包括：① 对参加研究工作的人员进行培训；② 做必要的物质准备（如调查表制作、印刷，体检相关器械准备，资金准备等）；③ 交通、通讯工具准备。

5. 现场实施　上述准备工作就绪后即可以开展现场实施工作。一般可以从日常工作记录、登记、各种报告、统计报表得到所需资料，也可以通过开展专题调查得到所需资料。

6. 资料整理与分析　资料整理与分析可以按其复杂程度和数量大小采用手工或计算机处理等方式进行。在研究设计中应明确用何种统计分析方法进行数据处理，以及使用何种统计软件和统计方法处理流程。

四、资料整理与分析

资料的整理与分析是现况研究的重要内容之一，其主要工作内容如下。

1. 检查核对原始资料　使数据资料尽量做到准确无误、完整、及时、无重复、无遗漏。

2. 按设计对原始资料进行分组、列表。

3. 将资料按不同的人口学特征和时间、地区、生活习惯进行统计描述分析。

4. 统计推断分析　当统计描述分析得到某些提示性结果时，可以进行资料间的差异比较。

5. 统计结果表达　可以采用统计表、统计图、论文及科研报告等形式将统计结果进行报告。

第四节　筛　　检

一、筛检的定义

筛检（screening）是通过快速检验、检查或其他措施，将可能有病但表面上健康的人同可能无病的人区分开来。筛检试验不是诊断试验，仅是一个初步检查，对筛检试验阳性和可疑阳性的人，必须进一步确诊检查，确诊后进行治疗。

二、筛检的目的

首先，在于早期发现那些处于临床前期或临床初期的病人，以提高治愈率，如糖尿病、乳腺癌、宫颈癌等。其次，及时发现某病的高危人群，以缓解发病，如筛检高血压以预防脑卒中、筛检高胆固醇血症以预防冠心病等。第三，用于了解疾病的自然史或开展流行病学监测，如定期对乙型肝炎病人进行 HBsAg 筛检，以观察该病的自然史和转归结局。

三、筛检试验的评价

评定筛检试验的基本方法是用待评价的筛检试验和标准诊断方法检测相同的受试对象，并进行比较；依标准诊断的结果将被检对象分为病人与非病人两组，再将待评价的筛检试验得出的阳性或阴性结果汇入四格表（表 6.4.1），然后对筛检试验进行评价。

表 6.4.1 筛检结果汇总情况表

筛检结果	标准诊断法		合计
	病人	非病人	
阳性	真阳性(a)	假阳性(b)	$a+b$
阴性	假阴性(c)	真阴性(d)	$c+d$
合计	$a+c$	$b+d$	$a+b+c+d$

1. 真实性(validity) 真实性又称效度,指测量值与实际值符合的程度,又可称为准确性。常使用以下指标。

(1) 灵敏度(sensitivity) 又称敏感度或真阴性率,是指筛检方法能将实际有病的人正确地判为患者的能力,即筛检阳性占全部病人的比例,反映筛检试验发现病人的能力。

$$灵敏度=\frac{a}{a+c}\times 100\% \qquad 公式(6.4.1)$$

(2) 假阴性率(β)(false negative proportion) 又称漏诊率,是指筛检方法能将实际有病的人错判为非病人的比例。

$$假阴性率=\frac{c}{a+c}\times 100\% \qquad 公式(6.4.2)$$

$$灵敏度=1-假阴性率 \qquad 公式(6.4.3)$$

(3) 特异度(specificity) 又称真阴性率,是指筛检方法能将实际无病的人正确地判为非病人的能力,即筛检阴性占全部非病人的比例,反映筛检试验发现非病人的能力。

$$特异度=\frac{d}{b+d}\times 100\% \qquad 公式(6.4.4)$$

(4) 假阳性率(α)(false positive proportion) 又称误诊率,是指全部非病人中筛检阳性者所占的比例。

$$假阳性率=\frac{b}{b+d}\times 100\% \qquad 公式(6.4.5)$$

$$特异度=1-假阳性率 \qquad 公式(6.4.6)$$

例 6.4.1 70 例糖尿病患者及 510 例正常人在口服葡萄糖 2 h 后的血糖试验,如以血糖≥110 mg/100 mL(1 mg/100 mL = 0.056 mmol/L)为阳性标准,则结果见表 6.4.2。

表 6.4.2 糖尿病的筛检试验

筛检试验(血糖测定)	糖尿病病人(例)	非糖尿病病人(例)	合计(例)
阳性(≥110 mg/100 mL)	65	263	328
阴性(<110 mg/100 mL)	5	247	252
合计	70	510	580

$$灵敏度 = \frac{65}{70} \times 100\% = 92.9\%$$

$$特异度 = \frac{247}{510} \times 100\% = 48.4\%$$

$$假阳性率 = \frac{263}{510} \times 100\% = 51.6\%$$

$$假阴性率 = \frac{5}{70} \times 100\% = 7.1\%$$

理想化的筛检方法，其灵敏度、特异度均应接近100%。但实际工作中，因受筛检实施可行性的影响，所选筛检方法的上述指标很难均达到100%，且常表现为灵敏度高则特异度低，反之亦然。这主要与筛检方法阳性、阴性界限值（截断点）的选择有关（表6.4.3）。

从表6.4.3中可以看到，如果将判定糖尿病标准的血糖水平划得低些，灵敏度上升，但这样会使更多的正常人划入糖尿病可疑对象；如果把标准定得高，特异度可以很高，但很多糖尿病患者将被错误地归入正常组。理论上应选择假阳性和假阴性最低点作为界限。

表6.4.3 不同血糖水平区分糖尿病标准的灵敏度与特异度

血糖水平 mg·(100 mL)$^{-1}$	灵敏度 %	特异度 %	血糖水平 mg·(100 mL)$^{-1}$	灵敏度 %	特异度 %
80	100.0	1.2	150	64.3	96.1
90	98.6	7.3	160	55.7	98.6
100	97.1	25.3	170	52.9	99.6
110	92.9	48.4	180	50.0	99.8
120	88.6	68.2	190	44.3	99.8
130	81.4	82.4	200	37.1	100.0
140	74.3	91.2			

2. 可靠性（reliability） 可靠性又称信度，指某一筛检方法在相同条件下重复测量同一受试者时，所获结果的一致性。

（1）计量资料用标准差、变异系数表示 标准差法一般以 $\bar{x} \pm s$ 来表示。用变异系数则利于相互比较。

（2）计数资料用观察符合率（agreement rate for observation）表示 观察符合率为两名观察者对同一事物的观察或同一观察者对同一事物两次观察结果一致的百分率。

$$观察符合率 = \frac{a+d}{N} \qquad 公式(6.4.7)$$

例6.4.2 两名医师先后判读100例眼底图，结果汇成四格表（表6.4.4），计算观察者间观察符合率。

$$观察符合率 = \frac{46+32}{100} \times 100\% = 78\%$$

表 6.4.4 两名医师对 100 张眼底图像的诊断结果

甲医师	乙医师		合计/例
	轻或无视网膜病/例	中或重度视网膜病/例	
轻或无视网膜病	46(a)	10(b)	56
中或重度视网膜病	12(c)	32(d)	44
合计	58	42	100

3. 筛检收益　指经筛检后能使多少原来未发现的病人得到诊断和治疗。通常可以通过以下几个方面来衡量。

(1) 预测值(predictive value)　预测值是评价筛检收益的重要指标。在得到筛检试验结果后,医生们关心的是在阳性结果中真正患病的概率,以及在阴性结果中无病的概率,这就是预测值。预测值包括阳性和阴性预测值。试验阳性的预测值是指筛检阳性中患该病的可能性。试验阴性的预测值是指筛检阴性中未患该病的可能性。

$$\text{试验阳性预测值} = \frac{a}{a+b} \times 100\% \qquad \text{公式(6.4.8)}$$

$$\text{试验阴性预测值} = \frac{d}{c+d} \times 100\% \qquad \text{公式(6.4.9)}$$

例 6.4.1 中

$$\text{试验阳性预测值} = \frac{65}{328} \times 100\% = 19.8\%$$

$$\text{试验阴性预测值} = \frac{247}{252} \times 100\% = 98.0\%$$

结果表明,在 328 例血糖测定阳性者中,有 19.8% 的人可能患有糖尿病,而在 252 例血糖测定阴性者中,有 98.0% 的人可能排除糖尿病。

(2) 发现新病例的数量　筛检试验通常在一般人群或高危人群中进行。一项筛检试验得到的新病例越多,该试验的收益越大。发现新病例数量的多少受灵敏度、患病率和筛检次数影响。

(3) 预后改善情况　早期发现的病例带来的治愈率、转阴率、生存率的提高或死亡率的下降等,可作为评价筛检的效果。

(4) 成本效益分析　从卫生管理的角度出发,某筛检试验是否值得开展,要做成本效益分析。成本包括筛检各种试验的花费,所需人力及设备折算。效益有经济效益和社会效益两方面。经济效益还可从检出的病例数及由于早发现而延长的生命及工作年限等多方面折算。社会效益要看筛检试验是否有利于卫生事业发展、有利于提高人民健康水平、有利于疾病控制、有利于提高人民生活质量和生命质量。

四、提高试验效率的方法

为了提高试验效率,可以选择患病率高的人群作为受试对象、采用联合试验等方法,联合试验有串联和并联两种。

1. 串联　用两种以上筛检试验，只有全部结果均为阳性者才定为阳性，凡有一项结果阴性者都作为阴性。串联可提高特异度。例如筛检糖尿病先作尿糖检查，阳性者再查餐后 2 h 血糖。只有两者都阳性者才作为筛检试验阳性，以便进一步用糖耐量试验确诊。

2. 并联　同时进行几项筛检试验，只要有一项结果阳性就作为阳性。并联可提高试验的灵敏度。

第五节　实验性研究

一、概述

（一）实验性研究的定义

实验性研究以人类（病人或正常人）为研究对象，研究者将研究对象随机分为实验组和对照组，将所研究的干预措施给予实验组人群后，随访一段时间并比较两组人群的结局（如发病率、死亡率、治愈率等），对比分析实验组与对照组之间效应上的差别，判断干预措施的效果。

（二）实验性研究的用途

1. 预防措施的效果评价　如 Tayler 于 1946—1950 年，在伦敦地区对 0～1 岁儿童进行的百日咳疫苗免疫效果的研究。

2. 评价某种新的治疗药物、疗法或制剂的效果　如应用降血脂药物对预防冠状动脉粥样硬化、急性心肌梗死的作用研究。

3. 探讨疾病的病因　如 1915 年 Goldberger 所进行的糙皮病病因的研究。江苏启东市改变饮水类型后对肝癌发病率影响的研究。

4. 医疗保健措施的评价　如 Becker 等进行的惯用的医疗门诊和医疗保险划定门诊服务质量的研究。

（三）实验性研究的特点

1. 它是前瞻性研究，即必须直接跟踪研究对象，这些研究对象虽不一定从同一天开始，但必须从一个确定的起点开始跟踪。

2. 必须人为施加一种或多种干预处理，作为处理因素可以是预防某种疾病的疫苗、治疗某病的药物或干预的方法措施等。

3. 研究对象是来自一个总体的抽样人群，并在分组时采取严格的随机分配原则。

4. 必须有平行的实验组和对照组，要求在开始实验时两组在有关各方面必须相当近似或可比，这样实验结果的组间差别才能归之于干预处理的效应。

二、基本知识

（一）实验性研究的三个基本要素

1. 处理因素　在实验研究中把根据研究目的而施加的特定试验措施称为处理因素。一般指外部施加的因素，如药物、手术、预防措施等。

2. 受试对象　是指被选入参加试验研究的人。

3. 试验效应　是指处理因素在受试对象身上产生的预期效应。用以判断效应的指标，称为效果指标。选择不同的效果指标，直接影响对效应的最后判断。

（二）实验性研究的原则

1. 随机化原则　在实验研究中随机化是一项极为重要的原则，即将研究对象随机分配到实验组和对照组，使每个研究对象都有同等的机会被分配到各组去，以平衡实验组、对照组已知和未知的混杂因素，从而提高两组的可比性，避免造成偏倚。常用的随机化分组方法有以下几种。

（1）简单随机分组（simple randomization）　可将研究对象按个人为单位用掷硬币（正、反两面分别指定为实验组和对照组）、抽签、使用随机数字表，也可采用系统随机化法，即用现成的数据（如研究对象顺序号、身份证号、病例卡号、工号、学号等）交替随机分配到实验组和对照组中去。随机分组后，当样本较大时，两组不完全相等，一般可进行实验研究，当样本量小时，每组内个体数量相差较大，则需要再重新随机分组，直至达到预定的均衡要求。该法的缺点是当人数较少时，两组在分配的人数上会有较大差别，但随着受试人数增多，两组人数逐渐接近。

（2）区组随机化（block randomization）　当受试对象人数较少，而影响实验结果的因素又较多时，简单随机化不易使实验组与对照组有较好的可比性，可采用区组随机化分组设计。其基本设计原理是将条件相近的一组受试对象（如年龄、性别、病情相近）作为一个区组，每一区组内的受试者数是分组的 n 倍（$n=1,2,3,\cdots\cdots$），每区组的受试者有均等的机会进入实验组或对照组。

（3）分层随机分组（stratified randomization）　当某因素（如年龄、性别、病情、病程等）对实验影响较大时，可根据影响因素不同类别将研究对象分为若干层，然后在层内随机分配研究对象至实验组和对照组。分层随机化的目的是使实验组和对照组成员具有相同分布的临床特点和影响预后的各种因素，可比性强。应当看到，在临床实践中，病人是陆续就医的，不可能待病人都集中后再分组实验，而应在研究开始前按就医的顺序号分好组，一旦病人就医并符合入选条件，就应知道病人是分在实验组或对照组。

分层随机化与区组随机化的目的都是为了控制影响结局的混杂因子的混杂偏倚，如混杂因子较单一，受试对象来源较困难，往往选择区组随机化设计较好，反之则采用分层随机化设计。但如观察样本量较小，分层又较多时，每层内信息较少，区组随机化往往达不到精确分析的目的。

（4）整群随机分组（cluster randomization）　按社区或团体分配，即以一个家庭、一个学校、一个医院、一个村庄或居民区等单位随机分组。这种方法比较简便,但必须保证两组资料的可比性。整群随机分组要求各群内变异和整个研究对象变异一样大,即抽到的人群能充分代表总体,而各群间变异越小越好。此法的优点是:在实际工作中易为群众所接受,抽样和调查都比较方便,也可节约人力、物力,因而多用于大规模调查;其缺点是:抽样误差较大,分析工作量也大。

2. 对照原则　实验设计的另一个重要原则是必须有对照。临床常用的对照形式主要有下列几种。

(1) 标准疗法对照　是临床试验中最常用的一种对照方式,标准疗法对照是以常规或现行的最好疗法(药物或手术)作对照。适用于已知有肯定疗效的治疗方法的疾病。

(2) 安慰剂对照　安慰剂(placebo)通常用乳糖、淀粉、生理盐水等成分制成,不加任何有效成分,但外形、颜色、大小、味道与试验药物或制剂极为相近。在所研究的疾病尚无有效的防治药物或使用安慰剂后对研究对象的病情无影响时才使用。

(3) 自身对照　即实验前后与同一人群作对比。如评价某预防规划实施效果,在实验前需要规定一个足够的观察期限,然后将预防规划实施前后人群的疾病和健康状况进行对比。

(4) 交叉对照　即在实验过程中将研究对象随机分为两组。在第一阶段,一组人群给予干预措施,另一组人群作对照组;干预措施结束后,两组对换试验。这样,每个研究对象均兼做实验组和对照组成员,但这种对照必须有一个前提,即第一阶段的干预一定不能对第二阶段的干预效应有影响,这在许多实验中难以保证。因此,这种对照的应用受到一定的限制。

此外,尚有历史对照、空白对照等非均衡对照,由于这类对照缺乏可比性,除某种特殊情况外,一般不宜采用。

3. 重复的原则　重复(replication)是指各实验组及对照组的例数要有一定的数量。例数太少有可能把个别情况误认为普遍情况,把偶然性或巧合的现象当做必然的规律性现象,以致实验结果错误地推广到群体。但例数太多时实验次数也太多,又会增加严格控制实验条件的困难,造成不必要的浪费。因此,应该在保证实验结果具有一定可靠性的条件下,确定最少的样本例数。

4. 盲法的应用　流行病学实验往往容易出现偏倚,这种偏倚可以来自研究对象和研究者本人,可产生于设计阶段,也可来自资料收集或分析阶段。为避免偏倚可采用盲法(blind method),根据盲法程度可分为以下几种。

(1) 非盲试验(开放试验,open trail)　在这种临床试验中,研究对象和研究者都知道接受研究的具体内容。优点是容易实行,进行中出现意外变化容易判断原因,采取措施;缺点是研究对象和研究者易产生偏倚;另外,分配在对照组的患者往往对治疗丧失信心而中途退出试验。有些临床试验只能是非盲的。例如比较手术治疗和保守治疗对某种疾病的疗效、改变生活习惯是否对某病发生影响、节食、增加运动、戒烟等只能公开试验。

(2) 单盲(single blind)　只有研究者了解分组情况,研究对象不知道自己是试验组还是对照组。优点是研究者可以更好地观察了解研究对象,在需要时可以及时恰当处理研究对象可能发生的意外问题,使研究对象的安全得到保障;缺点是避免不了研究者方面带来的主观偏倚,易造成试验组和对照组的处理不均衡。

(3) 双盲(double blind)　研究对象和研究者都不了解试验分组情况,而是由研究设计者来安排和控制全部试验。优点是可以避免研究对象和研究者的主观因素所带来的偏倚；缺点是方法复杂，较难实行，且一旦出现意外，较难及时处理。因此，在实验设计阶段就应慎重考虑该方法是否可行。

（4）三盲（triple blind） 不但研究对象和研究者不了解分组情况，而且负责资料收集和分析的人员也不了解分组情况，从而较好地避免了偏倚。优点基本同双盲，从理论上讲该法更合理，但实际实施起来很困难。

（三）准实验（quasi-experiment）

准实验又称类实验、半实验（semi-experiment）。一个完全的流行病学实验必须具备前述四个基本特征，如果一项实验研究缺少其中一个或几个特征，这种实验就叫准实验。严格地说，社区试验就是一种准实验。根据准实验是否设立对照组可分为两类。

1. 不设对照组 这种准实验研究虽然没有设立对照组，但不等于没有对比工作。这种准实验的对比是通过下列两种方式进行的：一是自身前后对照，如观察某种药物降血压的效果，可比较高血压病人服用该药物前后的血压水平；二是与已知的不给该项干预措施的结果比较，例如已知我国携带 HBsAg 的母亲发生乙型肝炎病毒（HBV）母婴传播的概率平均为 40%～50%，在现阶段欲观察乙型肝炎疫苗阻断母婴传播的效果，不一定要设立对照组。

2. 设立对照组 准实验虽然设立了对照组，但研究对象的分组不是随机的。如在社区试验中，并不总是能获得随机对照的，如果只能对整个居民区人群实行预防，随机分组就不可能进行，可选择具有可比性的另一社区人群作为对照组。如某疫苗预防效果的评价，甲校为实验组、注射某种疫苗，乙校为对照组、不注射疫苗，然后比较两组血清学和流行病学观察指标的差异，最后对某疫苗的预防效果进行评价。准实验常用于研究对象数量大、范围广而实际情况不允许对研究对象作随机分组的情况。

三、设计与实施

实验性研究的设计可分成专业设计和统计设计两大部分。专业设计就是从专业角度考虑试验的具体目标，以及各种观察记录等。统计设计则是从统计学角度估计样本量大小、安排随机化分配的具体方法，设计对照组和统计分配方法，以及从统计学角度的质量控制与偏倚校正。

1. 明确研究目的 即要解决什么问题，是验证病因，是考核某项预防措施的效果，还是评价治疗措施的效果，目的一定要具体、明确，通常一个实验只能解决一个问题。

2. 选择研究对象 研究对象可分为实验组和对照组，其研究对象来源、诊断标准与其他流行病学研究方法均相同，在此不详述。选择研究对象的主要原则有以下几点。

（1）选择对干预措施有效的人群 考核某疫苗预防效果应选择某病的易感人群为研究对象，要防止将患者或非易感者选入。在临床试验病例选择中应有统一、公认的诊断标准，而且最好用客观的诊断指标。一方面要避免为把患病者选入而影响研究的真实效果；另一方面要注意研究对象的代表性，样本应具备总体的某些基本特征，如性别、年龄、疾病类型、病情轻重及有无并发症等，其比例要能代表总体；还要注意，轻型病例固然能取得较好的药物治疗效果，但有自然康复的趋向，且即使设立了严格的对照组，并得到阳性结果，也仅说明对轻型病人有效。

（2）选择预期发病率较高的人群（高危人群） 考核某疫苗预防效果应选择疾病高发区人群；药物疗效试验亦多选择高危人群，如平喘解痉药物的疗效试验，最好选择近期频繁发作过支气管哮喘的患者作为研究对象。

（3）选择干预对其无害的人群 新药临床试验往往将老年人、儿童、孕妇除外，有胃出血史者不应作抗炎药物试验的研究对象。

（4）选择能将实验坚持到底的人群 预计在实验过程中就有可能被剔除者不应作为研究对象，如新药治疗脑出血后肢体瘫痪的临床试验研究，常将伴有肿瘤、有严重肾和肝病者除外，因为这些人可能在研究尚未结束前即死亡或因病情严重而被迫停止试验。

（5）选择依从性好的人群 指研究对象能服从实验设计安排并能密切配合到底。

3. 选择实验现场 根据不同实验目的选择具备一定条件的实验现场，通常应考虑以下几方面：① 实验现场人口相对稳定，流动性小，并要有足够的数量。② 实验研究的疾病在该地区有较高而稳定的发病率，以期在实验结束时，能有足够的发病人数达到有效的统计分析。③ 评价疫苗的免疫学效果时，应选择近期内未发生该疾病流行的地区。④ 实验地区有较好的医疗卫生条件，卫生防疫保健机构比较健全，登记报告制度较完善，医疗机构及诊断水平较好等。⑤ 实验地区（单位）领导重视，群众愿意接受，有较好的协作配合的条件。

4. 随机化分组 见前述。

5. 选择适当的对照形式 见前述。

6. 盲法的应用 见前述。

四、资料收集和分析

（一）均衡性检验

在对临床试验进行统计分析时，首先应对各组影响效果的基本特征（如病情、年龄、性别等）进行均衡性检验，若各组基本特征显著性检验无差别，才认为各组间有可比性并进一步统计分析。

（二）分析治疗措施效果的主要指标

1. 有效率

$$\text{有效率}=\frac{\text{治疗有效人数}}{\text{治疗的总人数}}\times 100\% \qquad \text{公式(6.5.1)}$$

（治疗有效人数包括治愈人数和好转人数）

2. 治愈率

$$\text{治愈率}=\frac{\text{治愈人数}}{\text{治疗人数}}\times 100\% \qquad \text{公式(6.5.2)}$$

3. N 年生存率

$$N\text{年生存率}=\frac{N\text{年存活的病例数}}{\text{随访满}N\text{年的病例数}}\times 100\% \qquad \text{公式(6.5.3)}$$

（三）分析预防措施效果的主要指标

1. 保护率（protective rate，PR）

$$保护率=\frac{对照组发病或死亡率-实验组发病率或死亡率}{对照组发病（或死亡）率}\times 100\% \quad 公式(6.5.4)$$

PR 95%的置信区间

$$PR\ 95\%的置信区间=PR\pm 1.96\sqrt{\frac{1}{P_1^2}\times\frac{P_2Q_2}{n_2}+\frac{P_2^2}{P_1^4}\times\frac{P_1Q_1}{n_1}}\times 100\%$$

n_1、n_2 分别为对照组、实验组人数。

P_1、P_2 分别为对照组、实验组发病率；$Q_1=1-P_1$，$Q_2=1-P_2$。

2. 效果指标（index of effectiveness，IE）

$$效果指标=\frac{对照组发病（或死亡）率}{实验组发病（或死亡）率}\times 100\% \quad 公式(6.5.5)$$

此外，治疗措施效果的考核还可用病死率、病程长短、病情轻重及病后携带病原状态、后遗症发生率、复发率等指标评价；预防措施效果考核可用抗体阳转率、抗体滴度几何平均数、病情轻重变化等指标评价；考核病因预防可用疾病发病率、感染率等指标评价。

五、实验性研究的优缺点

1. 主要优点

（1）研究者根据实验目的，预先制定实验设计，能够对选择的研究对象、干预因素和结果的分析判断进行标准化。

（2）按照随机化的方法，将研究对象分为实验组和对照组，做到了各组具有相似的基本特征，提高了可比性，减少了偏倚。

（3）实验为前瞻性研究，在整个试验过程中，通过随访将每个研究对象的反应和结局自始至终观察到底，实验组和对照组同步进行比较，最终能作出肯定性的结论。

2. 存在缺点

（1）整个实验设计和实施条件要求高、控制严、难度较大，在实际工作中有时难以做到。

（2）受干预措施适用范围的约束，所选择的研究对象代表性不够，以致会不同程度地影响实验结果推论到总体。

（3）研究人群数量较大，实验计划实施要求严格，随访时间长，因此依从性不易做得很好，影响实验效应的评价。

（4）有时可能涉及医德问题。

第六节　分析性研究

一、概述

描述性研究的结果一般只能揭示某一事件的基本情况（如“三间分布”特征），提供病因线索，并依此建立病因假设，但要验证病因假设、探索健康的危险因素或促进因素，则需要采用分析性研究或实验研究方法。分析性研究是对健康的危险因素或促进因素进行筛选或检验的过程,属于观察性研究方法,但分析性研究一般设有对照。分析性研究方法主要有病例对照研究和队列研究。

二、病例对照研究

病例对照研究(case control study)是选择一组具有某种疾病或某特定健康效应的个体作为病例组,另一组不患该病或不具有某特定健康效应但具有可比性的个体作为对照,调查两组人群过去暴露于某些与所研究疾病或健康效应有关因素的情况(频率或程度),比较两组间暴露率或暴露水平的差异,以分析暴露因素是否与该疾病或健康效应有关的研究方法。由于病例对照研究是在某疾病或健康效应发生之后,追溯其可能的病因或有关因素,属于"由果探因"的研究方法,因此也称回顾性研究(retrospective study)。

(一)病例对照研究的基本原理

依据是否具有某种疾病或某种健康效应,将研究对象分为病例组和对照组。调查分析两组暴露于某研究因素的频率或水平$\left(\frac{a}{a+b}与\frac{c}{c+d}\right)$,若两组间的差异有统计学意义,则认为暴露因素与某种疾病或某种健康效应有关。一般而言,病例组暴露因素的比例高于对照组$\left(\frac{a}{a+b}>\frac{c}{c+d}\right)$,且差异有统计学意义,则为危险因素;若对照组暴露因素的比例高于病例组$\left(\frac{c}{c+d}>\frac{a}{a+b}\right)$,且差异有统计学意义,则为保护因素。病例对照研究的基本原理如图 6.6.1 所示。

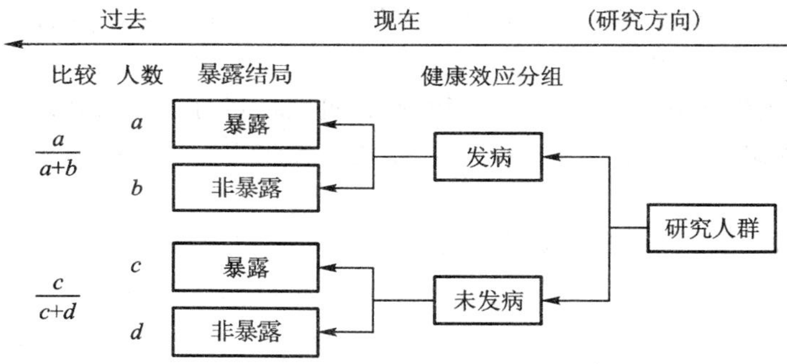

图 6.6.1 病例对照研究基本原理示意图

在流行病学研究中,暴露(exposure)是指研究对象受到某种因素的作用或影响,或具有某种特征(生理学、行为学或社会学特征)。例如,用病例对照研究方法探索 O 型血与胃溃疡的关系,血型为 O 型就属暴露,而患胃溃疡则属病例。暴露因素可以是有害的,也可以是有益的。

(二)病例对照研究的基本类型

病例对照研究常用匹配设计和成组设计两种方法。匹配(matching)也称配比,是限制性选择对照的一种方法，以保证对照与病例在某些特征（可能影响研究结果）上保持一致，以排除比较时匹配因素的干扰。用来匹配的因素或条件叫匹配因素或匹配条件。

1. 成组病例对照研究　在研究所规定的病例和对照人群中，分别抽取一定的研究对象组成病例组和对照组，没有任何其他限制与规定。此种研究实施起来容易，能够获得较多的信息，但研究结论可靠性相对较差。一般情况下，对照组的数量应大于或等于病例组。

2. 匹配设计病例对照研究　分为成组匹配和个体匹配两种。

（1）成组匹配　也叫群体匹配或频数匹配。病例确定后，在选择对照时，要求匹配因素在比例构成上与病例组接近或一致。如病例组男性占 70%，60 ~ 70 岁占 20%，对照组人群中此两项的构成也应如此。

（2）个体匹配　是以个体病例为单位进行匹配的方法，当病例与对照 1∶1 匹配时，叫配对（pair matching）；配 2 个以上对照时，叫 1∶*M* 匹配，统计效率分析表明，超过 1∶4 就难以再提高统计效率。

（三）病例对照研究的实施

1. 提出假设　研究假设一般以描述性研究（如现况调查）结果为基础，加上文献检索结果，综合考虑提出。研究假设应特别注重新颖性。

2. 制定研究计划　主要内容包括研究目的、病例与对照的来源和选择、样本量大小的确定、调查表及其设计、研究质量的控制措施、暴露因素的确定及其界定、资料的整理与分析方法、经费预算与人员分工培训等。

3. 病例和对照的来源与选择

（1）病例的来源与选择　作为研究对象的病例应有统一、明确和权威的诊断标准，尽量采用国内外公认的诊断标准，以便于研究结果间的比较。病例有新发病例和现患病例，可以从医院获取；也可以来自社区自然人群，通过现况调查或疾病登记资料获取。

用新发病例作为研究对象有以下优点：发病时间接近危险因素暴露时间，暴露史回忆清晰，易于辨认发病前的危险因素。同时，新病例的影响因素相对较少，可提高研究结果的可信度。

（2）对照的来源与选择　一般来说，对照选择比病例选择困难和复杂。因此，可以说对照选择是病例对照研究的精髓。对照的选择应遵循以下原则：① 与病例来源相同，若病例来自医院，对照也从医院抽取；② 匹配以消除或减少混杂因素的影响；③ 节约时间和经费。

4. 病例与对照的匹配

（1）匹配的目的　主要是提高研究效率。首先，可使每一匹配层中都有一定数量的病例和对照，便于对比分析，从而提高研究效率。其次，可以控制混杂因素的影响。

（2）匹配的前提　匹配的特征或变量必须是已知的混杂因素或值得怀疑的混杂因素，否则不应匹配。

（3）注意事项　匹配因素与暴露的联系不能过强，或存在事实上的因果联系，这会降低疾病与暴露的联系（即匹配导致病例与对照的暴露比例接近）；不能匹配过头，即不能把不该匹配的因素纳入匹配，这会增加研究的难度和成本，降低研究效率。

5. 样本量的估计　样本量的大小主要取决于下列因素：① 研究因素在对照组中的暴露比

例(P_0);② 研究因素引起的预期相对危险度(RR)或比值比(OR);③ 希望达到的检验水准，即假设检验第一类错误的概率(α);④ 希望达到的检验把握度($1-\beta$),β 为假设检验第二类错误的概率。

样本大小计算的方法与匹配方式有关，除了利用公式计算外，还有现成的统计用表可查(具体请参阅有关流行病学专著)。

6. 资料收集内容和方法　收集内容包括:① 一般项目:姓名、性别、年龄、民族、职业、文化程度、经济状况、工作单位和家庭住址等;② 疾病情况:包括发病时间、诊断依据和诊断医院等;③ 暴露情况:暴露因素要具体，最好能定量或分级。

资料的收集方法主要是在研究现场以询问的方式填写调查表。病例与对照要使用相同的调查表，运用完全相同的询问方式和检测方法。对参加调查人员进行培训考核，制定培训手册和工作手册以规范调查方法，以保证资料收集的顺利并获得可靠的信息。

7. 资料的整理与分析　病例对照研究资料的分析主要是比较病例组和对照组的暴露比例，从而判断哪种或哪些暴露因素与所研究的疾病有联系及其联系强度的大小。

(四) 资料的整理与分析

1. 成组病例对照研究　此类研究的资料可整理成四格表的形式(表 6.6.1)。

比较病例组暴露比$\frac{a}{a+b}$与对照组暴露比$\frac{c}{c+d}$,若差异有统计学意义(χ^2 检验),则可初步认为暴露与疾病有联系。

表 6.6.1　病例对照研究资料整理表

组别	暴露史		合计
	有	无	
病例组	a	b	$a+b$
对照组	c	d	$c+d$
合计	$a+c$	$b+d$	N

例 6.6.1　某医务工作者想探讨饮酒与肝硬化的关系，调查肝硬化患者 80 人，其中过去饮酒的 60 人;对照 120 人，其中过去饮酒的 40 人。问:肝硬化是否与饮酒有关? 联系强度如何?

本例研究的资料可整理成表 6.6.2。

表 6.6.2　饮酒与肝硬化的病例对照研究

组别	饮酒史		合计(例)
	有(例)	无(例)	
肝硬化组	60	20	80
对照组	40	80	120
合计	100	100	200

首先要用χ^2检验分析饮酒是否与肝硬化有关。将表6.6.2中数据代入四格表χ^2检验公式：

$$\chi^2=\frac{(ad-bc)^2n}{(a+b)(c+d)(a+c)(b+d)}=\frac{(60\times 80-20\times 40)^2\times 200}{80\times 120\times 100\times 100}=33.33$$

查χ^2界值表，$P<0.001$。

由表6.6.2中可见，肝硬化组有饮酒史的比例高于对照组$\left(\frac{60}{80}>\frac{40}{120}\right)$，两者经$\chi^2$检验差异有统计学意义($P<0.001$)，提示过去有饮酒史与肝硬化的发病有联系。

如果某一因素与疾病存在联系，应进一步估计其联系强度。表示联系强度的指标是相对危险度(relative risk，RR)，相对危险度又称率比(rate ratio，RR)，即暴露人群发病率(I_e)与非暴露人群的发病率(I_u)之比(I即incidence rate，e即exposure，u为un-exposure的缩写)。计算公式为：

$$RR=\frac{I_e}{I_u} \qquad \text{公式(6.6.1)}$$

如果$RR=1$，表明暴露与疾病无联系；如果$RR>1$，即暴露者更易发生该病，表明暴露与疾病之间为正联系，该暴露因素可能为发病危险因素；如果$RR<1$，为负联系，表明暴露者的发病危险比非暴露者小，该暴露因素可能为该病的预防因子或保护因子。无论是正联系还是负联系，都有病因学意义。RR越接近于1，暴露与疾病的联系强度越小；RR越远离于1，联系强度越大。具体地说，正联系的情况下，RR越大，联系强度越大；若为负联系，RR越小，联系强度也越大。

一般情况下，仅仅依据病例对照研究的资料不能计算出发病率(因为不知道产生某种健康效应的人口基数)，所以不能计算RR。因此，在病例对照研究中常用比值比来反映联系强度的大小。比值比(odds ratio，OR)又称比数比，是病例组有无暴露史之比(a/b)与对照组有无暴露史之比(c/d)的比值。

$$OR=\frac{a/b}{c/d}=\frac{ad}{bc} \qquad \text{公式(6.6.2)}$$

由上式可见，OR即四格表中两个对角线的数值乘积之比，也称交叉乘积比。

不过，OR与RR在下列情况下非常接近：① 对照组暴露率等于或近似于总人群的暴露率；② 疾病的发病率很低，如小于0.10。

计算出OR值后，还要计算其置信区间(95% CI)，若置信区间包含1，则说明重复研究可能会得出无关联甚至相反的结论。常用方法有两种，即Woolf与Miettinen法。一般常用后者，其计算公式为：

$$OR_L=OR^{1-\frac{1.96}{\sqrt{\chi^2}}},OR_U=OR^{1+\frac{1.96}{\sqrt{\chi^2}}} \qquad \text{公式(6.6.3)}$$

本例$OR=\frac{ad}{bc}=\frac{60\times 80}{40\times 20}=6.0$

$$OR_L=6^{1-\frac{1.96}{\sqrt{33.33}}}=6^{0.6605}=3.27,OR_U=6^{1+\frac{1.96}{\sqrt{33.33}}}=6^{1.3395}=11.02$$

即说明饮酒比不饮酒发生肝硬化的风险高5倍(95% CI：3.27～11.02)。

2. 1∶1 配对病例对照研究

例 6.6.2 某研究人员实施了一项孕期铅暴露与出生神经管缺陷儿的配对病例对照研究，按年龄、种族、胎次等条件 1∶1 配对，共调查了 80 对。有出生缺陷儿母亲孕期存在铅暴露的 35 例，无出生缺陷儿有铅暴露的 10 例；均有暴露的 5 对，均无暴露的 40 对。问：孕期铅暴露与出生缺陷是否有关？联系强度如何？

本例资料可整理成表 6.6.3。

表 6.6.3 孕期铅暴露与神经管缺陷儿的配对病例对照研究

病例	对照		合计（对）
	暴露（对）	非暴露（对）	
暴露	5	30	35
非暴露	5	40	45
合计	10	70	80

此例研究属于 1∶1 配对设计，由于 $b+c=30+5=35<40$，需用校正公式。

$$\chi^2=\frac{(|b-c|-1)^2}{b+c}=\frac{(|30-5|-1)^2}{30+50}=16.46,P<0.01$$

$$OR=\frac{30}{5}=6$$

其 95% CI 为：

$$OR_{\mathrm{L}}=6^{1-\frac{1.96}{\sqrt{16.46}}}=6^{0.5169}=2.52,OR_{\mathrm{U}}=6^{1+\frac{1.96}{\sqrt{16.46}}}=6^{1.4831}=14.26$$

所以，出生神经管缺陷儿与孕期铅暴露有关，孕期铅暴露发生神经管缺陷儿的风险是对照的 6 倍（95% CI：2.52～14.26）。

（五）常见的偏倚及其控制

偏倚（bias）是指在流行病学研究过程中发生的系统误差。病例对照研究中常见的偏倚有选择偏倚、信息偏倚和混杂偏倚三类。

1. 选择偏倚（selection bias） 是指选入的研究对象与未选入的研究对象在某些特征上存在差异而引起的系统误差。这种偏倚常发生在研究设计阶段。

2. 信息偏倚（information bias） 也叫观察性偏倚或测量偏倚，是指在收集、整理信息的过程中，由于测量暴露与结局的方法存在问题致使所收集到的信息资料与真实情况不符。常见的有回忆偏倚、调查员偏倚和报告偏倚等。

3. 混杂偏倚（confounding bias） 是指在研究某个因素与某种健康效应的关联时，由于某个既与疾病有制约关系，又与所研究的暴露因素有联系的外来因素的影响，暴露与健康效应间的联系被夸大或缩小，这种歪曲暴露因素与结果关系的系统误差叫混杂偏倚。

（六）病例对照研究的优缺点

与队列研究（见后面内容）和人群实验研究（见后面内容）比较，病例对照研究的优点体现在:研究所需样本量较小,节省人力和物力;研究周期短,可以较快获得结果;可以同时探讨多种因素与一种健康效应的关系,特别适合多病因疾病的病因研究;对于少见病的病因研究,常常是唯一可行的方法。因此,病例对照研究已成为最常用的分析流行病学方法。

当然,病例对照研究的缺点也是明显的:样本代表性难以保证;暴露测量往往不够精确,导致可靠性下降;不能直接计算发病率或死亡率,因而不能计算 *RR*;由于是由“果”及“因”的回顾性研究,难以得出因果关系的结论。如果运用不当,设计缺陷,可能会得出错误的结论。

三、队列研究

队列研究(cohort study)也称前瞻性研究(prospective study)、随访研究(follow-up study)和暴露对照研究(exposure control study)。队列研究是分析性流行病学的重要研究方法之一,主要用于研究暴露因素与健康效应(疾病、死亡或长寿)的关系,从而验证疾病病因、死亡或长寿因素假说等。

(一)基本原理

队列研究的基本原理是选定暴露于与未暴露于某因素的两组人群,随访观察一定的时间,比较两组人群中某种健康效应的结局,从而判断该暴露因素与健康效应有无关联及关联大小的一种观察性研究方法。它是由“因”到“果”的研究,暴露因素在研究开始时就已经存在,而且研究者也知道每个研究对象的暴露情况,但暴露前尚未出现暴露的健康效应(但暴露后有出现该结局的可能性),需随访观察一段时间。暴露组与非暴露组之间必须具有可比性,非暴露组应该是除了未暴露于某因素之外,其余各方面都应尽可能与暴露组相同的一组人群。

队列研究的基本原理如图 6.6.2 所示:

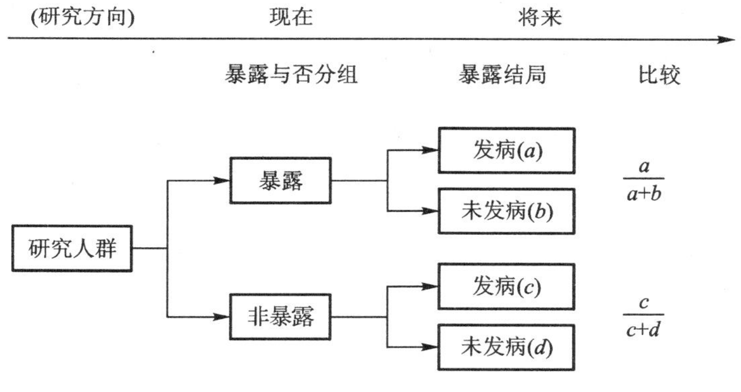

图 6.6.2 队列研究基本原理示意图

(二)研究对象的选择

1. 暴露人群的选择 在选择暴露队列时,可根据研究目的选择一些高暴露人群或特殊暴露(如职业暴露)人群,这样可以较快获得结果。也可选择一些有组织的群体,如在经典案例“吸烟与肺癌关系”的前瞻性研究中,Doll 与 Hill 以 10 万名英国医学会会员为对象,进行了长达 20 余年的随访观察。因为医学会会员比较合作,可以减少研究中的失访现象。当然,也可选择某行政区划或地理区域内暴露于所研究因素的人群作为对象。

2. 非暴露人群的选择　选择非暴露人群作为对照,基本的原则在于暴露与非暴露人群要有可比性。即对照人群除未暴露于所研究的因素外,其他各种可能影响研究结局的因素或人群特征应尽可能地与暴露人群相同。对照人群选择质量的好坏直接影响队列研究结果的真实性。对照可分为内对照和外对照,内对照是指在同一研究人群中,没有暴露或暴露水平最低的人员作为对照;外对照是指与暴露组人群可比但没有暴露的另外一列人群。队列研究应尽可能选用内对照,因为除暴露因素外,它与暴露人群的可比性好。同时,选用内对照较方便可行。如果暴露组为职业人群或特殊暴露人群,通常选用外对照。

3. 样本量估计　样本量的大小取决于下列四个因素:① 一般人群(对照人群)中所研究疾病的发病率;② 暴露组人群(估计)发病率;③ 检验假设时第一类错误的概率(α);④ 把握度($1-\beta$)。可用公式计算或查表法(可参阅有关流行病学专著)。不过,由于队列研究中失访现象难以避免,估计样本量时要考虑到失访的人数,通常按10%来估计失访率。

(三) 资料收集

1. 基线资料收集　包括基本人口学特征、研究对象的暴露及健康状况等。此类资料可通过常规档案资料(如户籍管理资料、环境监测报表)获取,也可以通过随访、专项调查的方式获取。

2. 随访(follow-up)　随访就是对研究所确定的对象进行追踪观察,以确定终点事件的发生情况(如发病或死亡数)。对于暴露组和非暴露组的研究对象,随访时间和方法应一致。为了准确地计算人时数(如4人均观察6个月,则合计为2人年),要求有一个明确的随访开始和终止时间。随访时间的长短主要由所研究暴露因素的类别和研究对象的暴露水平、样本量及所研究疾病的性质来确定。所需的病例越多,需要随访的时间越长;研究疾病的潜伏期越长,随访的时间也越长。随访内容包括有多少观察对象发病或死亡,还有多少研究对象尚在观察之中,有多少人已失访,研究对象的暴露情况有无变化等。应根据观察指标和实际情况,采用不同的随访方法,以减少失访对象,并保证获得的信息真实和可靠。随访分为直接法(如定期调查、检查和特殊安排的随访等)和间接法(根据医院病历、死亡登记和疾病报告卡等)。

3. 结局资料收集　要明确判断结局的观察终点,对观察终点应有明确的规定,最好是具权威性、广为认可的规定,通常的观察终点是发病或死亡。

(四) 数据整理与分析

1. 数据整理与率的计算　如果以发病为观察终点,通常计算累积发病率或发病密度。累积发病率(cumulative incidence rate, CI)是某观察人群在一定时期内某病新发生例数与观察期内总人数之比。累积发病率的大小与随访期长短有关,对同一组人群的随访时间越长,累积发病率可能就越高(因为发病人数可能增加)。队列研究资料可以归纳成表6.6.4。

$$\text{累积发病率}=\frac{\text{观察期间发病人数}}{\text{观察开始时队列人数}}\times 1\,000‰(\text{或}\ 100\%) \qquad \text{公式(6.6.4)}$$

表 6.6.4 队列研究资料整理表

组别	病例数	非病例数	合计	发病率
暴露组	a	b	$a+b=n_1$	a/n_1
非暴露组	c	d	$c+d=n_2$	c/n_2
合计	$a+c=m_1$	$b+d=m_0$	$a+b+c+d=N$	$a+c/N$

如果在随访期间内因迁移、死于其他疾病、中途加入或退出等原因使观察人数有较大变动时，宜用发病密度（incidence density，ID）来测量发病情况。计算发病密度时的分子仍是观察期内新发病例数，分母则是观察人时数。所谓人时是观察人数与随访时间的乘积，时间单位常用年，故又称人年数。

$$发病密度=\frac{观察期间发病人数}{观察期内总人时数}\times 1\ 000‰（或\ 100\%） \qquad 公式(6.6.5)$$

2\. 率差异的统计学性检验　当观察的样本量较大时，样本率的频数分布近似正态分布，可采用 u 检验和 χ^2 检验进行差异有无统计学意义的统计分析。

3\. 联系强度的测量　常用的指标有相对危险度（RR）、归因危险度（attributable risk，AR）、人群归因危险度（population attributable risk，PAR）等。

（1）*RR*　队列研究的资料可以直接计算出暴露人群和非暴露人群的发病率或死亡率，因而可用 *RR* 来进行关联强度的估计。*RR* 是暴露人群发病率（或死亡率）与非暴露人群的发病率（或死亡率）之比。

（2）*AR*　也称率差和特异危险度，是指暴露组的发病率（I_e）（或死亡率 M_e）与非暴露（对照）组的发病率（I_u）（或死亡率 M_u）之差。计算公式为：

$$AR=I_e-I_u \qquad 公式(6.6.6)$$

（3）*PAR*　是指一定时期内，某人群某病的所有新发病例中因某种暴露因素引起者所占的比例。*PAR* 常用百分比表示，故又称人群归因危险度百分比（*PAR%*）。计算公式为：

$$PAR\%=\frac{I_t-I_u}{I_t}\times 100\% \qquad 公式(6.6.7)$$

式中 I_t 为全人群的发病率。

尽管 *RR* 与 *AR* 均为表示联系强度的指标，且彼此密切相关，但它们的公共卫生意义有所不同。*RR* 说明暴露对于个体增加发生危险的倍数，具有病因学意义；而 *AR* 是对人群而言，暴露增加的超额危险的比例，具有疾病预防和公共卫生意义。

例 6.6.3　Paltiel 等实施了一项出生体重与儿童期急性髓细胞白血病（AML）关系的队列研究，该研究以以色列某地区 1964—1976 年出生的婴儿为研究对象，结果见表 6.6.5。

结果表明：儿童 AML 的发病风险随出生体重的增加而升高，*RR* 和 *AR* 也随出生体重的增加而增大。本例题中，体重正常（3 000 ~ 3 499 g）为未暴露组，即 $I_u=0.47/10$ 万，儿童群发病率 $I_t=1.07$，则：

$$PAR\%=\frac{I_t-I_u}{I_t}\times 100\%=\frac{1.07-0.47}{1.07}\times 100\%=56.07\%$$

表 6.6.5 以色列某地区 1964—1976 年出生儿童出生体重与 AML 的队列研究

出生体重/g	观察人年数	病例数	$ID/(10万)^{-1}$	RR	AR
3 000 ~ 3 499	1 056 544	5	0.47	1.00	—
3 500 ~ 3 999	642 546	11	1.71	3.64	1.24
≥4 000	174 420	4	2.29	4.87	1.82
合　计	1 873 510	20	1.07	—	—

引自:Cancer Epidemiology Biomarkers & Prevention,2004(13):1057 - 1064。

说明儿童群中超过 56% 的 AML 发生归因于出生体重的增加。换言之,如果儿童出生体重控制在正常范围内(3 000 ~ 3 499 g),可减少该儿童群中 56.07% 的 AML 发生。

(五) 优缺点

与病例对照研究相比,队列研究的优点是:样本代表性较好;暴露及结局资料准确;偏倚较少发生,研究结论可靠;可以同时研究一种暴露因素与多种疾病的关系,并能了解疾病的自然史;可以用于验证病因假设;暴露因素的作用可以分级,便于计算“剂量 - 反应关系”;可以直接计算发病率或死亡率,也可以计算表示联系强度的指标如 *RR*、*AR*、*PAR%* 等。

队列研究的主要缺点是:耗费人力、物力;研究周期相对较长,增加资料收集和研究实施的难度;每次只能研究一个因素;失访难以避免,失访较多时可能会影响到研究结论的正确性;不适用于人群发病率很低的(罕见)疾病的病因研究(观察期内难以发现病人)。

(六) 常见偏倚及其控制

队列研究中仍然存在选择偏倚、信息偏倚和混杂偏倚,但相对于病例对照研究来说,这些偏倚较好控制。

由于队列研究的对象一般是人群中的某个选择性群体,所以研究结论不能无条件地推及到全部人群。另外,失访所致的选择偏倚是队列研究中不可避免的偏倚,研究中应尽量降低失访率。

四、病例对照研究与队列研究特点比较

病例对照研究和队列研究各有特点,能互相补充。在研究方向(时间顺序)、研究对象选择、样本量大小、资料收集、数据处理、研究周期和费用等方面都有明显的不同,两种研究方法的特点比较详见表 6.6.6。

表 6.6.6 病例对照研究和前瞻性队列研究特点比较

比较项目	病例对照研究	队列研究
样本组成	病例与对照	一般为无病个体
分组依据	患病或未患病	暴露或非暴露
时间顺序	回顾性(从“果”推“因”)	前瞻性(从“因”到“果”)

续表

比较项目	病例对照研究	队列研究
比较内容	病例与对照过去的暴露情况	暴露者与非暴露者发病或死亡情况
分析指标	暴露比例,*OR*	发病率或死亡率,*RR*,*AR*
优点	样本小,获结果快;费用低;一般无失访;可同时研究一种疾病与多种暴露的关系,可用于筛选病因;特别适用于罕见病研究	暴露资料较正确;可计算发病率及危险度;可研究一种暴露与多种疾病的关系;用于验证假设
缺点	不适于研究人群中暴露比例很低的因素;易产生回忆偏倚;仅能算 *OR*	不适用于罕见病;需大样本和长期随访;费用高;失访难以避免

思考与练习题

1. 常用的流行病学研究方法有哪些?各有什么特点?
2. 研究疾病分布有哪些意义?
3. 常用抽样方法有哪些?
4. 何谓灵敏度、特异度?
5. 开展实验性研究应注意哪些原则?
6. 病例对照研究的基本原理是什么?
7. 试比较病例对照研究与队列研究的异同。

(刘紫萍　胡昌军)

第三篇

疾病预防与控制

第七章　初级卫生保健与社区卫生服务

2008年，在世界卫生组织(WHO)提出初级卫生保健的《阿拉木图宣言》发布30周年之际，初级卫生保健的概念是不是已经过时了？2008年11月1日，WHO总干事陈冯富珍在“中国农村初级卫生保健发展国际研讨会”上说，尽管初级卫生保健经历了曲折和坎坷，但它对向全球人人享有卫生保健的理想迈进提供了巨大动力，它所体现的价值观念经久不衰。陈冯富珍郑重宣布，WHO将重振初级卫生保健，并决定将初级卫生保健作为2008年世界卫生报告的主题，以此来纪念《阿拉木图宣言》发布30周年。

一、初级卫生保健

（一）初级卫生保健的概念

1. 人人享有卫生保健　WHO在论述“2000年人人享有卫生保健”目标的含义时指出：人人健康并不是指到2000年医护人员将为世界上每一个人治愈全部已有的疾病，也不是指到2000年不再有人生病或成为残疾。它指的是：① 人们在工作和生活场所都能保持健康；② 人们将运用更有效的方法去预防疾病，减轻疾病和伤残带来的痛苦，并且通过更好的途径进入成年、老年，最后安乐地死去；③ 在全体社会成员中，均匀地分配一切卫生资源；④ 所有个人和家庭，通过自身充分地参与，将享受到基本卫生保健；⑤ 人们将懂得自己有力量摆脱疾病，赢得健康，并明白疾病不是不可避免的。

在第51届世界卫生大会上，WHO对“人人享有卫生保健”的含义作出了新的解释：人人享有卫生保健是一个理想性目标，它是一个迈向逐步改善人类健康的战略过程，而不是一个单纯时限目标，2000年人人享有卫生保健只是这个过程的初级阶段，21世纪人人享有卫生保健是20世纪人人享有卫生保健的继续发展，仍然需要世界各国政府、各有关组织和机构以及全体人民继续共同努力。

2. 初级卫生保健(primary health care，PHC)　1990年，我国卫生部在有关文件中作出一个简明的定义：初级卫生保健是指最基本的，人人都能得到的，体现社会平等权利的，人民群众和政府都能负担得起的卫生保健服务。

这一概念体现了初级卫生保健所反映的核心价值观是社会公平，所信奉的理论是“健康是人类的基本权利”，所追求的目标是“人人享有健康”，所采用的技术是适宜技术。

初级卫生保健的概念是在1978年9月世界卫生组织和联合国儿童基金会在哈萨克斯坦

的阿拉木图联合主持召开的“国际初级卫生保健会议”上通过的《阿拉木图宣言》中正式提出的。《阿拉木图宣言》还提出了初级卫生保健的一系列原则，即初级卫生保健应当：符合国家及其社区的经济条件、社会文化和政治特点，并建立在相关的社会学、生物医学及卫生服务研究结果和公共卫生经验的基础上；应对社区的主要卫生问题，提供相应的促进、预防、治疗及康复服务；除卫生部门外，还涉及所有相关部门、国家和社区发展的有关方面，特别是农业、畜牧、食品、工业、教育、住房、公共事务、交通及其他部门；并要求所有这些部门间的协作；最大限度地推动社区和个人自力更生并参与初级卫生保健的规划、组织、运行和控制，充分利用当地、本国及其他现有资源；为此目的而通过适宜的宣传教育以提高社区参与能力；通过经整合的、具备各功能并相互支持的转诊制度得以持续，导向人人享有的综合性卫生保健的不断改善，并将重点放在最需要卫生保健的人群；在当地及转诊体系中，依靠包括医生、护士、助产士、助理人员和在可行情况下的社区工作者以及必要时的传统医生等在内的卫生工作者，经适当的社会及业务培训后，以医疗队的形式开展工作，以满足社区所反映出来的卫生需求。

在世界范围内实施初级卫生保健 10 年后，针对一些国家对其认识的局限性，WHO 对其内涵作了进一步补充，其要点可概括如下：① 初级卫生保健实施将促使整个卫生事业（包括卫生系统内各个层次和机构）发生新的变革，使卫生资源的开发和利用都面向人人享有卫生保健的总目标；② 初级卫生保健并非仅指个人和社区与卫生系统接触的第一级卫生服务，而是包含从第一级接触开始的一切级别的医疗预防保健服务；③ 实施初级卫生保健是实现“人人享有卫生保健”目标的基本途径，这一策略并非只限于农村，还包括城市；④ 初级卫生保健不仅适用于发展中国家，还同样适用于发达国家；⑤ 初级卫生保健的八项内容是开展初级卫生保健最低限的活动，但决不仅限于这些活动；⑥ 初级卫生保健并非是低水平的卫生保健服务，它指公平地分配和使用有限的资源，把卫生资源的投入转向解决大多数人的基本卫生问题上；⑦ 初级卫生保健策略强调成本投入的效果和效率，而不仅仅是低成本，即最大限度地利用有限的卫生资源，为广大人民群众提供尽可能好的卫生服务，以达到尽可能高的健康水平。

总之，“人人享有卫生保健”与实施初级卫生保健，二者是统一的，前者是目标，后者是实现目标的手段。初级卫生保健体现了“大卫生”观、社会公正和人人享有卫生保健的基本权利。

（二）初级卫生保健基本原则

为了使每个人都有权享有卫生保健，初级卫生保健确立的基本原则如下。

1. 社会公正　初级卫生保健的核心思想是实现卫生服务提供和卫生资源分配与利用的公平性。即为满足城乡居民最基本的卫生服务需要（求），通过提高必需的资源及服务的可及性和覆盖面，有效地减少卫生服务“利用者”与“未利用者”之间的差异，尤其是应把有限的资源优先用于缺医少药、疾病多发、高危人群和地区。这不仅意味着在可能的情况下增加卫生资源的投入，更重要的是根据人群需要重新布局和配置现有资源。

2. 社区与群众参与　初级卫生保健特别强调，在改善卫生状况和健康水平的过程中，必须大力宣传和动员社区和居民群众，使他们充分了解初级卫生保健的意义和方法，充分认识到必须依靠自己的力量促进健康，每个人都应对他们自己和家庭成员的健康负责，必须调整自己的行为和生活方式，改变不良的健康行为和生活方式，充分利用适宜的卫生技术和保健服务，为增进社区的健康水平贡献力量。

3. 部门协同　初级卫生保健是社会经济发展的组成部分,不良健康与整个社会状况密切相关。因此,达到"尽可能高的健康水平"只靠卫生部门是不能实现的,初级卫生保健作为卫生体制的基础和社会经济发展的一个组成部分,将必然有赖于卫生部门和其他有关部门在各个级别的通力合作。

4. 成本效果与效率　初级卫生保健是以最少的成本产生最大效益的模式分配资源,并且这种效益的衡量标准应以大多数人健康需要的满足程度为依据。

这四项原则是WHO在总结和回顾阿拉木图精神与发展历程之后提出的,是对阿拉木图会议文件的补充和完善,是初级卫生保健哲学思想的核心的重要体现,并且是这一思想经实践检验之后的总结和概括,对我国的初级卫生保健工作的开展和加速实施进程具有重要的指导意义。

WHO在《21世纪初级卫生保健》中进一步强调了初级卫生保健的五个基本原则:① 全面的、基本需要的可及性和覆盖率;② 社区和个人参与及自力更生;③ 强调疾病预防和健康促进的综合卫生保健;④ 部门间的合作;⑤ 在可以得到的资源内,采用适宜技术和成本效益。

(三)初级卫生保健的内容

1. 从服务功能的角度　根据《阿拉木图宣言》,初级卫生保健要着眼于解决居民的主要卫生问题,因此至少应包括四个方面、八项任务的内容。

(1) 四个方面　① 增进健康:通过健康教育、保护环境、合理营养、饮用安全卫生水、改善卫生设施、开展体育锻炼、促进心理卫生、养成良好的生活方式,以增强自我保健能力,保持心理平衡和身体健康;② 预防疾病:采取积极有效的预防措施,如刷牙、洗手、预防注射、消毒灭虫、改善环境卫生及避免接触有害物质等,预防各种疾病的发生、发展和流行;③ 合理治疗:早发现、早诊断、早治疗,以避免疾病的发展与恶化,促使早日好转痊愈,防止带菌(虫)和向慢性发展;④ 康复服务:对丧失了正常功能或功能上有缺陷的残疾者,通过医学的、教育的、职业的和社会的措施,尽量恢复其功能,使他们重新获得生活、学习和参加社会活动的能力。

(2) 八项任务　《阿拉木图宣言》中提出初级卫生保健的具体内容因不同国家和居民团体可有所不同,但至少包括以下八项:① 当前主要卫生问题及其预防和控制方法的宣传教育;② 必要的营养和供应充足的安全饮用水;③ 提供基本的清洁卫生环境;④ 开展妇幼保健工作,包括计划生育;⑤ 主要传染病的预防接种;⑥ 地方病的预防和控制;⑦ 常见病和外伤的合理治疗;⑧ 供给基本药物。

1981年的第34届世界卫生大会上,除上述八项内容之外,又增加了"使用一切可能的方法,通过影响生活方式和控制自然和社会心理环境来预防和控制非传染病和促进精神卫生"一项内容。工业发展可能带来的职业性病伤、行为生活方式所致的慢性非传染性疾病的预防,以及精神卫生等,也应纳入初级卫生保健内容。

2. 从服务方式的角度　实施初级卫生保健可以有针对个体的卫生保健服务和针对群体卫生保健服务之分。

(1) 针对个体的初级卫生保健服务　也可以视其为临床预防服务,主要包括慢性非传染性疾病的管理、孕产妇和儿童的系统保健管理、计划免疫接种、常见病的诊断和处置(治疗、转诊和康复等)、提供基本药物、计划生育技术服务等。在个体初级卫生保健中还必须要强调自我保健的作用。

(2) 针对群体的初级卫生保健服务　主要包括社区健康促进(包括卫生知识宣传普及)、传染病和地方病预防控制、疫情监测与报告及应急行动、营养监测和指导、卫生信息收集分析报告以及环境、劳动、学校、饮水和食品卫生等。具体的服务方式可以有家庭保健和特殊人群保健。

3. 自我保健

(1) 自我保健的概念与内涵　WHO 将自我保健定义为“由个人、家庭、邻里、亲友和同事自发的卫生活动,并作出与卫生有关的决定”。此外,还指出:自我保健并不是指单纯的自己对自己的医学照顾,而是从健康的角度出发,多种形式地采取一切有利于健康的措施,包括积极合理地利用医务人员所提供的保健。这种保健措施主要体现为社会与医疗部门支持下的卫生、医药和保健方面的自助和互助。

自我保健的一个突出特点就是要“多靠自己,少依赖医生”,自己负起责任来改进个人卫生习惯、个人生活方式和个人生活环境,从身心两方面进行调节、考虑和决定个人的健康及医疗保健问题。

(2) 自我保健的内容与方法　从自我保健的概念和内涵可见,自我保健与疾病预防有着根本的不同,疾病预防主要是阻断致病因素、减少健康危险因素对机体的损害,而自我保健的内容包括维护健康、预防疾病、自我诊断、自我治疗(包括自我用药)以及在医疗机构诊治后的继续自我保健等。自我保健包括个人、家庭、社区以及社会等不同层面的自我保健。

个人自我保健主要是通过个人生理、心理、行为的调节达到自我保健的目的,它在自我保健活动中占有重要的地位。调节的方法主要有养成良好的生活规律及生活节奏,合理营养与平衡膳食、有规律的工作、合理的休闲与充分的睡眠、培养乐观健康的性格,培养广泛的兴趣,积极参加各种娱乐性运动与体质锻炼、自我发现早期健康问题、对于简单和轻度病患的自我用药等生理心理调节方法和限制行为(如限制体重、限制食盐、戒烟)、转变和加强行为(即扬长避短、持之以恒)、自我监测(体重监测、血压监护、尿液监测等)、习得行为(即通过学习,获得有益于健康的行为)等行为矫正方法。

家庭自我保健是通过家庭成员间自我保健观念的交流和传播促进自我保健。家庭成员的血亲关系、生活关系密切,更容易开展自我保健管理,发挥监督、评价和加强的职能。家庭自我保健措施主要有家庭内卫生知识的传播和交流、家庭健康观念的建立、家庭健康习惯的养成、自我监督和相互监督、自我表现评价和相互评价等。具体来说,要注意养成健康的生活习惯、合理饮食,避免和纠正不健康的生活方式和行为,尽可能使生活环境美化,以促进身心健康;通过劝慰、鼓励、安抚等方法促使家庭成员学会冷静、心平气和地处理各种矛盾,保持温暖、宁静、温馨、和谐的家庭气氛,安排好家庭生活和闲暇活动;重视儿童生理及心理教育,从小培养儿童的卫生习惯,养成健康生活方式;重视对青年子女的婚前教育,提供婚姻生活方式方面的有关知识,培养青年男女具备共处、合作及共同配合行动的能力。

社区自我保健是通过社区的组织、协调、传播和保证作用促进全社区的保健意识和行为改善。具体方法可有:支持成立群众性、自发性的自我保健组织(如食品卫生管理会、戒烟协会、体育活动小组等);系统管理自我保健;建立社区自我保健档案;以信访、随访的形式了解群众自我保健需求；提供简单的医疗保健器械（如健身器械、康复器械等）；开展健康教育，提高社区居民的自我保健意识。

社会自我保健则是通过整个社会各部门（如文化宣传部门、教育部门、交通运输部门、环境保护部门等）的密切配合、互相协作，在群众开展自我保健时发挥各自的特点和作用，指导、参与、管理群众的自我保健活动，支持个人、家庭、社区的自我保健活动，提高社会健康水平。

为促进我国公民健康素养水平的提高，我国卫生部2008年1月发布了《中国公民健康素养——基本知识与技能（试行）》，共66条，对公民应具备的健康基本知识和理念、现阶段健康生活方式与行为基本知识和基本技能等作出了明确的界定。它也可作为我国现阶段公民自我保健效果的评价依据。

（四）初级卫生保健的目标

1998年11月，为纪念《阿拉木图宣言》发布20周年，WHO在阿拉木图市召开“面向21世纪的PHC”纪念大会。会议进一步明确：人人享有卫生保健是一个导致人民健康逐步改善的过程，而不是一个单一有限的目标。21世纪人人享有卫生保健是2000年人人享有卫生保健目标的继续和发展，它将为全世界人民在其整个一生实现并保持能获得的最高健康水平创造条件。会议提出了“21世纪人人享有卫生保健”的全球目标。

“21世纪人人享有卫生保健”的全球总目标是：① 使全体人民增加期望寿命和提高生活质量；② 在国家间和国家内部促进卫生公平；③ 使全体人民获得可持续的卫生系统和服务。

21世纪前20年的全球具体目标是：① 卫生公平：儿童期发育不良；② 生存：孕产妇死亡率、儿童死亡率、期望寿命；③ 扭转5种主要大流行病的全球趋势；④ 根除和消灭某些疾病；⑤ 改进并获得水、环境卫生、食品和住房；⑥ 促进健康的措施；⑦ 发展、实施和监测人人享有卫生保健的国家政策；⑧ 改进并获得综合的基本、优质卫生保健；⑨ 实施全球和国家卫生信息和监测系统；⑩ 支持卫生研究。

（五）我国农村初级卫生保健的目标与任务

2001年5月，国务院体制改革办公室等部门下发《关于农村卫生改革与发展的指导意见》（以下简称《指导意见》），就“为建立适应社会主义市场经济体制要求和农村经济社会发展状况、具有预防保健和基本医疗功能的农村卫生服务体系，实行多种形式的农民健康保障办法，使农民人人享有初级卫生保健”提出农村卫生改革与发展的十项指导意见。其中第一项就是“全面落实初级卫生保健工作”。

2002年4月，为推动新一轮全国农村初级卫生保健工作的开展，不断提高农村居民健康水平，促进农村卫生事业与农村经济社会的协调发展，卫生部等七部委联合下发了《中国农村初级卫生保健发展纲要（2001—2010年）》（以下简称《发展纲要》）。

2002年10月29日，新华社全文播发了《中共中央、国务院关于进一步加强农村卫生工作的决定》（以下简称《决定》）。《决定》从农村卫生工作的指导思想和目标、加强农村公共卫生工作、推进农村卫生服务体系建设、加大农村卫生投入力度、建立和完善农村合作医疗制度和医疗救助制度、依法加强农村医药卫生监管、加强对农村卫生工作的领导等方面作出了规定。

2006年《中共中央、国务院关于推进社会主义新农村建设的若干意见》（中发〔2006〕1号）

提出了32条重大举措，破解社会主义新农村建设中的诸多深层问题，其中第20条为“积极发展农村卫生事业。”同年8月，经国务院同意，卫生部、国家中医药管理局、国家发展和改革委员会及财政部联合下发了《农村卫生服务体系建设与发展规划》(亦即“十一五”农村卫生事业发展规划，以下简称《发展规划》)，从现状分析、发展目标和建设原则、农村卫生服务体系、建设任务、建设标准、资金筹集和中央投资安排、相关政策措施及预期建设成效等多方面进行了阐述，并就中央预算内专项资金(国债)项目乡(镇)卫生院建设、县医院建设、县妇幼保健机构建设、县中医医院建设等提出了具体的指导意见。

在上述文件中，确立了我国21世纪农村初级卫生保健的目标、任务和一系列政策措施。

1. 农村初级卫生保健的目标　《指导意见》中就“全面落实初级卫生保健工作”提出“要重点控制传染病、地方病，预防慢性非传染性疾病；做好基本医疗服务、妇幼保健、老年保健、改水改厕等工作；积极推进‘全国九亿农民健康教育行动’，普及医药科学知识，倡导文明健康的生活方式”。

《发展纲要》则更加具体地提出了我国农村初级卫生保健发展10年总目标，即：“通过深化改革，健全农村卫生服务体系，完善服务功能，实行多种形式的农民医疗保障制度，解决农民基本医疗和预防保健问题，努力控制危害严重的传染病、地方病，使广大农村居民享受到与经济社会发展相适应的基本卫生保健服务，不断提高农民的健康水平和生活质量。到2010年，孕产妇死亡率、婴儿死亡率以2000年为基数分别下降1/4和1/5，平均期望寿命在2000年基础上增加1～2岁。”同时，结合我国国情，针对不同地区实际，从政府支持、农村医疗卫生机构与人员建设、基本医疗管理规范率、疾病预防保健服务、卫生监督、妇幼保健、环境卫生、健康教育、医疗保障和居民健康水平等十个方面提出了《中国农村初级卫生保健发展纲要(2001—2010年)参考指标》。

《决定》提出：“根据全面建设小康社会和社会主义现代化建设第三步战略目标的总体要求，到2010年，在全国农村基本建立起适应社会主义市场经济体制要求和农村经济社会发展水平的农村卫生服务体系和农村合作医疗制度。主要包括：建立基本设施齐全的农村卫生服务网络，建立具有较高专业素质的农村卫生服务队伍，建立精干高效的农村卫生管理体制，建立以大病统筹为主的新型合作医疗制度和医疗救助制度，使农民人人享有初级卫生保健，主要健康指标达到发展中国家的先进水平。沿海经济发达地区要率先实现上述目标。”

2006年中央1号文件在关于“积极发展农村卫生事业”中指出，要“积极推进新型农村合作医疗制度试点工作，从2006年起，中央和地方财政较大幅度提高补助标准，到2008年在全国农村基本普及新型农村合作医疗制度。各级政府要不断增加投入，加强以乡镇卫生院为重点的农村卫生基础设施建设，健全农村三级医疗卫生服务和医疗救助体系。有条件的地方，可对乡村医生实行补助制度。建立与农民收入水平相适应的农村药品供应和监管体系，规范农村医疗服务。加大农村地方病、传染病和人畜共患疾病的防治力度。增加农村卫生人才培养的经费预算，组织城镇医疗机构和人员对口支持农村，鼓励各种社会力量参与发展农村卫生事业。加强农村计划生育服务设施建设，继续稳定农村低生育水平”。

《发展规划》根据《中共中央、国务院关于进一步加强农村卫生工作的决定》、《中共中央、国务院关于推进社会主义新农村建设的若干意见》精神和国务院的部署，在总结我国农村卫生服务体系建设和发展经验的基础上，提出了“十一五”期间农村卫生事业发展的目标，即“通过加大投入,改善农村卫生机构的基础设施条件,改革管理体制和运行机制,加强卫生技术人员的培养等措施,到2010年,建立起基本设施比较齐全的农村卫生服务网络、具有一定专业素质的农村卫生服务队伍、运转有效的农村卫生管理体制和运行机制,与建立和完善新型农村合作医疗制度和医疗救助制度协同发展,满足农民群众人人享有初级卫生保健服务需求”。

概括起来,我国21世纪前10年农村初级卫生保健的目标是:建立起基本设施比较齐全的农村卫生服务网络、建立具有一定专业素质的农村卫生服务队伍、建立运转有效的农村卫生管理体制和运行机制,与建立和完善新型农村合作医疗制度和医疗救助制度协同发展;加大农村地方病、传染病和人畜共患疾病的防治力度,重点控制传染病、地方病,预防慢性非传染性疾病;做好基本医疗服务、妇幼保健、老年保健、改水改厕等工作;积极推进“全国九亿农民健康教育行动”,普及医药科学知识,倡导文明健康的生活方式;满足农民群众人人享有初级卫生保健服务需求,使广大农村居民享受到与经济社会发展相适应的基本卫生保健服务,不断提高农民的健康水平和生活质量;主要健康指标达到发展中国家的先进水平,到2010年,孕产妇死亡率、婴儿死亡率以2000年为基数分别下降1/4和1/5,平均期望寿命在2000年基础上增加1~2岁。

2. 农村初级卫生保健的任务　根据《中国农村初级卫生保健发展纲要(2001—2010年)》和《关于农村卫生改革与发展的指导意见》、《中共中央、国务院关于进一步加强农村卫生工作的决定》、《中共中央、国务院关于推进社会主义新农村建设的若干意见》、《农村卫生服务体系建设与发展规划》等一系列有关农村初级卫生保健或农村卫生发展的文件精神,我们可以将21世纪我国农村初级卫生保健的任务归纳如下。

(1) 加强农村疾病预防控制　坚持预防为主的方针,落实疾病预防控制措施,重点控制严重危害农民身体健康的传染病、地方病、寄生虫病、职业病和其他重大疾病,提高处理农村重大疫情和公共卫生突发事件的能力,加强精神卫生工作,防止各种意外伤害。稳定计划免疫接种率,提高现代结核病控制策略的人口覆盖率。积极开展慢性非传染性疾病的防治工作,预防和管理慢性非传染性疾病,做好老年保健。

到2010年,农村地区儿童计划免疫接种率达到90%以上;95%以上的县(市、区)实施现代结核病控制策略;75%的乡(镇)能够为艾滋病病毒感染者和艾滋病患者提供预防保健咨询服务;95%以上的县(市、区)实现消除碘缺乏病目标;地方病重病区根据本地区情况,采取改水、改灶、换粮、移民、退耕还林还草等综合性措施,有效预防和控制地方病。

(2) 提高乡、村卫生机构常见病、多发病的诊疗水平,规范医疗服务行为,为农村居民提供安全有效的基本医疗服务。

(3) 做好农村妇幼保健工作　制定有效措施,加强对孕产妇和儿童的保健管理,提高孕产妇住院分娩率,保证乡(镇)卫生院具备处理孕产妇顺产的能力、县级医疗机构及中心乡(镇)卫生院具备处理孕产妇难产的能力,稳步降低孕产妇死亡率和婴儿死亡率,改善儿童营养状况,不断提高妇女儿童健康水平。采取重点干预措施,有效降低出生缺陷发生率,提高出生人口素质。

(4) 大力开展爱国卫生运动　以改水改厕为重点,加强农村卫生环境整治,逐年提高农村自来水及农村卫生厕所普及率,结合小城镇和文明乡镇建设,创建卫生乡镇,改善农村居民的劳动和生活环境。

(5) 开展健康教育和健康促进活动 积极推进“全国亿万农民健康促进行动”(原“全国九亿农民健康教育行动”),采取多种形式普及疾病预防和卫生保健知识,提高农村居民基本卫生知识知晓率和中小学健康教育开课率,倡导文明健康的生活方式,引导和帮助农民建立良好的卫生习惯,增强农村居民的健康意识和自我保健能力,破除迷信,倡导科学、文明、健康的生活方式。促进人群健康相关行为的形成。

(6) 依法加大对公共卫生、药品和健康相关产品的监督力度,控制危害农村居民健康的主要公共卫生问题,努力抓好食品卫生、公共场所卫生和劳动卫生。

(7) 充分利用中医药资源,发挥中医药的特点与优势,不断提高农村中医药服务水平。

(8) 完善和发展农村合作医疗 探索实行区域性大病统筹,逐步建立贫困家庭医疗救助制度,积极实行多种形式的农民医疗保障制度。

二、社区卫生服务

在我国,初级卫生保健的重点在农村,而城市实施初级卫生保健的载体就是社区卫生服务。

《国务院关于发展城市社区卫生服务的指导意见》指出:社区卫生服务是城市卫生工作的重要组成部分,是实现人人享有初级卫生保健目标的基础环节。大力发展社区卫生服务,构建以社区卫生服务为基础、社区卫生服务机构与医院和预防保健机构分工合理、协作密切的新型城市卫生服务体系,对于坚持预防为主、防治结合的方针,优化城市卫生服务结构,方便群众就医,减轻费用负担,建立和谐医患关系,具有重要意义。

(一) 社区卫生服务的概念

1. 社区 社区(community)是由一定数量的人群组成,他们可能具有共同的地理环境,共同的文化,共同的信念,共同的利益,共同的问题以及共同的需求等。WHO 曾提出的社区概念是一个代表性的社区,其人口数在 10 万 ~ 30 万,其面积在 5 000 ~ 50 000 平方公里,相当于一个“小社会”。在我国,城市社区是指街道、居委会;农村社区是指乡镇、村。

社区应具备五个构成要素:① 有聚居的一群人;② 有一定的地域;③ 有一定的生活服务设施;④ 居民群具有特定的文化背景和生活方式,居民群之间发生种种社会关系;⑤ 为维护社会规范和行为规范的具体落实,产生各种社会群体和机构。可见,社区是有组织的社会实体,有群众也有领导。社区领导不仅仅是社会经济生活的组织者,也是社区基本医疗服务和公共卫生服务的组织者、管理者和领导者。他们对本地区、本单位人群的健康负责,是开展社区卫生服务的组织保证。

2. 社区卫生服务 1999 年 1 月 16 日,国务院办公厅下发的《关于发展城市社区卫生服务的若干意见》中对社区卫生服务(community health care)所下的定义是:“社区卫生服务是社区建设的重要组成部分,是在政府领导、社区参与、上级卫生机构指导下,以基层卫生机构为主体、全科医师为骨干、合理使用社区资源和适宜技术,以人的健康为中心、家庭为单位、社区为范围、需求为导向,以妇女、儿童、老年人、慢性病人、残疾人等为重点,以解决社区主要卫生问题、满足基本医疗卫生服务需求为目的,融预防、医疗、保健、康复、健康教育、计划生育技术服务等为一体,有效、经济、方便、综合、连续的基层卫生服务。”

（二）社区卫生服务的特点

《国务院关于发展城市社区卫生服务的指导意见》指出：社区卫生服务机构提供公共卫生服务和基本医疗服务，具有公益性质，不以营利为目的。要以社区、家庭和居民为服务对象，以妇女、儿童、老年人、慢性病人、残疾人、贫困居民等为服务重点，以主动服务、上门服务为主，开展健康教育、预防、保健、康复、计划生育技术服务和一般常见病、多发病的诊疗服务。这正是社区卫生服务的基本特点。

1. 服务对象

（1）健康人群　健康人群是社区卫生服务的对象之一，随着人们对健康的逐步认识和重视，健康人群将会成为社区卫生服务的主要对象。早在1948年，世界卫生组织（WHO）就指出："健康不仅是没有疾病和虚弱现象，而且是一种躯体上、心理上和社会适应方面的完好状态。"1989年，WHO又提出"身体健康、心理健康、道德健康、社会适应良好"四个方面的健康标准。因此，健康人群应该是具有躯体健康（躯体的结构完好和功能正常）、心理健康（又称精神健康，能正确认识自我、正确认识环境、及时适应环境）和良好的社会适应能力（即其能力能在社会系统内得到充分的发挥、有效地扮演与其身份相适应的角色、其行为与社会规范相一致）的社区居民。

（2）患有各种疾病的病人　主要包括常见病和多发病病人、诊断明确的慢性病病人以及需急救的病人等。

（3）亚健康人群　亚健康又称为次健康，是介于健康和疾病之间的中间状态。亚健康人群的特征是：虽然他们没有明显的疾病或经查体没有可诊断的疾病，但呈现机体活力降低，反应能力减退、适应能力下降，工作效率低下等。

亚健康人群往往不被个人所意识，不被社会所承认，不为医学所确认，具有既可向疾病发展，又可向健康逆转的双向性和可逆性的特点。因此，亚健康人群应受到社会的广泛关注，应大力开发这一部分人群的健康需求，应使他们得到及时的健康照顾，应成为目前社区卫生服务的重要对象。

（4）高危人群　指明显存在某些有害健康的因素、疾病发生的概率明显高于其他人群的群体。主要包括：① 高危家庭的成员：凡是具有以下任何一个或更多标志的家庭即为高危家庭：单亲家庭，吸毒、酗酒者的家庭，精神病患者、残疾者、长期重病者的家庭，功能失调濒于崩溃的家庭，受社会歧视的家庭；② 存在明显的危险因素的人群：危险因素是指在机体内外环境中存在的与疾病发生、发展及死亡有关的诱发因素，包括不良的生活方式、职业危险因素、社会和家庭危险因素等。

（5）重点人群　指由于各种原因需要在社区得到系统保健的人群，如儿童、妇女、老年人、疾病康复期人群、残疾人等需要特殊保健的人群。

2. 任务与功能

（1）社区卫生服务的基本任务　包括：① 提高人群健康水平、延长寿命、改善生活质量：通过对不同的服务人群采取促进健康、预防疾病、各类人群的系统保健和健康管理，疾病的早期发现、诊断、治疗和康复、优生优育等措施提高人口素质和人群健康水平、延长健康寿命、改善生活质量；② 创建健康社区：通过健康促进，使个人、家庭具备良好的生活方式和生活行为，在社区创建良好的自然环境、社会心理环境和精神文明环境，紧密结合社区服务和社区建设，创建具有健康人群、健康环境的健康社区；③ 保证区域卫生规划的实施、保证医疗卫生体制改革和城镇职工基本医疗保险制度改革的实施。

(2) 社区卫生服务的基本功能　在为社区居民提供卫生服务中应做到三点：一是要以维护群众健康为中心，坚持预防为主，提供从生命孕育到出生成长直至终老的连续性健康服务；二是要使居民不出社区就可以解决“小病”，并对“大病”能够及时转诊；三要采取适宜技术和药物，既保证疗效，又做到费用比较低廉，低收入者也能承担得起。

3. 基本特征

(1) 以健康为中心　健康是指整个身体、精神和社会生活的完好状态，而不仅仅是没有疾病或虚弱。在社会、经济快速发展的今天，如何确保每个人的身心健康是政府、社会、家庭以及卫生部门所面临的新问题。因为许多互相关联的因素影响着人们的健康，如环境污染、不良的生活方式和行为、社会文化因素、医疗保健制度、疾病等。如何鼓励和帮助人们预防疾病和残疾，建立有助于健康的生活方式，维护最佳的生活环境，是对政府、社会以及卫生部门的新挑战，卫生部门必须将工作的重点从治疗疾病转移到预防和控制导致疾病的各种危险因素上，转移到保护和促进健康上。

社区卫生服务必须是以人为中心，以健康为中心，而不是以病人为中心，更不是以疾病为中心。这种变化需要大幅度地改变我们的工作方式，仅仅靠治疗个体疾病的医疗工作是远远不够的，要求社区卫生服务走进社区和家庭，动员每个人主动改变社会环境，建立健康的生活方式，预防疾病和残疾，促进健康。

(2) 以人群为对象　医院的服务是以就诊的每个患者作为服务对象的，而社区卫生服务是维护社区内所有人群的健康，如改善社区的卫生环境、居住条件、消除不安全因素和不健康的生活方式等，是以社区所有人群的利益和健康为出发点的。在对每个儿童作预防接种和系统保健时，不只限于这个孩子的健康问题，而是通过每个个体的预防接种发现整个社区的儿童预防接种的覆盖率和营养状况、健康状况，制定个体和整体的干预计划。如发现社区儿童营养不良的发病率高，要考虑是否需要在社区内开展婴儿合理喂养的健康教育，这就是以人群为服务对象的特点。当然，在改革群体工作的同时，也需重视对个体的干预和指导。

(3) 以家庭为单位　家庭是社区组成的最基本单元。一个家庭内的每个成员之间有密切的血缘和经济关系，以及相似的行为、生活方式、居住环境、卫生习惯等。因此，在健康问题上存在着相同的危险因素。例如婴儿的喂养，必须考虑父母的社会、文化背景，并且从他们的文化角度考虑如何对父母进行母乳喂养等内容的健康教育。又如要照顾老人的健康，必须动员家庭中的子女承担起责任和义务。

(4) 提供综合服务　健康已经被赋予了新的内涵，因此社区卫生服务必须是综合的、全方位的，并且是多部门参与的。既提供一般常见病、多发病等“小病”的基本医疗服务，又提供疾病预防控制、妇幼保健等公共卫生服务。如：要保证儿童健康，首先要给母亲提供孕产期保健和产后保健服务；其次要进行新生儿访视及儿童系统管理；还要教育父母如何喂养孩子，帮助父母对儿童进行早期教育，改善社区内卫生环境，减少污染等。只有提供这一系列服务，才可能保证儿童的身心健康。

(5) 提供连续、方便和经济的卫生服务　社区卫生服务作为一种新型卫生服务模式，除具有提供综合服务的特征外，还具有连续服务的特征，即社区医生是居民健康的维护者，需要掌握社区居民的健康状况，提供从生命孕育到出生成长直至终老的连续性健康服务。同时，全科医生、社区护士可以根据居民需要提供必要的上门服务；居民不出社区就可以在社区卫生服务中心（站）解决小伤小病问题，实现就近、方便、及时就医。此外，社区卫生服务采用适宜技术和基本药物，提供基本医疗卫生服务，费用低廉，适应社区居民，特别是低收入居民的经济承受能力。

（三）社区卫生服务的内容

社区卫生服务的基本内容主要包括基本公共卫生服务和基本医疗服务两大部分。2006年6月为贯彻落实国务院《关于发展城市社区卫生服务的指导意见》，卫生部和国家中医药管理局制订并发布了《城市社区卫生服务机构管理办法（试行）》，文件中明确规定了这两部分内容所包括的具体项目。

1. 社区卫生服务机构提供的基本公共卫生服务

（1）卫生信息管理　根据国家规定收集、报告辖区有关卫生信息，开展社区卫生诊断，建立和管理居民健康档案，向辖区街道办事处及有关单位和部门提出改进社区公共卫生状况的建议。

（2）健康教育　普及卫生保健常识，实施重点人群及重点场所健康教育，帮助居民逐步形成利于维护和增进健康的行为方式。

（3）传染病、地方病、寄生虫病预防控制　负责疫情报告和监测，协助开展结核病、性病、艾滋病、其他常见传染病以及地方病、寄生虫病的预防控制，实施预防接种，配合开展爱国卫生工作。

（4）慢性病预防控制　开展高危人群和重点慢性病筛查，实施高危人群和重点慢性病病例管理。

（5）精神卫生服务　实施精神病社区管理，为社区居民提供心理健康指导。

（6）妇女保健　提供婚前保健、孕前保健、孕产期保健、更年期保健，开展妇女常见病预防和筛查。

（7）儿童保健　开展新生儿保健、婴幼儿及学龄前儿童保健，协助对辖区内托幼机构进行卫生保健指导。

（8）老年保健　指导老年人进行疾病预防和自我保健，进行家庭访视，提供针对性的健康指导。

（9）残疾康复指导和康复训练。

（10）计划生育技术咨询指导，发放避孕药具。

（11）协助处置辖区内的突发公共卫生事件。

（12）政府卫生行政部门规定的其他公共卫生服务。

2. 社区卫生服务机构提供的基本医疗服务

（1）一般常见病、多发病诊疗、护理和诊断明确的慢性病治疗。

（2）社区现场应急救护。

（3）家庭出诊、家庭护理、家庭病床等家庭医疗服务。

（4）转诊服务。

（5）康复医疗服务。

（6）政府卫生行政部门批准的其他适宜医疗服务。

（7）社区卫生服务机构应根据中医药的特色和优势，提供与上述基本公共卫生服务和基本医疗服务内容相关的中医药服务。

以上项目构成了社区卫生服务的全部内容，涵盖了医疗、预防、保健、健康教育、康复、计划生育指导等各领域，体现了社区卫生服务的多位功能特点，并以此特点，明显区别于医院服务，成为医疗卫生服务提供体系中重要的组成部分。

思考与练习题

1. 简述21世纪我国农村初级卫生保健的任务。
2. 简述社区卫生服务的概念。
3. 简述社区卫生服务的特点。
4. 简述自我保健的概念、内涵、内容及方法。

（李　研）

第八章　传染病的预防与控制

第一节　概　　述

1997 年，中国香港首次报告了 H5N1 人感染高致病性禽流感病例，发病 18 人，死亡 6 人；2003 年以后，多个国家和地区先后出现了 H5N1 亚型高致病性动物禽流感，并且 H5N1 毒株在泰国、越南、柬埔寨和印度尼西亚发生多起人感染疫情；至 2005 年 10 月止，我国内地已发生多起 H5N1 亚型高致病性动物疫情。

面对这些新的传染病问题，人类该如何应对？

传染病是指由病原体感染机体后产生的一类疾病，在一定条件下可以传染给易感宿主，并易造成流行。而感染性疾病泛指由病原性生物引起的人类疾病，其范围比传染病更宽。传染病种类繁多，分类各异，一般情况下，将潜伏期短、发病急的称为急性传染病，其病程相对较短，如流感。另一类潜伏期长，起病缓慢，病程相对较长，称为慢性传染病，如结核病。影响传染病发生的主要因素有病原体的种类及其致病性、病原体入侵宿主的门户及其定位、病原体变异以及宿主的免疫水平等。传染病的流行必须具备传染源、传播途径和易感人群三个基本环节，并受自然因素和社会因素的影响。

一、人类传染病流行的回顾

20 世纪 40 年代以前，鼠疫、天花和霍乱等传染病严重威胁人类的生存与健康，死亡人数不计其数，传染病曾一度成为威胁人类健康的"第一杀手"。随着 20 世纪 40 年代抗生素的使用，以及后来疫苗的普遍应用，"消杀灭"（消毒、杀虫、灭鼠）的广泛开展，许多危害人类健康的急慢性传染病得到了有效的预防与控制，人类的疾病谱发生了很大变化，传染病已不是威胁人类健康的首要疾病。

（一）几种主要传染病的历史回顾

1. 天花（smallpox）　历史学家认为，在 1 万年以前人类开始农业活动的时候就出现了天花，但有文字可考的天花瘟疫最早出现在公元前 2000 多年的印度。第一个证据是公元前 1157 年的古埃及法老拉美西斯（Ramses）木乃伊的面部有天花的瘢痕。然而，直到公元前 4 世纪，才由中国对天花作了第一次描述。在人类与天花的斗争中是中国人首先发明了以"人痘"接种预防天花并传到西方，这也是世界公认的最早有文字记载的疫苗接种史。1796 年，受挤牛奶女孩"出痘"后不患天花的启发，英国乡村医生爱德华·琴纳创立了牛痘接种法，它是现代医学控制天花的典范。但人类与天花的斗争一直持续到20世纪70年代。1977年10月,发生在索马里麦卡的天花患者是全世界的最后一个病例。1980年,第33届世界卫生大会宣布天花在全球范围内被消灭。

2. 鼠疫(plague) 是由鼠疫耶尔森菌引起的急性传染病,原发于鼠疫自然疫源地中的啮齿动物之间,通过媒介跳蚤可以传播到人类,引起人间鼠疫。它在公元6世纪、14世纪和19世纪末有过3次世界性大流行,进入20世纪以后,世界上仍有60多个国家和地区曾有过鼠疫流行。1900年到1949年,我国鼠疫流行达到最高峰,共有20个省(区)501个市、旗(县)流行鼠疫,发病人数达115万,死亡102万。日军曾于1940—1945年的侵华战争中,在我国建立了细菌工厂——"731部队",制造并使用了灭绝人性的鼠疫细菌武器,前后多次出动飞机撒布感染鼠疫菌的跳蚤和老鼠,共侵袭我国的浙江、江西、湖南和黑龙江等4省的12个县(市),造成了当地人和鼠间鼠疫连续流行12(年)次。新中国成立后,据不完全统计,1950—1980年,在12个省(区)的119个县(旗)、市,流行鼠疫31(年)次,发病7 493人,死亡2 646人。在党和政府领导下,新中国建立了鼠疫防治研究专业机构,依靠群众,贯彻"预防为主"的方针,采取以灭鼠灭蚤为主的综合性防治措施,已经基本控制了人间鼠疫的发生和流行。20世纪50年代后,我国基本上没有发生大的流行,仅少数散在病例发生。但20世纪90年代以来,与世界其他地区一样,中国的鼠疫自然疫源地再次进入活跃期,一些静息了多年的疫源地重新暴发流行,并向周围蔓延;同时,新疫源不断出现,人间鼠疫病例呈逐年上升趋势。因此,对这些地区的监测和控制仍然是一个长期而艰巨的任务。

3. 霍乱(cholera) 目前认为,印度恒河下游三角洲是古典生物型霍乱的地方性疫源地,印尼的苏拉维西岛是埃尔托型霍乱的地方性疫源地。在19世纪,由于新交通工具(如轮船、火车)的发展,以及城市人口稠密、卫生条件恶劣等因素助推了霍乱的流行。迄今为止,霍乱已发生了7次全球性大流行。1817—1923年,在亚洲、欧洲、非洲、美洲和大洋洲共发生的6次大流行由古典生物型霍乱弧菌引起。从1961年起的第7次大流行,则由埃尔托型霍乱弧菌引起,至今还断断续续地存在;而再次源于印度半岛的O_{139}群霍乱弧菌型霍乱是否会引发第8次大流行,还难以定论。

(二)我国传染病防治的主要成就

1. 天花在全国范围内消灭 天花曾是严重威胁我国人民健康的主要疾病,每年因患天花而死亡的人数曾以万计。以至在民间流传着"生儿只算生一半,出了天花才算全"这样的谚语。新中国成立后,党和政府开展了大规模种痘运动,至1954年,全国所有大、中城市已灭绝天花,最后一例疫情是1961年由缅甸传入云南而被扑灭的。

2. 消灭脊髓灰质炎 在无疫苗预防的年代,脊髓灰质炎(简称"脊灰")是一种常见病,自新中国成立后将"脊灰"列入传染病报告以来,1964年曾高达4万余例。但在疫苗推广应用后,发病率从20世纪60年代的每年万例左右降至20世纪70年代的每年数千例。尤其是1993年开展全国强化免疫活动后,从1994年10月起未再发现由"脊灰"本土野毒引起的病例,在全球消灭"脊灰"的进程中,我国取得了举世瞩目的成绩。2000年,WHO宣布包括中国在内的西太平洋地区为无脊髓灰质炎地区。

3. 其他传染病预防控制成效显著 自全面推行计划免疫工作以来,麻疹、白喉、百日咳、破伤风等疾病得到有效控制，已不再是威胁儿童健康的重要传染病。流行性脑脊髓膜炎和乙型脑炎疫情也得到遏制。急性传染病的发病率，死因顺位已退居全部死因顺位的第十位之后，传染病已不是我国最严重的公共卫生问题。

二、传染病的流行现状

虽然曾经危害人类健康的各类传染病的发病率在全球范围内明显下降，但有些传染病在局部地区乃至全世界仍然是重要的公共卫生问题。传染病再度引起全世界关注，无论发达国家或发展中国家，传染病的预防控制仍然是一项任重道远的工作。正如世界卫生组织在 20 世纪 90 年代指出，传染病再次敲响警钟，其种类之多，来势之猛，范围之大，受传染人数之多，危害之烈，均为第二次世界大战以来最严重的时期。有人指出，目前全球传染病处于猖獗期，这绝不是危言耸听，它表现为：2002 年底出现的“非典”，涉及全球 33 个国家和地区，共报告病例 8 340 例，死亡 347 例。禽流感在全球的此起彼伏，人感染高致病性禽流感引发数以百计的人感染而死亡，堪称“禽流感乌云笼罩全球”，世界经济为“禽”所累。

1. 一些原被控制了的传染病又死灰复燃　20 世纪 90 年代以来，鼠疫开始活跃。我国的鼠疫疫情也呈现上升趋势，新疫源县不断出现，部分鼠疫静息疫源地重新活跃，动物鼠疫流行范围逐渐扩大。登革热、霍乱新菌株 O_{139} 的蔓延，结核病的全球性回升，表明曾经有效控制了的传染病又有“卷土重来”之势。

2. 新发传染病种类多，蔓延迅速　自 1967 年以来，至少有 39 种新的病原体被发现，包括艾滋病病毒、埃博拉病毒、马尔堡病毒和 SARS 病毒。导致了近 30 种新传染病的发生，新传染病正以每年 1 种或多种的速度被发现，如艾滋病、埃博拉出血热、猪链球菌感染、禽流感等。

另外，新旧传染病交叉感染加重了传染病的危害，如艾滋病感染者的结核发生率是一般人的 30 倍，且使病情交互影响。抗药性的形成极大地削弱了传染病的有效治疗，增加了预防控制的难度。

2007 年 8 月 23 日，世界卫生组织发布了题为《构建安全未来：21 世纪全球公共卫生安全》的世界卫生报告。报告指出，近几十年来，新型疾病正以前所未有的速度出现，并跨越国境在全世界传播。

据估计，2006 年有 21 亿人次的航空旅客，世界上任何一个地方一旦发生疾病暴发或流行，那么仅仅几小时后，其他地区就有可能大难临头。由此产生的健康和经济后果从 2003 年 SARS 的流行就可窥见一斑：当时亚太地区国家的经济损失高达 600 亿美元。

正如世界卫生组织总干事陈冯富珍所说，国际公共卫生安全既是一种共同的愿望，也是一种相互的责任，对健康的威胁没有国界。在一个全球贸易和旅游广泛发展的时代，新的和已有的疾病能够越出国家边界，威胁全球的卫生安全。只有通过发达国家和发展中国家之间大力合作，并更加注重信息分享和加强公共卫生系统与监测，才能遏制这些疾病的传播。

因此，现在比以往任何时候都更需要加强国际合作，以有效控制新型疾病的发生，维护全球公共健康。一个更安全、对新疾病袭击能随时作出有效反应的世界需要所有国家的共同努力。

第二节 传染病流行病学

一、传染病发生的基本条件

（一）病原体

病原体是指能够使宿主致病的各种生物体，包括细菌、病毒、立克次体、支原体、衣原体、螺旋体、真菌和寄生虫等。病原体入侵宿主机体后能否致病，与病原体的基本特性、病原体变异、入侵门户以及宿主的免疫状况有关。

1. 病原体的基本特性　主要包括以下三个方面：① 传染力：即病原体引起易感宿主发生感染的能力。如麻疹的传染力非常强，而麻风则相对较弱。② 致病力：指病原体侵入宿主后引起临床疾病的能力。与病原体的繁殖速度、对靶器官和靶组织的损伤程度以及是否产生特异性毒素有关。③ 毒力：指病原体感染机体后引起严重病变的能力。

2. 病原体变异　病原体可因环境条件或遗传因素的变化而发生变异。主要有：① 耐药性变异：指病原体对某种抗生素从敏感变为不敏感或耐受的现象。它是多种传染病难以控制或复燃的重要原因。② 抗原性变异：指抗原体基因突变导致病原体抗原性发生改变的现象。它是传染病暴发、流行甚至大流行的重要原因之一。如流感每一次变异就形成一个流感病毒新亚型。③ 毒力变异：指病原体遗传物质发生变化导致其毒力增强或减弱的现象。后者是疫苗研制的重要途径和方法。

3. 入侵门户　指病原体入侵宿主的最初部位。病原体一般都有严格的入侵门户，并在宿主体内特定的部位生长和繁殖。

（二）宿主

宿主（host）是指在自然条件下寄生病原体的人或动物。宿主的免疫力和免疫反应是影响病原体感染和发病的重要因素。

1. 免疫力　指宿主机体针对某种病原体或其毒素产生的特异性抵抗力，一般伴有特异活性的抗体或细胞参与。

2. 免疫反应　指宿主机体对病原体产生的免疫反应，包括特异性和非特异性免疫反应。前者主要包括细胞免疫和体液免疫。

二、传染病流行过程的三个环节

（一）传染源

体内有病原体存在、生长和繁殖，并通过一定方式排出这种病原体的人或动物称为传染源。包括病人、病原携带者和受感染的动物。

1. 病人　病人体内一般存在大量的病原体，一些临床症状（如咳嗽、腹泻等）常伴有病原体的排放。病人作为传染源的意义取决于发病类型、所处病程阶段、病原体排放数量及病人活动范围的大小等。病人是极其重要的传染源，在某些疾病（如麻疹、百日咳、水痘等），病人甚至是唯一的传染源。对人畜共患病来说，病人一般不是主要传染源。

2. 病原携带者　指没有该病原体所致疾病特有的临床症状和体征，但能排出病原体的人，它包括带菌者、带毒者及带虫者等。按携带状态和疾病分期，可分为以下三类。

（1）潜伏期病原携带者　即在疾病的潜伏期内携带并排出病原体者。潜伏期是指病原体侵入机体到出现最早临床症状这一段时间。各种传染病的潜伏期不尽相同，同种传染病也因患者不同而长短不一。但每种传染病的最短、最长和平均潜伏期相对恒定。值得注意的是，有些传染病在潜伏期有传染性，而一些传染病的潜伏期传染性很小甚至没有传染性。

潜伏期在流行病学中有非常重要的意义：① 潜伏期长短影响疾病的流行过程，潜伏期短的疾病流行趋势往往十分迅猛，很快即达高峰；而潜伏期长的疾病其流行持续较久，不易暴发。② 根据潜伏期可判断受感染的时间，从而追溯传染源和确定传播途径。③ 根据潜伏期，确定对接触者的留验、检疫或医学观察的期限。一般按常见潜伏期加 1 ~ 2 d。④ 根据潜伏期确定免疫接种的时间，例如在麻疹潜伏期最初 5d 内进行被动免疫效果最佳。⑤ 根据潜伏期可评价某项预防措施的效果。

（2）恢复期病原携带者　指临床症状消失，进入病情恢复阶段后仍可不断排出病原体者。这种状态维持时间一般较短，持续携带病原 3 个月以内者称为暂时性病原携带者，超过 3 个月称为慢性病原携带者。少数人甚至可以终身携带病原，这类人员因携带病原时间长，具有重要的流行病学意义。

（3）健康病原携带者　在整个感染过程中始终不表现出明显的临床症状与体征，但能排出病原体。如脊髓灰质炎和白喉感染者中，常有健康病原。

病原携带者作为传染源有特别重要的流行病学意义，因为他们无临床表现而排出病原体，这种隐匿状态最易被忽视而导致病原体的扩散，从而引发传播或流行。病原携带者作为传染源的意义，取决于排出病原体的多少、持续时间的长短、个人职业及个人卫生习惯等。因此，我国有关法规要求某些特殊行业（如饮食、供水、旅游业、托幼服务机构）中的服务人员必须定期健康检查，若为带菌者，一般要调离岗位。

3. 受感染的动物　由于某些感染动物的病原体对人也有感染性，因此受感染的动物也可成为人类某些传染病的传染源。在自然界动物间传播的疾病称为动物源性传染病（zoonosis）。那些原在动物间传播，但在一定条件下传染给人的疾病称为自然疫源性疾病或称人畜共患病，如流行性出血热、森林脑炎等。此类疾病数量较多，并随着人们生产活动范围的扩大、生活方式的变化、与动物的接触日益密切而不断增加，如近几年发生的人感染高致病性禽流感。

（二）传播途径

传播途径是指病原体自传染源体内排出，侵入新的个体之前，在外界环境中所经历的全部过程。传播途径由外界环境中的一种或多种因素组成，每种传染病均有各自的传播途径，有的传染病可同时有多条途径传播。常见的传播途径如下。

1. 空气传播　包括飞沫、飞沫核和尘埃传播。

（1）飞沫传播　传染源通过呼气、咳嗽、喷嚏等产生的飞沫，将病原体排至体外环境中，大的飞沫迅速落到地面，小的飞沫短暂停留在空气中，一般局限在传染源周围。飞沫传播易发生在拥挤、闭塞而不通风的公共环境中，通常是对外界抵抗力较弱的病原体的传播方式，如麻疹、流感等。

（2）飞沫核传播　带有病原体的飞沫在空气悬浮过程中失去水分而留下蛋白质和病原体，成为飞沫核，以气溶胶的形式飘至远处造成传播，如耐干燥的结核分枝杆菌即由此传播。

（3）尘埃传播　含病原体的飞沫或分泌物落在地面，干燥后成为尘埃。易感者吸入后即可被感染，如炭疽及结核病的传播等。

经空气传播的疾病有如下特征：① 传播容易实现且范围较广，发病率较高；② 多见于儿童青少年；③ 多发生在冬春季节；④ 流行程度受居住条件及人口密度的影响大；⑤ 在未免疫预防人群中常出现周期性升高。

2. 水传播　常见于肠道传染病及某些寄生虫病，传播方式包括疫水和饮用水两种。

（1）经饮用水传播　各种原因引起饮用水污染（如人畜粪便污染、供水管网破损）导致病原传播是许多肠道传染病暴发的主要原因。如霍乱、伤寒、痢疾等，其流行特征为：① 病例分布与供水范围高度一致或有饮用相同水源水史；② 停用污染水源或采取净化消毒措施后暴发即可停止；③ 若水源被经常污染，病例将不断发生；④ 除哺乳婴儿外，发病无年龄、性别和职业差异。

（2）疫水传播　人或动物接触疫水（存在病原体污染）即可造成感染，如血吸虫病、钩端螺旋体病等，其特征为：① 患者有接触疫水的暴露史；② 有季节性、职业性（农民多见）及地方性；③ 一旦停止接触疫水、加强疫水处理或个人防护，疫情即可控制。

3. 食物传播　食物本身含有病原体或食物被病原体污染经口感染的传播，见于许多肠道传染病与寄生虫病，个别呼吸道传染病也可通过这种途径传播。主要特征是：① 有食用同一种食物史，不食者不发病；② 当一次大量病原污染而进食者较多时，可致暴发；③ 停止供应污染食物后，疫情即可控制。

4. 接触传播

（1）直接接触传播　传染源与易感者直接接触而不借助外界条件所造成的传播，如性病和狂犬病的传播。

（2）间接接触传播　传染源分泌物或排泄物中的病原体污染了外界日常生活用品，易感者通过生活接触而被感染，又称日常生活接触传播。被污染的手在这类传播起着十分重要的作用，多种肠道传染病（如甲型肝炎）、某些呼吸道传染病可由此传播。这类传播往往病例散发，少有流行发生；无季节高峰之分，家庭聚集现象明显，继发率较高，与个体卫生习惯及环境卫生条件差有关。

5. 虫媒传播　又称为节肢动物（医学昆虫和蜱螨等）传播，在某些疾病的传播中起重要媒介作用，分为机械性传播和生物性传播。

（1）机械性传播　指传播媒介与病原体之间没有生物学依存关系，仅机械携带病原体实现传播，如苍蝇传播细菌性痢疾。

（2）生物性传播　传播媒介作为中间宿主供病原体生长发育和繁殖，再传染给易感者，如蚊虫传播疟疾、丝虫病等。一般有明显的地方性及季节性，这与节肢动物适宜生存的环境条件有关。病原体在节肢动物体内增殖或完成生活周期中某些阶段后才具有传染性，这中间所需要的时间称外潜伏期，其长短常受气温等自然因素的影响。

6. 经土壤传播　病原体排出体外后存在于土壤中，人通过生产、生活接触而被感染（有的病原体需经过一定时间发育才具感染性）。如蛔虫卵在土壤中发育成为感染性虫卵，污染水

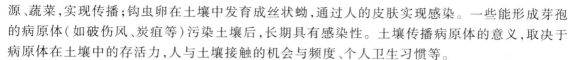

源、蔬菜，实现传播；钩虫卵在土壤中发育成丝状蚴，通过人的皮肤实现感染。一些能形成芽孢的病原体（如破伤风、炭疽等）污染土壤后，长期具有感染性。土壤传播病原体的意义，取决于病原体在土壤中的存活力，人与土壤接触的机会与频度、个人卫生习惯等。

7. 医源性传播　在医疗、预防等医学工作中因未严格遵循操作规程和操作制度而造成的传播。如输血、采供血造成的乙型肝炎、艾滋病传播，主要与医疗器械消毒不严，药品或生物制品受病原污染有关。

8. 垂直传播　又称母婴传播或围生期传播，是母体向子代的传播。主要包括：① 胎盘传播：如风疹病毒通过胎盘间隙造成的胎内感染；② 上行传播：如某些病原体通过阴道上行累及胎儿的胎内感染；③ 分娩传播：如淋病产妇，产道严重污染所致的胎儿淋球菌感染。

（三）易感人群

对某种传染病缺乏特异性免疫力的个体称为该病的易感者。人群作为一个整体对传染病的易感程度叫人群易感性。人群易感性的高低取决于该人群中易感个体所占的比例。大多数人对未曾接触过的传染病普遍易感，当易感者在一个特定人群中的比例达到一定水平而外界条件又适合该传染病传播时，很容易发生该病的传播与流行。

相反，由于自然或人工因素，当人群中对某病的免疫个体足够多时，这些个体将构筑起一道对抗该病的“屏障”，即使传染源进入，由于与易感者接触的概率有限，感染难以发生，从而阻断该病的传播流行，这种现象叫“免疫屏障”。

1. 提高人群易感性的因素

（1）新生儿增加　6个月以上婴儿源自母体的抗体水平下降，其数量的增加，致人群中易感个体增加。

（2）易感人口迁入　在总人群基数增加的同时，使人群中对某病的易感人数增加，导致易感性升高。

（3）免疫人口免疫力随时间延长而消退，逐渐成为易感者而提高人群的易感性。

（4）免疫人口死亡使人群中易感者的比重增大，而使易感性升高。

2. 降低人群易感性的因素

（1）预防接种　提高人群对多种传染病的特异性免疫力，尤其是从儿童时期开始规范的计划免疫是降低人群易感性的重要措施，控制了许多种传染病的发病率。

（2）传染病流行　某病流行后，疾病感染者痊愈及大量隐性感染者获得的自动免疫过程，提高了人群对某病获得性免疫水平。这种免疫有的是短暂的，有的可能是终身的。

3. 人群易感性与疾病流行的关系　易感者大量减少能控制疾病的流行，甚至使流行终止。但不能认为易感者上升至某种水平就一定会发生疾病流行，因为疾病的发生还必须有传染源的存在。

三、传染病的流行过程及疫源地

（一）传染病的流行过程

传染病实现传染必须有传染源向外排放病原体，并感染易感者。后者作为传染源又感染新个体,形成新的传染源,这种互相联系、互相影响的传染过程就构成了传染病的流行过程。流行过程的源头是不断出现的传染源,流行的结局是相继发生的易感者被感染,流行过程的中间环节是两次感染之间的有关传播途径。从某种意义上说,流行过程实质就是新、旧传染源之间的传递过程,或者说是一系列新疫源地的相继形成过程。传染病的流行强度常用散发、流行、暴发和大流行表示。

1. 散发(sporadic) 某病在一定地区或国家其发病率维持在历年水平。一般多用于区、县以上的范围。病例之间在时间上和空间上常无联系。

2. 流行(epidemic) 某地区某病的发病率显著超过历年发病率水平。

3. 暴发(outbreak) 指短时间内,在一个局部地区或集体单位突然发生许多相同病人的现象。暴发的病人大多有共同的传染源或传播途径,且病人集中在该病的最长潜伏期内。

4. 大流行(pandemic) 某病发病率远远超过流行时的发病率水平,特点是传播迅速。大流行可超越国界而波及许多国家。

(二)疫源地

传染源向四周播散病原体所涉及的范围称为疫源地。每个传染源都可以构成一个疫源地,一个疫源地内可有一个以上的传染源。新的疫源地又成为下一个疫源地之源。按疫源地范围大小及该地域内传染源的数量多少可将疫源地分为疫点或疫区,后者是前者的连接成片的大范围疫点的集合。通常把病家或其周围几户作为疫点,而把整个疫点所在地更大范围的地区(如村或片区)称为疫区。引起动物间相互传染的疫源地称为自然疫源地。自然疫源地内的传染病可以因人的进入而被感染,构成新的循环,这类传染病称为自然疫源性疾病,如森林脑炎、流行性出血热等。

1. 影响疫源地范围大小的因素 ① 传染源存在的时间;② 传染源活动的方式及范围;③ 疾病的传播方式;④ 周围人群的免疫状态;⑤ 环境卫生状况:如飞沫传播的疾病一般局限于传染源活动的区域,而虫媒传染病的疫源地则包括以虫媒活动范围为半径的整个圆的面积。

2. 疫源地消灭的条件 ① 传染源已被迁走(隔离住院、治愈或死亡);② 通过各种措施消灭传染源排至外环境中的病原体;③ 所有易感的接触者已过该病的最长潜伏期而未发病或感染。

四、影响传染病流行过程的因素

传染源、传播途径和易感人群的有机联结构成了传染病传播流行的链条,其中每一环节的变化可能影响传染病的流行与消长,而三个环节的联结又受自然及社会因素的影响与制约,从而间接地影响传染病的流行过程。

(一)自然因素

自然因素包括地理、气候等因素,不同自然因素将直接作用于传染病传播流行的三个环节。

自然地理环境决定了当地的气候和生态条件,直接影响到动物传染源的生长繁殖与活动范围,以及媒介生物的种类及其繁衍,从而使某些传染病呈现明显的地方性,特别是一些自然疫源性疾病。如野鼠鼠疫的传染源——旱獭只栖息在高山和草原，致使这些地区易发生鼠疫的传播与流行。

气温、雨量及湿度明显影响媒介生物的生长繁衍及其体内病原体的繁殖，致使某些传染病具有明显的季节性，如疟疾、乙型脑炎多见于7—9月份。而全球气温变暖，也导致了疟疾、登革热及乙型脑炎等疫情回升。

自然因素对易感人群亦有一定作用。寒冷季节，人群室内活动多，接触密切，常出现呼吸道疾病的季节性高峰。如流行性感冒及流行性脑脊髓膜炎在冬春季节容易流行。

（二）社会因素

社会因素包括社会制度、生产劳动及居住生活条件、风俗习惯、卫生设施、医疗条件、文化水平、疾病预防控制与卫生监督工作、经济、宗教等人类活动所形成的一切条件。社会因素作用于三个环节而影响流行过程。社会因素对流行过程既有促进作用亦有阻碍作用。

新中国成立前我国的国境卫生检疫有名无实，不能防止传染病自国外输入，新中国成立后严格执行国境检疫，有效地防止了传染病的境外传入。国家颁布了一系列传染病预防控制方面的法规，建立和健全城乡各级医疗卫生和疾病预防控制机构，实行公费医疗与合作医疗，改善劳动人民的就医条件，使患传染病的病人能及时得到诊断、隔离与治疗，有力地控制了传染病。开展群众性的爱国卫生运动，对饮水和食品实行卫生监督与立法，加强粪便、污物的卫生管理，城乡卫生面貌大大改善，许多传染病的传播途径得到控制，减少了肠道传染病的发病率。为了提高传染病特异性的免疫力，实行全民计划性预防接种，使很多传染病都得到了有效的控制。

第三节　传染病的预防控制策略与措施

传染病肆虐人类几千年，严重地危害了人类的生命和健康安全。尽管人类在与传染病的斗争中已经取得了很大成绩，但是近年来全球范围内的传染病此起彼伏，一些被控制的传染病又卷土重来（如结核病），新的传染病（如2003年的“非典”）又不停地出现。可见，传染病的预防与控制仍是当前不可忽视的重要问题。

一、预防控制策略

（一）落实《中华人民共和国传染病防治法》，贯彻预防为主方针

1989年2月第七届全国人民代表大会常务委员会第六次会议通过《中华人民共和国传染病防治法》（以下简称《传染病防治法》），对我国传染病的依法防治起了很大作用。尤其是经过认真修订后，2004年8月28日第十届全国人民代表大会常务委员会第十一次会议通过，同年12月1日起施行。《传染病防治法》是我国为了预防、控制和消除传染病的发生与流行，保障人民健康和公共卫生安全的一部大法，它突出了传染病防治工作的预防和预警，完善了传染病的疫情报告、通报和公布制度，以及传染病暴发流行时的控制措施，规范了传染病的救治工作，是我国传染病预防与控制的根本。

1. 强化人群免疫 对具有有效免疫疫苗的传染病,免疫预防是预防控制的重要策略。全球消灭天花、脊髓灰质炎就是全面有效地实施人群免疫的结果。许多传染病(如麻疹、破伤风、白喉、乙型肝炎等)都可以通过大规模的人群免疫接种来达到预防控制的目的。我国《传染病防治法》第十五条规定:国家实行有计划的预防接种制度。

2. 开展健康教育 许多传染病的发生、传播和流行与人们的不良生活卫生习惯和行为有关。通过形式多样的健康教育,人们可以获得有关传染病的预防知识,如安全性行为预防艾滋病,饭前便后洗手预防肠道传染病等。

3. 改善环境卫生条件 主要包括提供安全卫生的生活饮用水,改善居民的居住环境和居住条件,加强人畜粪便的无害化处理,保障安全卫生的饮食环境等,可以极大地降低传染病的传播与流行。

(二)加强传染病的监测工作

《传染病防治法》第十七条规定:国家建立传染病监测制度。要求各级疾病预防控制机构对传染病的发生、流行以及影响其发生、流行的因素进行监测,对传染病流行趋势进行预测、预警。主要内容包括:传染病发病和死亡;病原体的型别和特性;媒介昆虫和动物宿主的种类、分布和病原体携带状况;人群免疫水平和人口资料等。

我国传染病的监测包括常规报告和哨点监测。常规报告覆盖甲、乙、丙3类传染病共37种。

(三)传染病控制的全球化

当今世界的发展日新月异,交通运输技术的革新使得人口流动速度加快,大规模人口流动增加了人类接触的机会,也加快了传染病的传播。面对公共卫生全球化的进程,传染病控制绝不仅仅是一个国家的内部问题。遏制传染病的蔓延,需要全球各个国家的共同努力,任何一个现代国家或地区在传染病控制体系中的缺失都将使传染病国际控制体系出现漏洞,造成极为严重的后果。可见,传染病的控制在全球化的今天已不仅仅是一个国家或一个民族的问题,而成为全人类共同需要面对的问题。

1946年,64个国家在纽约签署了《世界卫生组织法》,并于1948年成立世界卫生组织(WHO),中国是创始国之一。我国于1976年6月1日正式承认《国际公共卫生条例》,成为缔约国并于1986年制定了《中华人民共和国国境卫生检疫法》。《国际公共卫生条例》是为了最大限度地防止疾病在国际社会传播,保障安全,同时又尽可能小地干扰世界交通运输。无论是天花和脊髓灰质炎的消灭,还是"非典"的预防控制,都彰显了传染病控制全球化的重要作用。因此,我国《传染病防治法》第八条规定:国家支持和鼓励开展传染病防治的国际合作。

二、预防控制措施

主要包括传染病的报告、切断传播途径和保护易感人群等方面。

(一)认真执行法定传染病报告制度

1. 法定传染病报告种类 我国《传染病防治法》第三条规定:我国传染病分甲、乙、丙3类,共37种,分别如下。

甲类：鼠疫、霍乱 2 种。

乙类：传染性非典型肺炎、艾滋病、病毒性肝炎、脊髓灰质炎、人感染高致病性禽流感、麻疹、流行性出血热、狂犬病、流行性乙型脑炎、登革热、炭疽、细菌性和阿米巴性痢疾、肺结核、伤寒和副伤寒、流行性脑脊髓膜炎、百日咳、白喉、新生儿破伤风、猩红热、布鲁氏菌病、淋病、梅毒、钩端螺旋体病、血吸虫病、疟疾共 25 种。加上国家卫生和计划生育委员会（原卫生部）于 2009 年 4 月将 H1N1（人感染猪流感）纳入乙类管理，乙类管理传染病共 26 种。

丙类：流行性感冒、流行性腮腺炎、风疹、急性出血性结膜炎、麻风病、流行性和地方性斑疹伤寒，黑热病、包虫病、丝虫病，除霍乱、细菌性和阿米巴性痢疾、伤寒和副伤寒以外的感染性腹泻病共 10 种。加上原卫生部于 2008 年 5 月将手足口病列入丙类管理，丙类管理传染病共 11 种。

2. 传染病的责任报告人和报告时限　《传染病防治法》第三章规定了传染病的报告、通报和公布要求。卫计委《传染病信息报告管理规范》规定各级各类医疗机构、疾病预防控制机构和采供血机构属于责任报告单位，其中执行职务的医护人员、检疫人员、疾病预防控制人员、乡村医生和个体开业医生等均属于责任疫情报告人。传染病报告病例分为疑似病例、临床诊断病例、实验室确诊病例、病原携带者和阳性检测结果 5 类。责任报告人发现传染病病人、病原携带者（包括霍乱、脊髓灰质炎、艾滋病以及卫生部规定的其他传染病）、疑似传染病病人，应依法填写疫情报告卡，及时向附近的疾病预防控制机构或者医疗机构报告。传染病报告卡填写单位保留 3 年。

《传染病信息报告管理规范》规定，发现甲类传染病和乙类传染病中的肺炭疽、传染性非典型肺炎、脊髓灰质炎、人感染高致病性禽流感的病人或疑似病人时，或发现其他传染病和不明原因疾病暴发时，应于 2 h 内将传染病报告卡用网络直接报告；未实行网络直报的责任报告单位应于 2 h 内以最快的通讯方式（电话、传真）向当地县级疾病预防控制机构报告，并于 2 h 内寄送出传染病报告卡。对其他的乙、丙类传染病病人、疑似病人和规定报告的传染病病原携带者在诊断后，实行网络直报的责任报告单位应于 24 h 内进行网络报告；未实行网络直报的责任报告单位应于 24 h 内寄送出传染病报告卡。

3. 传染病报告的属地原则　现场调查时发现的传染病病例，由属地疾病预防控制机构的现场调查人员填写报告卡；采供血机构发现 HIV 两次初筛阳性检测结果也应填写报告卡。任何单位发现重大传染病疫情时，应当在 2 h 内向所在地县级人民政府卫生行政部门报告。接到报告的卫生行政部门应当在 2 h 内向本级人民政府报告，并同时通过突发公共卫生事件信息报告管理系统向卫计委报告。卫生部对可能造成重大社会影响的突发公共卫生事件应当立即向国务院报告。

军队的传染病防治由军队系统负责，但传染病报告也应遵照这一原则，当军队的医疗机构向社会公众开放、提供医疗卫生服务时，发现传染病疫情时与地方机构一样应执行这一原则。

（二）加强对传染源的管理

1. 病人　早发现、早诊断、早报告、早隔离和早治疗是防止疫情传播的先决条件，也是重要的预防措施。

对甲类传染病病人和乙类中的肺炭疽、传染性非典型肺炎、脊髓灰质炎、人感染高致病性禽流感的病人或疑似病人必须实行隔离治疗。必要时可请公安部门协助。乙类传染病病人，根据病情可在医院或家中隔离。对传染源作用不大的传染病(如钩端螺旋体)病患者可以不隔离。

2. 病原携带者　对病原携带者应做好登记和管理,随访至病原体检查 2 ~3 次阴性后。在饮食、托幼和服务行业从业的病原携带者须调离岗位。艾滋病、乙型和丙型肝炎、疟疾病原携带者严禁献血。

3. 接触者　与传染源有过接触并有可能受感染者都应接受检疫。期限为最后接触日至该病的最长潜伏期(最好增加 1 ~2 d)。

(1) 留验　即隔离观察。指在指定场所进行观察,包括诊查、检验和治疗。甲类传染病接触者应留验。

(2) 医学观察　被观察对象可正常学习和工作,但需接受体检、病原学检查和必要的卫生处理等医学观察。

4. 动物传染源　对危害性大的病畜或野生动物传染源应捕杀、焚烧或深埋。危害性不大但有经济价值的可以隔离治疗。

5. 为了防止传染病通过交通工具传播,可以实施交通卫生检疫。患甲类传染病、炭疽死亡的尸体应当立即进行卫生处理,就近火化。被病原体污染的物品应适时处理,其环境应进行消毒和无害化处置。

(三) 针对流行环节,切断传播途径

被传染源污染的环境,必须采取有效的措施杀灭和除去病原体。杀灭存在于环境中的病原体或媒介生物的措施叫消毒或杀虫。对肠道传染病,应对病人粪便及其污染物品和周围环境进行消毒处理;对呼吸道传染病,应加强环境通风换气和必要的空气消毒;对艾滋病,应大力提倡使用安全套,杜绝吸毒及共用注射器;对虫媒传染病则采用有效杀虫剂杀灭媒介生物。

消毒是采用化学、物理或生物学方法杀灭或清除环境中致病微生物的措施。消毒分预防性消毒和疫源地消毒两种。疫源地消毒是指对存在传染源(病者或病原携带者)的地区进行消毒,以免病原体外传。预防性消毒是指在未发现传染源情况下,对可能被病原体污染的物品、场所和人体进行消毒。如公共场所消毒、运输工具消毒、饮水及餐具消毒等。疫源地消毒又分为随时消毒和终末消毒两种。随时消毒是指及时杀灭并消除由污染源排出的病原微生物而进行的随时的消毒工作。终末消毒是指传染源住院隔离、痊愈或死亡后,对其原居地点进行彻底消毒,以期将传染病所遗留的病原微生物彻底消灭。在医院中,传染源停止隔离出院后,对物品及病房的消毒属于终末消毒。终末消毒往往是针对那些对外界环境有较强抵抗力的病原体而言,如鼠疫、霍乱、结核、炭疽、白喉、伤寒等病原体,而对外界环境抵抗力弱的病原体,如麻疹、水痘等一般不需进行这类消毒。

(四) 保护易感人群

1. 增强机体的免疫功能　传染病的发生发展是机体感染了病原体之后,两者之间相互作用的结果。通过提高机体非特异性免疫功能,可以有效地杀灭入侵病原体,防止或减少其繁殖。加强身体锻炼,合理膳食,保持良好的生活习惯均可以增强机体抵抗力。

免疫预防(尤其是计划免疫)是预防传染病流行的重要措施。传染病的免疫预防包括被动免疫和主动免疫。前者是指在某种传染病流行时,给高危人群(如年老体弱者)注射免疫球

蛋白类制剂，输入一定量的抗体物质以增强对传染病的预防应急能力，防止或减轻感染发生的方法。常用制剂有胎盘球蛋白或丙种球蛋白等。后者是指接种相应的疫苗，使机体产生对抗这种疾病的特异性免疫功能（抗体），达到预防该病发生的措施。

2. 药物预防　某种传染病流行时，让易感者服用针对该病原体的药物作为应急措施，以减轻感染或预防发病，但效果难以保证，且容易产生耐药性，一般情况下不提倡使用。

3. 个人防护　对可能暴露于传染病生物媒介的个体采用必要的防护措施，往往可以阻止病原体的入侵，防止或减轻感染，如在血吸虫病疫区下水作业时涂抹防护油，穿防护裤裤等；在疟疾流行区使用蚊帐或驱蚊剂，防止蚊虫叮咬；接触传染病的医护人员及实验室工作人员严格操作规程，正确使用个人防护用品等。

（五）开展疾病监测

疾病监测是对疾病的发生发展进行长期、连续、系统的观察，收集、分析、解释疾病发生发展和分布的规律，判断疾病变动趋势，从中获取重要信息，并将其报告给决策者，为制定疾病预防控制措施提供科学依据。它包括资料收集、分析、解释反馈及有价值资料的使用等一系列过程，是疾病预测预报的基础性工作。

疾病监测分为主动监测与被动监测两大类，现行的法定传染病报告属于被动监测；而起始于 1980 年、经过多次大的调整、遍布我国的上百个监测点的工作属于主动监测，对我国传染病的防控起到了积极的推动作用。另外，由卫生行政部门自上而下布置的对某些疾病的调查与资料的收集也属于疾病主动监测的范畴，如疫情漏报情况调查等。

第四节　免疫预防

一、免疫预防的历史回顾

在人类与疾病和灾害的斗争中，免疫预防传染病留下了光辉的篇章，取得了巨大的成就。人类疾病的预防免疫经历了免疫预防的经验时期、实验时期及其发展时期等三个阶段。人工免疫预防疾病的方法见于诸多世界史料之中，我国是用人工方法预防天花最早的国家，唐宋时代即有接种人痘的记载。唐代董玉山的《牛痘新书》中有“考世上无种痘，诸经唐开元间，江南赵氏，始传鼻苗种痘之法……”这样的记载。明代《种痘十全》和清代朱纯嘏的《痘疹定论》中都有宋真宗时代（998—1022 年）峨眉山人给丞相王旦之子王素种痘故事的描述。英国乡村医生爱德华·琴纳发明并使用牛痘苗预防天花是免疫预防实验阶段的典范。巴斯德作为微生物学的奠基者及科赫在微生物学研究方面的重要贡献为免疫预防的研究和发展奠定了基础，使得很多免疫预防制剂于 19 世纪末 20 世纪初问世，实现了免疫预防的快速发展时期。

由于免疫预防的应用，20 世纪天花在全球消灭，近几年又成功消灭了脊髓灰质炎，不少传染病（尤其是儿童传染病）也得到了有效控制。因此，免疫预防仍将是人类战胜传染病的重要法宝。

二、免疫预防的分类

免疫预防是在自然状态或人工条件下建立起来的预防某种疾病的免疫现象，可分为自然免疫和人工免疫。

（一）自然免疫

分为自动免疫和被动免疫。自然自动免疫是指机体隐性感染或显性感染痊愈后获得的对该病的特异性免疫，如感染麻疹痊愈后即获得了预防麻疹的免疫力；自然被动免疫特指婴幼儿通过母体获得的对抗各类感染的短暂免疫，一般出生6个月后逐渐丧失。

（二）人工免疫

分为人工自动（主动）、人工被动和被动自动免疫三种。

1. 人工自动免疫　通过人工的方法，使宿主对相应传染病产生特异免疫力的方法。作用大小取决于宿主所产生的免疫反应的强度。影响免疫反应的主要因素有免疫制剂的抗原成分和抗原量、宿主的年龄和遗传易感性、免疫途径（如肌内注射、皮下注射、口服等）。

人工主动免疫制剂主要有：① 全病原体疫苗：包括减毒活疫苗和灭活疫苗。前者用无毒或弱毒菌株或病毒株制成，如麻疹疫苗、卡介苗；后者是用人工的方法将细菌灭活，但保留其抗原性，如灭活的霍乱弧菌菌苗。② 成分疫苗：指用生物、化学方法提取或基因工程表达病原体的某些抗原成分制备而成的疫苗。如白喉类毒素疫苗、基因工程表达的乙肝表面抗原疫苗。③ DNA 疫苗：利用基因工程技术，将病原体的抗原基因嵌入合适的载体，然后直接将 DNA 接种于机体，产生特异性的免疫抵抗力。

2. 人工被动免疫　将含有抗体的血清或其制剂直接注射入人体，使机体立即获得抵抗某种传染病的能力的方法，叫人工被动免疫。常用的免疫制剂有：① 免疫血清：包括抗毒素、抗菌和抗病毒血清，它们在体内停留和作用的时间都比较短。由于是动物血清，含有大量的异体蛋白，易致机体过敏。② 丙种球蛋白：由健康产妇的胎盘－脐带血或健康人血制成，用来预防甲型肝炎、麻疹等的效果较好。

3. 被动自动免疫　在注射破伤风或白喉抗毒素（被动免疫）时，接种破伤风或白喉类毒素疫苗，使机体产生特异性抗体，获得持久的免疫力。

三、计划免疫

（一）计划免疫与预防接种

计划免疫是根据疫情监测和人群免疫状况的分析，按照规定的免疫程序，有计划地利用疫苗进行预防接种，以提高人群免疫水平，达到控制乃至消灭某种疾病的目的。其实质与预防接种相同，都是通过人工接种疫苗来控制乃至消灭相关疾病，但其内涵远远超出预防接种。计划免疫有较强的宏观性，有科学的规划和策略，目的性强，具备有效的监测评价和传染病控制系统。因此，计划免疫是预防接种的完善和发展，它具有接种对象明确、数量清楚、科学性和计划性强、效率高以及系统管理等特点。

（二）我国实行计划免疫的疫苗

我国的接种疫苗分为计划疫苗（一类疫苗）和计划外疫苗（二类疫苗）。一类疫苗的接种对象主要是儿童,包括乙肝疫苗(HBV)、卡介苗(BCG)、脊灰疫苗(OPV)、百白破疫苗(OPT,预防百日咳、白喉和破伤风)、白破疫苗(DT)、麻腮风疫苗(MMR,预防麻疹腮腺炎和风疹)、流脑疫苗(MAV)、乙脑疫苗(EBV)和甲肝疫苗(HAV)共9种;二类疫苗有流感疫苗、肺炎疫苗、水痘疫苗等。一类疫苗由国家财政买单,免费接种,按计划免疫管理进行效果考核与评价,并把各疫苗针对疾病纳入控制目标。

(三) 计划免疫程序

我国于20世纪70年代制订了《全国计划免疫工作条例》,80年代加入全球扩大免疫规划(EPI)活动。我国计划免疫工作的主要内容是儿童基础免疫,即对7岁及以下儿童进行有关疫苗的免疫接种,包括7岁以后的适时加强免疫。计划免疫程序有两种含义:宏观上,是指需要接种的疫苗的种类,以及接种的先后次序的要求;微观上,是指某种疫苗的初次接种月(年)龄,针次间隔和加强免疫的时间等。只有严格按科学、合理的免疫程序接种,才能充分发挥疫苗的效果,使接种对象达到并维持高免疫水平,有效地控制相应疾病的发生和流行。同时,减少预防接种反应的发生,避免人力、物力、财力的浪费。目前我国儿童免费接种疫苗种类及其免疫程序见中国疫苗和免疫网(http://nip.chinacdc.cn/)。

疫苗下标为针次。DT:吸附精制白喉、破伤风二联类毒素;DPT、OPV:基础免疫3针(次),最短间隔时间为28 d;OPV:部分地区对18~24月龄儿童作第1次复服,4岁第2次复服。

(四) 疫苗的接种技术要点

疫苗接种目的是让机体产生特异性的免疫应答。疫苗作为异物对机体总是一种刺激,为了减少不良的接种反应,一是要保证疫苗本身的质量,二是正确掌握各种疫苗的接种技术。我国儿童基础免疫疫苗的接种技术要点见表8.4.1。

表8.4.1 我国儿童基础免疫疫苗的接种技术要点

接种途径	疫苗种类	接种部位	技术要点
皮内接种	BCG	上臂外侧三角肌中部	1. 皮肤常规消毒; 2. 左手绷紧皮肤,右手持注射器,示指固定针管,针头斜面向上,与皮肤呈10°~15°刺入皮肤,左手拇指固定针管,然后注入疫苗0.1 mL,旋转针管45°后拔出针头
皮下注射	MAV MMR EBV	上臂外侧三角肌下缘	1. 皮肤常规消毒; 2. 左手绷紧皮肤,右手持注射器,示指固定针柄,针头斜面向上,与皮肤呈30°~40°,快速刺入针头的1/3~2/3
肌内注射	OPT HBV DT HAV	上臂外侧三角肌中部或臂部外上1/4处	1. 皮肤常规消毒; 2. 左手绷紧皮肤,右手呈执毛笔式持注射器,中指固定针管与皮肤呈90°,快速刺入针头的2/3; 3. 抽无回血,注入疫苗DPT和DT均为0.5 mL、HBV为1 mL; 4. 注入疫苗后快速拔出针头,用消毒棉球稍加压按针眼部位

续表

接种途径	疫苗种类	接种部位	技术要点
口　服	OPV		脊髓灰质炎糖丸疫苗,每人1粒。月龄稍大儿童可用消毒小勺将糖丸直接喂入口中;月龄小的儿童将糖丸用小勺研碎,用凉开水调成糊状,慢慢送入口中,看服下;凡吐出者重服液体疫苗,每次口服2滴。较大儿童,直接滴入;较小儿童取仰卧位,左手拇指和食指捏住两颊将嘴张开,把疫苗滴入口中

(五)效果评价

1. 免疫学效果　实际上是免疫成功率的高低,指某种疫苗接种后获得保护性抗体的人数占接种该疫苗总人数的比例。通过接种后人群抗体阳转率,抗体平均滴度和抗体持续时间来评价。如脊髓灰质炎中和抗体≥1∶4或有4倍以上增高;麻疹血凝抑制抗体≥1∶2或4倍以上增高等,其检测方法及判断标准见表8.4.2。

表8.4.2　疫苗的免疫检测方法及判定标准

疫苗	检测方法	判定标准	
		阳性标准	免疫成功率标准
麻疹疫苗	微量血球凝集控制试验	HI抗体≥1∶2 或有4倍及4倍以上增高	≥85%
脊灰疫苗	细胞中和试验 (微量塑料板法)	中和抗体≥1∶4 或有4倍及4倍以上增高	≥85%
白喉类毒素	间接血球凝集试验 锡克试验	抗毒素≥0.01 U/mL 96 h判断结果,局部反应直径<10 mm为阴性,表示有白喉抗体	≥80% 阴性率≥80%
百日咳疫苗	试管凝集试验 (半量法)	凝集抗体≥1∶20为阳性 ≥1∶320者计算保护水平	≥1∶320者占75%以上
破伤风类毒素	间接血球凝集试验	抗毒素≥0.01 U/mL	≥80%
卡介苗	旧结核菌素试验 PPD试验	72 h判定结果,局部反应直径≥5 mm表明对结核已感染或接受过免疫	农村≥75% 城市≥85%

2. 流行病学效果

$$疫苗保护率=\frac{对照组发病率-接种组发病率}{对照组发病率}\times 100\% \qquad 公式(8.4.1)$$

$$疫苗效果指数=\frac{对照组发病率}{接种组发病率} \qquad 公式(8.4.2)$$

（六）计划免疫管理评价指标

1. 计划免疫工作考核内容　主要包括组织机构设置、规划和计划、各项相关的管理和规章制度、冷链装备及其运转情况、建卡率等。

2. 接种率　调查对象为12月龄儿童。

$$\text{某疫苗接种率}=\frac{\text{按免疫规划完成接种人数}}{\text{某疫苗应接种人数}}\times 100\% \qquad \text{公式(8.4.3)}$$

3. 冷链设备完好率

$$\text{冷链设备完好率}=\frac{\text{设备正常运转数}}{\text{设备装备数}}\times 100\% \qquad \text{公式(8.4.4)}$$

思考与练习题

1. 何谓传染病的流行过程及疫源地？
2. 影响传染病流行过程的因素有哪些？
3. 对传染病如何进行预防与控制？
4. 简述传染病流行过程的三个环节。

（胡昌军）

第九章　医源性疾病

［案例1］　某市新建一妇产医院，从开诊后5个月间共发生新生儿脓疱疮12例，其中2例感染严重而发生坏疽。治疗1月余方愈。经对病房物品采样，在床单、被套及产妇被褥上检出金黄色葡萄球菌。追查表明，该被单是另一医院因新生儿脓疱疮而废弃，未经消毒又用于新建妇产医院婴儿室。

［案例2］　某患者，因外伤在某医院住院治疗2个月，住院期间发现感染乙型肝炎，影响患者身心健康。追查表明，该患者是在住院输血过程中感染。

这两个案例显示，患者在医院防治疾病的同时也可影响到心身健康。上述患者受到哪些不良影响？其原因是什么？

第一节　医源性疾病概述

医源性疾病（iatrogenic disease）是指医护人员在诊断、治疗或预防疾病的过程中各种言行不当引起不利于患者身心健康的疾病及在医疗卫生服务中医护人员因受各种职业因素影响引起的心身疾病。如医院内感染（nosocomial infection）、药源性疾病（drug induced disease）、长期或大量使用某些药物所致的营养缺乏症等。

一、医源性疾病的原因

1. 诊断性因素　指在诊断疾病的过程中，因误（漏）诊对患者心身健康产生的不良影响。常见原因是：病史、症状、体征等病史资料收集不详尽，实验室检验、体检或特殊检查等客观资料不全面，诊疗仪器精确度低、检查仪器使用不当、操作不规范等，医护人员对患者疾病相关信息分析诊断错误。

2. 治疗性因素　指患者在治疗过程中，因医护人员用药、手术、输血、交叉感染、漏治（误治）等对患者心身造成不良影响。常见原因如下。

（1）用药性原因　常见的有：病人用药过多或不合理，如细菌耐药后又重复使用；药物不良反应，如一些药物除治疗作用外，常出现与治疗作用无关的毒副作用。如阿托品可引起口干和视物模糊，皮质激素可延缓伤口愈合，类固醇激素长期使用可使肝变性、坏死等。抗癌药在杀伤癌细胞的同时，也降低了机体的抵抗力；药物治疗后的继发反应；药物联合使用引起的相互作用。

（2）手术性原因　如手术适应证或方法错误，业务水平低导致操作失误，以致损伤健康组织或器官；手术并发症，手术损伤是引起并发症或致病的主要原因；误诊、误治，导致手术治疗不当；手术消毒不规范、不严格，这在手术过程中极易引起术后感染或手术失败；术前准备不充分、术后处理不当，术前准备是否充分关系到手术的成败，术后认真观察和及时处理是保证手术成功的重要环节。

（3）输血性原因　输血引起患者心身损害的原因有：输血错误，如定错血型和供血错误，这是引起异型输血事故的主要原因；输血反应；消毒不严格，如采血、输血、保存血液等环节消毒不规范、不彻底；传播疾病，通过输血传播疾病可对患者造成严重伤害。如乙型肝炎、丙型肝炎、艾滋病、疟疾等可通过输血传播，尤其是乙型肝炎和艾滋病；供血储存过久等。

（4）器械性原因　侵袭性治疗（使用治疗性器械）也可引起患者的损伤。如在使用窥镜或导管等技术中，引起腔道组织器官损伤或各种并发症；非创伤性处理不当，如止血带使用过久、石膏绷带包扎过紧，均可造成损伤。

（5）放射或理疗性原因　如 X 线、γ 射线、核素及各种理疗方法，若使用不当、照射量过大、防护不周，均可引起损伤。

3. 护理性因素　护理工作是临床诊疗中的重要组成部分，若有失误，后果也非常严重。如护理措施不当、执行医嘱错误等。

4. 与感染有关的因素　临床诊疗过程中，若消毒灭菌不彻底、隔离控制不规范、污物处理不当、滥用抗生素等均可引起医院内感染。

5. 社会心理因素　随着时代的发展，医院内不良的社会－心理因素对患者心身健康产生的不良影响越来越突出。如医务人员医德欠佳，使用医学用语不当。个别医务人员不学无术、经验主义、工作不负责任、恶语相讥、言行不慎等均可引起病人心理创伤。

6. 预防性因素　免疫制剂使用和接种方法不当引起的损伤。如某村卫生所大夫误将卡介苗作为乙肝疫苗给儿童肌内注射，引起接种者臀部结核囊肿。

7. 个体因素　患者的机体因素是医源性疾病发生的基本因素。在同样的外在因素下，不同的机体发生医源性疾病的概率不同。个体因素包括心理和身体两方面因素。病人常有依赖性强、猜疑心重、孤独感、情绪不稳、适应性下降、主观感觉异常等，这些变化使得心理抵抗力变弱。而身体方面机体正常调节能力下降、免疫功能降低，对各种有害因素的敏感性增强。这也使得病人易发生医源性疾病。

引起医源性疾病的原因多样而复杂，医源性疾病是否发生主要取决于三个因素：① 医护人员的医疗水平和医德修养；② 诊疗技术本身的安全性和使用的合理性；③ 病人的精神状态和原患疾病的轻重。从目前医学发展水平来看，多数医源性疾病是可以防止的，经过努力是可以减少发生的。

二、医源性疾病的种类

医疗卫生服务的各个环节均可引起医源性疾病。所以，出现医源性疾病的环节和涉及面较广。一般概括为以下几方面。

1. 医源性感染　凡在防治疾病的过程中感染的疾病均称为医源性感染，如在医院、诊所、卫生防疫机构、家庭病床、血站等感染的疾病。但主要指在医院内发生的一切感染，包括交叉感染、环境感染、内源性感染。

2. 药源性疾病　在防治或诊断疾病过程中，由于使用药物而产生不利于患者的不良反应，称为药源性疾病。如药物的副作用、毒性作用、过敏反应、致畸、致癌、药物依赖性等。

3. 其他　诊断疾病中的漏诊、误诊导致的疾病；手术引起的出血、损伤神经和脏器，突然死亡，合并感染，脏器粘连，梗死、梗阻，瘘管形成，导致狭窄等；输血引起的不良反应与传播的疾病，污染细菌致病等；医护人员服务不当所造成的心理损害。

第二节　医院内感染

一、概述

（一）医院内感染的概念

医院内感染又称医院获得性感染。是指病人在住院期间，医务工作者和来访者因同医院接触而感染的疾病，其客观指标见表 9.2.1。若在住院期间获得，出院后才发病者也应列入。而住院前获得的感染，入院时正值潜伏期，住院后发病者不作为医院内感染。医院内感染的确定可根据潜伏期推算、流行病学调查和同源性测定方法。

表 9.2.1　医院内感染诊断的客观指标

分类	指标
泌尿道感染	① 原无症状，现出现泌尿道症状； ② 尿常规出现脓细胞或 WBC≥10 个/HP； ③ 细菌学定量培养，培养出一种有意义的微生物（$>10^5$/mL）或在多次定量培养中出现大量同一细菌
下呼吸道感染	① 有临床表现（咳嗽、发热、脓性痰、啰音） ② 原有呼吸道感染而出现明显加重者（痰培养或 X 线检查不是必需的）
伤口感染	① 烧伤或术后伤口有脓性排出物或出现典型的感染症状（培养不是必需的） ② 原有感染伤口，从临床或细菌学上证实是一次新的感染
心血管感染	发生于心瓣膜、心包、心肌或血管等部位的感染（细菌学阳性培养不是必需的）
皮肤感染	从皮肤病灶、溃疡、肿块或其他损伤部位有脓性排出物，包括有典型临床表现而皮肤完好者（不一定要细菌学阳性培养）
胃肠道感染	出现临床表现，且粪便培养出沙门菌、痢疾杆菌、耶尔森菌或其他病原菌。如果没有阳性培养结果，只要流行病学资料证实有院内交叉感染时，也可认为是医院内感染
败血症	任何阳性血培养，入院时无菌血症并无标本污染
腹腔内感染	腹腔内出现脓肿或腹膜炎
骨髓感染	有典型临床表现或出现有意义的 X 线结果（细菌学检查不是必需的）
脑膜感染	有临床表现或脑脊液培养阳性
针刺部位感染	在针刺部位有脓性分泌物或出现典型感染体征（血栓性静脉炎，只有当抽出的插管分离培养到阳性结果才认为是感染）

（二）医院内感染的特点与发生

医院内感染是一个全球性问题，感染率随国家经济情况和医学水平而异。据文献报道，各国的患病率不同，波动在3% ~20%，平均为9%。据1989年统计，我国住院病人医院内感染发病率约9.7%，感染率近10%，医院死亡病例有1/4 ~1/3直接死于医院内感染。我国医院感染监测系统1998年6月—1999年5月对126所医院1 253 671人监测结果显示，医院感染率为3.92%，科室发病率由高到低依次为内科（5.3%）、外科（4.0%）、儿科（3.2%）、妇科（2.5%）、产科（2.3%）、五官科（1.2%）。感染部位以下呼吸道感染多见，占30.4%，其次为胃肠道，泌尿道与手术伤口各占10%左右。另有资料显示感染部位分布为：下呼吸道64例，占29.49%；泌尿道36例，占16.59%；胃肠道31例，占14.29%；伤口25例，占11.52%。

医院内感染的主要特点如下：

（1）患者多为病人，因其抵抗力较一般人低，尤其是老年人及新生儿患者，一旦感染易造成严重后果。

（2）感染易于实现，因医院病原体来源广，外环境污染也较严重。

（3）治疗难度大，医院内流行菌株多具有多重耐药性。

（4）加强医院内感染的监测可降低医院感染率。

（三）医院内感染的分类

根据病原体的来源，将医院内感染分为外源性感染和内源性感染。

1. 外源性感染　是指病人感染于体外的病原体，主要是交叉感染，即病人与病人、病人与医护人员之间的感染；也包括由医院内污染的空气、物品或制剂等所致的感染，即环境感染。交叉感染主要是不能严格遵守院内隔离消毒制度所致。

2. 内源性感染　是指病人体内正常菌群或条件致病菌群（弱毒菌）在一定条件下引起的感染，如长期使用免疫抑制剂或激素致使机体抵抗力降低，长期使用抗生素引起的菌群失调，侵袭性治疗引起菌群易位等。

二、流行环节

（一）传染源

1. 病原体

（1）细菌　90%以上的医院内感染为细菌所致，其中60% ~65%为革兰阴性杆菌，主要为大肠杆菌、肺炎杆菌、变形杆菌等肠杆菌科细菌。铜绿假单胞菌、军团菌污染输液后引起败血症的情况近年来时有报道。在新生儿病房，鼠伤寒杆菌及痢疾杆菌感染的暴发流行也偶有发生。引起医院内感染的病原菌多为对多种抗菌药物耐药的菌株和条件致病菌；金黄色葡萄球菌、表皮葡萄球菌等凝固酶阴性葡萄球菌和肠球菌是医院内感染常见的革兰阳性球菌。金黄色葡萄球菌耐药性仍很普遍。目前临床上产青霉素酶的菌株达90%以上，耐甲氧西林金黄色葡萄球菌也日益增多，在一些大医院中可占葡萄球菌临床分离株的60%或以上，并可在医院某些病区造成暴发流行。在留置静脉导管、静脉导管及脑室引流管病人中以表皮葡萄球菌感染较为常见，且呈上升趋势；亦可引起骨科人工装置、人工心脏瓣膜等的感染。肠球菌主要引起尿路感染和伤口感染。近年来，随着头孢菌素类的广泛应用，各种肠球菌感染有增多趋势。B组溶血性链球菌为新生儿脑膜炎和败血症的主要致病菌，A组溶血性链球菌可引起术后伤口感染；嗜肺军团菌和其他军团菌属为医院内肺部感染的常见病原菌；类杆菌为厌氧菌感染最常见的病原菌，可引起胃肠道和妇科手术后的腹腔和盆腔感染。梭杆菌属、消化球菌和放线菌属等可引起口腔及呼吸系统的感染，如吸入性肺炎、坏死性肺炎、肺脓肿、脓胸等。

（2）真菌　念珠菌、曲菌和某些其他条件致病性真菌为二重感染的常见致病菌，多发生于应用抗生素和皮质激素的病人以及粒细胞减少患者。念珠菌属中80%为白色念珠菌，近年来热带念珠菌、克柔念珠菌有增多趋势。念珠菌除为医院内肺部感染和消化道感染的病原菌外，也可在静脉保留插管时引起败血症和免疫缺陷病人造成黏膜、皮肤念珠菌病。曲菌为急性非淋巴细胞白血病病人感染中常见致病菌之一，曲菌肺部感染亦并非少见。此外在免疫缺陷病人中隐球菌性脑膜炎也可发生。由于绷带和筒形石膏污染可造成根霉菌和曲菌蜂窝织炎。

（3）病毒　病毒也是医院内感染的重要病原体。常见的病毒性院内感染有呼吸道合胞病毒和副流感病毒所致的呼吸道感染、流感、风疹、病毒性肝炎等。新生儿对鼻病毒最易感，柯萨奇病毒B可引起新生儿感染并形成流行。由轮状病毒和诺瓦克因子所致的腹泻多发生于婴儿和老年人。单纯疱疹病毒、巨细胞病毒和疱疹－水痘病毒皆可在医院内形成流行。

（4）其他　沙眼衣原体所致的结膜炎和肺炎见于新生儿。尿支原体可寄殖于肾移植病人，病人也易感染肺孢子虫和弓形虫。输血时可传播疟疾等。

2. 传染源　医院中携带病原体的病人、工作人员、探望者及存在病原体的物品及场所均可作为传播感染的传染源。

（1）外源性传染源　医院中的各类病人、病原携带者、动物和适合病原体生长繁殖的外在环境（血液及其制品、注射器械、空调器、食品等），其中病人是医院内感染的最重要传染源；而医护人员及探视者为健康病原携带者，因无症状而易被忽视。

（2）内源性传染源　病人皮肤、口腔、咽部和胃肠道寄殖的正常菌群和住院期内新的寄殖菌可作为自身感染的病原菌。在机体抵抗力下降、菌群失调时易发生感染。

（二）传染途径

医院内感染的传染途径基本与医院外感染相同，病原体直接或间接进入人体。

1. 接触传播　人与人之间、人与物品之间的接触传播是医院内感染最为常见的传播方式，包括直接接触传播和间接接触传播。如病人与病人，病人与医护人员，病人与探视者，母婴之间，以及通过讲话、咳嗽、打喷嚏传播均属于直接接触传播，引起交叉感染；而通过医护人员的手、病室物品等传播属于间接接触传播，常引起新生儿皮肤感染、导尿管所致的感染和手术切口感染、医院内产褥热等。在这种传播方式中，手是重要的传播媒介。

医疗器械、食物、药物、静脉补液、血浆及输血污染菌后可造成某一细菌在医院内流行。

2. 空气传播　见于流感、结核病、疱疹、曲菌感染等。葡萄球菌和链球菌虽可借空气传播，但较接触传播为少。手术室空气消毒可使术后感染减少，提示某些伤口感染系经空气传播。革兰阴性杆菌呼吸道感染可通过雾化吸入器传播。

3. 自身感染　自身感染的发生主要由于宿主防御功能的损害。在某些病例，经手术或操作将体内细菌自无病理变化的场所转移至另一可造成感染的部位引起，如结肠手术使肠道内细菌进入腹腔形成腹膜炎。

（三）易感因素

1. 易感人群　医院病人和医护人员是医院内感染的易感人群。医院病人存在较多的危险因素，如因疾病本身、各种治疗措施及营养不良等使病人机体抵抗力降低，感染疾病的概率升高。尤其见于：① 细胞或体液免疫缺陷病人中，中性粒细胞 $<0.5\times10^9$ 个/L 者；② 新生儿、婴幼儿和老年人（≤1 岁或 >65 岁者）；③ 糖尿病、肝病、肾病、结缔组织病、阻塞性支气管肺疾病、恶性肿瘤病人；④ 烧伤或创伤产生组织坏死者极易发生感染，且后果严重。作为医护工作人员对这些病人应重点防护；医护人员在医疗卫生服务过程中，经常与病人、污染的物品接触而增强感染概率，与 X 射线、γ 射线、核素及各种理疗方法接触，若使用方法不当、照射量过大、防护不周，可引起损伤。据资料显示，医务人员感染病毒性肝炎的概率是非医务人员的 3 倍多。

2. 创伤性诊疗措施　不当的诊疗措施可增加医院内感染的发生概率，如：① 静脉导管、气管切开或插管、心导管、尿导管、T 形管引流、人工呼吸器、腹膜或血液透析、腰穿、脑脊液分流术等操作；② 异物的植入，如人工心脏瓣膜或人工关节；③ 脏器或血管移植；④ 污染手术。

三、监测与控制

Kohn 等 1999 年报告，美国医院内感染每年导致 44 000 ~ 98 000 人死亡，经济损失达 170 亿 ~ 290 亿美元。我国 2000 年医院内感染监测报道，每年大约有 500 万医院内感染发生，直接经济损失达 100 亿 ~ 150 亿人民币，若包括间接经济损失则无法估量。医院内感染已成为当今突出的公共卫生问题，尤其是随着现代医学技术的迅猛发展，新的医疗技术、放疗与化疗和大量化学免疫制剂等广泛应用，各种侵袭性操作增加，抗菌药物的不合理使用，细菌变异耐药菌株的增多，以及社会的老龄化及慢性病人的增加，使医院内感染发生日趋增加。医院内感染的监测与控制，降低医院内感染发生率是医院管理工作和评价其质量的重要指标，也是各级医院领导及医务工作人员的重要职责。

（一）完善医院内感染监测体系

医院内感染监测是指长期、连续、系统地观察、收集和分析一定人群中医院内感染的发生、分布及其影响因素资料，确定其分布和变动趋势，并将监测结果信息报送和反馈给有关单位和个人，为医院内感染的预防控制和宏观管理提供科学依据。国内外研究表明，加强医院内感染监测是降低医院内感染的有效途径，只有开展有效的医院内感染监测、控制与管理工作，才能控制和降低医院内感染的发生，提高医护工作质量。但是，完善的医院内感染监测体系只有真正发挥作用，才能实现控制医院内感染的目的。完善医院内感染监测体系应注意：建立健全医院感染管理体制及监控网；提高专职人员业务水平；开展前瞻性调查，目标性监测；确保监测质量与监测资料的准确性，并且利用计算机技术对医院内感染进行全面监测、管理和控制，实现医院内感染信息网络化，资源共享。

监测制度要求：① 各科医护人员严格掌握、正确使用医院内感染诊断标准，做好医院内感染病例登记工作，住院医师必须在住院病人住院病史上认真记录感染病例的详细情况；② 按月准确统计全院医院内感染病例数和感染率，并按科室和感染部位分别统计分析；③ 对医院内感染监测资料进行定期或不定期核查，以统计漏报率和监测中存在问题；④ 定期进行抗生素敏感试验。

（二）加强医院管理

1. 医院合理布局　医院整体建筑设计布局要做到防止交叉感染，兼顾方便病人就诊和治疗，妥善处理各种废弃物，以免污染环境。如传染病科应单独隔离，传染病房污水应有消毒处理设施；医院的出入口、走廊、楼梯、电梯等应注意有效防止交叉感染等。

2. 建立健全医院各种规章制度　如入院程序、家属探望制度、病区清扫制度、严格的隔离消毒制度、无菌操作规程、污物处理制度；合理使用抗生素及限制性使用抗生素制度；高危病人定时巡视制度、高危病区（如手术室、新生儿室、术后监护室）严格消毒制度；病人排泄物、分泌物及用品处理消毒制度等。

3. 医院环境的净化与监测　医院是病人集中的地方，环境中病原体含量相对较高，净化医院环境可有效控制医院内感染。净化医院环境需注意：加强绿化；医院污水与污物要严格进行净化与消毒，达到国家排放标准；加强病房通风换气；加强医院环境细菌监测，其标准见表 9.2.2。

表 9.2.2　我国医院环境细菌监测控制标准

监测对象	细菌菌落总数
门诊候诊室（空气）	<4 000 个/m^3
手术室、产房、婴儿室（空气）	<500 个/m^3
病房物面、医护人员手	<8 个/m^3
婴儿室、儿科病房物面、食具和医护人员手	不得检出沙门菌
消毒后医疗用品	不得检出病原微生物
灭菌后医疗用品	不得检出病原微生物

（三）严格执行消毒隔离制度

消毒隔离是防止医院内感染的重要措施。医院病种繁多，要针对不同情况采取相应消毒隔离措施，常用措施如下。

1. 传染性较强疾病的隔离　要求入室者穿隔离衣，戴口罩、帽子、手套，用过的物品一律消毒。此类疾病包括非典型性肺炎、乙型病毒性肝炎等。

2. 一般疾病隔离

（1）呼吸道隔离　主要用于空气传播的一般性传染病，如麻疹、风疹、流行性感冒等。入室者戴口罩，污染物必须消毒。结核病因其传染性低且有长距离传播性，尤其是结核杆菌能在干燥的灰尘中长期存活，隔离还要注意痰液消毒，勿用易受有机物影响的消毒剂，室内清扫要用吸尘器或湿式清扫。

（2）肠道隔离　主要用于粪—口传播的疾病。与病人接触要穿隔离衣，接触粪便要戴手套并彻底洗手，粪便污染的物品要消毒。

（3）接触隔离　主要用于通过接触而传播的疾病，如尿路感染、皮肤病、外科伤口感染，以防止来自这些病人的获得性感染。接触病人时要穿隔离衣、彻底洗手，所用物品严格消毒。

（4）保护性隔离　对一些抵抗力低下的病人要采取保护性措施，如白血病、大面积烧伤、慢性病老年人、新生儿、免疫缺陷等病人。

3. 其他隔离　对于传染性不强的疾病病人的排泄物及分泌物及其污染的物品要消毒；通过输血、针刺、注射传播的疾病，如艾滋病、乙型病毒性肝炎等。对所用器械以及采血、供血、注射等各个操作环节均应注意消毒隔离，做到无菌、不直接接触病人的血液、体液，并对其污染品严格消毒，出入病室彻底洗手。

（四）加强医护人员管理

1. 加强医院感染相关知识的宣传教育　增强医务工作者对医院感染的危害性及重要性的认识。

2. 对医护人员进行医院内感染知识的培训　通过培训，使他们熟悉医院内感染的发生发展规律及预防措施，医院内感染监测要求及标准，提高其重视程度，以利于控制医院内感染，降低其发生率。

3. 强化医德教育　据资料显示，医院内感染发生率的高低与医护人员在卫生服务过程中的行为有密切关系。如未严格执行消毒灭菌及无菌操作制度、滥用抗生素、使用不必要的入侵性治疗等，均可提高医院内感染率。因此，强化医德教育，使各科医务人员严格掌握、正确使用医院内感染诊断标准，做好医院内感染病例登记工作；丰富临床医学知识，提高诊断与治疗水平，熟练正确运用各种诊断和治疗器械，强化工作责任心，以规范医疗行为，减少医院内感染的发生率。

4. 医务工作人员定期体检　通过定期体检，及时发现医务工作人员中的病原携带者，防止病原体的进一步播散，对已感染者进行必要及时的治疗。

第三节　药源性疾病

一、药源性疾病的概念

在防治或诊断疾病过程中，由于使用药物而产生不利于患者的不良反应，称为药源性疾病。据统计，在临床诊疗过程中所引起的医源性疾病中有2/3是药源性的。我国各级医院住院病人药物不良反应发生率为1% ~28%，每年约有19.2万人死于药源性疾病。据国外报道，由于药物不良反应而急诊入院的病人占住院病人的3%左右，且有15% ~30%患者在住院期间因产生药物不良反应而延长住院期或死亡。随着医药工业发展，新药品不断出现，药物不良反应的发生率会有所增加，应引起医务工作者的高度重视。

二、药源性疾病的类型

药源性疾病常见于疾病防治过程，一般以药物的不良反应为表现。

1. 毒副作用　这是药物引起的生理、生化功能异常和结构的病理变化，同药物的药理特性和剂量有关，不同药物其毒副作用各异。药物在常用剂量时，除治疗作用外，常出现一些与治疗作用无关的副作用，如阿托品出现口干和视物模糊。但有时在用药剂量过大或用药时间过长后会产生毒性反应，并呈现剂量－效应关系。毒性反应一般很轻，如恶心、呕吐、头晕、目眩、失眠、耳鸣等，有时不易与副作用区别。严重毒性反应常见对肝、肾、心血管系统、造血系统损害及胃肠道反应，有些药物还具有致突变、致癌、致畸的远期效应和潜在危害。如连续使用苯妥英钠治疗癫痫可引起白细胞明显减少或肝损害，造成死亡。皮质激素用于防治炎症，但同时也延缓伤口愈合。正常情况下，肝能使类固醇激素分解灭能，但长期应用不仅能使肝功能发生障碍，还可使肝发生变性、增生、坏死。

2. 过敏反应　又称变态反应，仅见于少数过敏体质或特异体质的病人。其表现多种多样，与所用药物的药理作用无关，其发生率与药物剂量无关（无剂量—效应关系）。如青霉素注射引起休克反应，链霉素引起第Ⅷ对脑神经损伤等。

3. 继发反应　是药物作用诱发的一些疾病。如长期使用广谱抗生素后，敏感的菌群被消灭，不敏感的菌群或真菌大量繁殖，导致继发感染念珠菌病、葡萄球菌肠炎等。

4. 药物间的相互作用　两种以上药物合用，药物之间可能发生相互作用，其结果可能是有害的，也可能是有益的。这同药物间的药理作用有关，主要见于医务人员用药不当所致。有害相互作用表现：一是药物间的药理作用不同，合用后致使某一种药物作用改变，产生不良反应。如噻嗪类利尿剂与洋地黄同用，前者引起低血钾，以致在服用洋地黄维持量时有出现心律失常的潜在危险；二是药物间的药理作用相同，用药后使机体反应相加或相乘，造成机体损害。常见于中枢神经系统抑制药物。因此，联合使用液体药物时，须考虑配伍禁忌。

5. 依赖和滥用药物　是药物与机体相互作用所造成的精神状态和身体状态。表现为一种强迫性地连续或定期用某药的行为和其他反应，以体验其精神效应和避免因停药引起的不适。滥用药物所不同的是随意使用麻醉品和精神药物等，以获取欣快感和避免戒断症状为目的的自行摄取药物的行为，又称吸毒。依赖和滥用药物对机体的损害是多方面的，如既损害神经和内分泌系统，又损害免疫系统，同时还对家庭及社会产生不良影响。

三、药源性疾病的预防

1. 强化职业道德与工作责任感　误用和滥用药物是药源性疾病的主要原因，这同医务人员的职业道德和医疗技术水平有关。加强医务人员培训，强化职业道德与工作责任感，普及安全用药知识，提高医疗技术水平，做到科学合理用药显得尤为重要。

2. 严格执行《中华人民共和国药品管理法》规定　① 药品经营单位不得经营伪劣、过期、淘汰禁用药品。② 严格执行新药审批制度。根据《中华人民共和国药品管理法》规定，任何一种新药在作为商品投入市场前均应经过新药审批。新药系指我国未生产过的药品和已生产的药品但增加新的适应证、改变给药途径和改变剂型者。一个新药的研究，要包括工艺路线、质量标准、临床前药理和临床研究等内容，应根据国家有关法令进行。③ 已批准在临床应用的新药，仍应在使用中继续监测。

3. 加强药品及不良反应监测　无论是新药还是旧药，均应加强使用过程中的监测，尤其是其远期作用和不良反应。用药期间，了解病人的既往病史、家族病史、过敏史，并根据病人具体情况，选用适当药物、剂量和用法；密切观察病情和及时处理不良反应，必要时进行回顾性或前瞻性临床流行病学调查，以作出判断。这对一名医务工作人员是非常必要的。

医务人员应认识药物不良反应监测的重要性，自觉执行监测制度，以保障药物安全和居民健康。

思考与练习题

1. 何谓医源性疾病？常见医源性疾病有哪些？
2. 简述医院内感染的常见原因、医院内感染的监控及预防。
3. 简述药源性疾病的原因、类型及预防。

（邢华燕）

第十章　常见慢性病的预防与控制

2002 年，某著名演员于凌晨在某地因突发心肌梗死去世；2002 年，某公司老总游泳时突发心肌梗死意外去世；2004 年，麦当劳某高层人员因心脏病突发撒手人寰；2005 年，北京一名公交司机在路口等红灯时突发心脏病猝死。不论职位高低、不管名气大小，同样受心脑血管疾病威胁。全世界有 1/3 人患有心脑血管疾病，每年有 1 500 万人被夺去生命，占死亡人数的 3/5 以上。我国是世界上心脑血管疾病发病率最高的国家，有心脑血管疾病患者 3 000 多万，其中失去劳力能力瘫痪在床者达 1 200 万人，每年死亡 260 多万人，每小时死亡 300 人。世界卫生组织称心脑血管疾病是当今“人类第一杀手”。

心脑血管疾病能否预防？采用哪些方法？

随着经济的发展、人民生活水平的提高、生活方式的改变和人口老龄化，心脑血管疾病、糖尿病、肿瘤、慢性阻塞性肺疾病等慢性病的发病率呈逐年上升趋势，严重危害人们健康和生命，给家庭和社会带来沉重负担，并影响到国民经济发展。WHO 报告，2001 年全球死亡人数有 61%（约 3 300万）与慢性病有关。2005 年全球总死亡人数为 5 800 万，其中近 3 500 万人死于慢性病，而我国慢性病死亡人数占了 750 万。目前，慢性病已经成为全世界几乎所有国家的成年人最主要的死因。WHO 预测，2020 年我国死亡人数的 79% 与慢性病有关，其中心血管疾病居首位。因此，有效地预防与控制慢性病是我国急需解决的，也是 21 世纪全球的重要公共卫生问题。

第一节　心脑血管疾病的防治

心脑血管疾病是心血管疾病和脑血管疾病的总称，是当今严重威胁人类健康和生命的一组疾病。中国卫生部疾病预防控制局、中国疾病预防控制中心 2006 年 5 月完成的《中国慢性病报告》表明，我国人群慢性病死亡占总死亡的比例呈持续上升趋势，其广泛的流行与社会经济的发展、居民生活水平的提高密切相关。心脑血管疾病中，脑卒中（stroke）和冠心病（coronary disease）的发病率、致残率和死亡率均较高，而高血压在这些疾病的发生中起着重要的作用。

目前，心脑血管疾病是我国人群死亡的首要原因，其死亡百分比已由 1957 年的 10.07% 上升到 2001 年的 42.6%。根据目前已有的流行病学资料推测，2020 年人类疾病死因顺位将有重大变化，但冠心病和脑卒中仍将是人类死因的第一位和第二位。到时全球冠心病死亡人数将由 1990 年的 630 万增至 1 100 万，脑卒中由 440 万增至 770 万。据估计，我国仅脑卒中每年新病例数约150万,死亡超过100万,存活患者为500万~600万(其中75%不同程度地丧失劳动力,40%重度致残),因此造成医药费用增加,患者生活质量下降,给家庭和社会带来沉重的负担。据资料显示,英联邦用于心血管疾病的经费占医疗财政的10%,占国民经济总产值的0.8%;美国占国民经济总产值的1.25%。可见,心脑血管疾病已由患者个人问题,转化为全球性严重的社会问题。积极开展有效的群体性的心脑血管疾病的防治工作是全社会迫切需要解决的课题。常见的心脑血管疾病有高血压、冠心病和脑卒中等。

一、概述

(一)心脑血管疾病的流行特征

1. 时间分布　心脑血管疾病的发病与死亡的长期趋势不同国家各有不同。一些发达国家20世纪60—70年代达高峰,后呈下降趋势。东欧一些国家则在20世纪70—80年代呈上升趋势。我国近几十年来呈逐年上升趋势。我国15岁以上居民高血压患病率由1959年的5.11%上升到1991年的13.6%。2002年,我国18岁及以上居民高血压患病率为18.8%,估计全国患病人数1.6亿多;与1991年相比,患病率上升31%。据估计,1959—1979年,平均每年增加100多万高血压患者;1980—1991年,平均增加了300多万;1991—2002年,患病人数增加7 000多万,而且目前仍在增加。冠心病在我国属低发疾病,但其发病率与死亡率呈上升趋势(表10.1.1);脑卒中死亡率已居世界第二位,在我国的发病率也呈上升趋势,每年有150万人死于原发性高血压引起的脑卒中。冠心病和脑卒中的发生有明显的季节性,冠心病好发于冬季和早春,脑卒中好发于1月。在气温低、气候干燥及气压高的冬季多发出血性脑卒中。

表10.1.1　我国部分城市和农村冠心病死亡率(1/10万)

年份 地区	1988	1989	1990	1991	1992	1993	1994	1995	1996
城市	41.88	43.41	47.48	46.20	51.29	54.67	58.05	59.38	64.25
农村	19.17	19.80	22.82	21.03	23.44	22.10	24.86	26.79	26.92

2. 地区分布　不同国家心脑血管疾病的发病率与死亡率相差近15倍,同一国家不同地区也不相同。2008年WHO发布的"全世界脑血管疾病死亡地图"显示,中国是全世界脑血管疾病死亡率最高的国家。近几年的资料还显示,我国心脑血管疾病的发生北方高于南方、城市高于农村。2002年脑血管疾病所致的死亡率城市为100.61/10万,农村为70.64/10万;心脏病死亡率城市为84.12/10万,农村为58.50/10万。但也有一些数据表明,我国大城市郊县农村地区的脑卒中死亡率明显高于城市,如1997年北京脑卒中死因构成比中,城市为25%,远郊县为32.24%。

3. 人群分布　心脑血管疾病的发生有明显的年龄、性别和职业差异。

(1) 年龄、性别分布　心脑血管疾病好发于中、老年,30岁之前很少发病,以后随年龄增加而增加。资料显示,我国城乡脑血管疾病的发病率,75岁以上年龄组发病率为65~74岁组的1.6倍、55～64岁组的4倍、45～54岁组的8～9倍、35～44岁组的30～50倍。90%以下的脑卒中发生于50岁以上的年龄人群。男性心脑血管疾病的发病率与死亡率均较女性高且早于女性10年左右发病，但女性在绝经期后患病率明显增加，且逐渐接近男性。

（2）职业与种族分布　一般为脑力劳动者的患病率高于体力劳动者。长期精神紧张和承受心理压力大的职业人群患病概率高。

（二）心脑血管疾病的主要危险因素

1. 疾病因素

（1）高血压　据WHO预测，到2020年非传染性疾病将占我国死亡原因的79%，其中心脑血管疾病将排第一位，而高血压作为一个重要危险因素参与心脑血管疾病的发生。患高血压的年龄愈早，患冠心病的危险性越大。1981年WHO即明确提出要降低血压以减少冠心病的发病率。据统计，在高血压患者中有20%～30%死于脑卒中，尤其是血压持续增高或急剧波动者，危险更大。

（2）高脂血症和高胆固醇血症　血清总胆固醇和低密度脂蛋白胆固醇（LPL－C）水平的增加都伴随着冠心病危险的增加，其相对危险随着年龄增长而下降，但绝对危险仍升高。随着人民生活水平的提高和生活方式的改变，脂肪（尤其是动物性脂肪）的摄入量有增高趋势。因此，控制高脂血症和高胆固醇血症，对预防冠心病起着很重要的作用，应引起人们的重视。

（3）糖尿病　糖尿病能增加冠心病、缺血性脑卒中的危险。冠心病是糖尿病患者最常见和危险的并发症。

2. 生活行为因素　吸烟、酗酒、高脂饮食和缺乏体育活动等不良行为生活方式均可使心脑血管疾病的罹患率增加。

3. 社会心理因素　需要注意力高度集中的职业，具有强烈进取心、竞争性和紧迫感的A型性格者，其精神紧张、忧虑、时间紧迫感等均可使血压或血脂升高，从而促使心脑血管疾病的发生。

4. 超重与肥胖　肥胖对全身各个系统均能产生影响，对心脑血管的损害最为常见。肥胖患者高血压的危险性为标准体重者的4～5倍。肥胖可引起脂质代谢紊乱，易发生动脉粥样硬化。

5. 遗传　冠心病有较肯定的家庭聚集性。有患冠心病家族史的人群，其冠心病死亡率为一般人群的2.4倍。

（三）心脑血管疾病的预防与管理

1. 群体预防与管理　控制群体危险因素水平的上升是防治心脑血管疾病发生与发展的长期性策略，其具体措施如下。

（1）第一级预防　卫生部于1996年制订和发布了《全国心脑血管病社区人群防治1996—2010年规划》，以加强我国心脑血管疾病的防治工作，有效控制心脑血管疾病的发生。①健康教育：健康教育是心脑血管疾病第一级预防的重要环节。运用有效的传播方式，使人们充分认识心脑血管疾病的危害及发生的危险因素、常用防治措施，以实现改变相应疾病的知识结构和信念,从而自觉地改变不健康的行为和生活方式,降低人群中危险因素水平的目的。国外及我国部分地区心脑血管疾病的防治经验均显示,健康教育和健康促进在心脑血管疾病防治工作中具有重要作用。另有实践证明,重视学校健康教育,减少童年期心脑血管疾病的危险因素,有利于降低成人期该类疾病的发病率。② 危险因素干预:心脑血管疾病危险因素干预主要是改善生活方式,可有效降低其发生率。我国“七五”期间开展的七城市心脑血管病干预研究和“八五”期间开展的城乡四社区人群心脑血管病综合性预防研究均已初见成效。后者研究对象干预前后多数危险因素水平发生明显变化,冠心病和脑卒中的发病率和死亡率显著降低。发达国家对社区人群以控制高血压为主的危险因素干预试验始于 20 世纪 70 年代初,80 年代已获得十分明显的效果。具体措施:限制钠盐摄入量;控制体重,减少肥胖。体质指数(BMI)控制在 24 以下,超重者应减少能量摄入及增加能量消耗;戒烟和限制饮酒。这是预防心脑血管疾病的最有效措施;合理膳食,是防治心脑血管疾病的关键。如减少膳食脂肪,适量补充蛋白质、钾和钙,控制胆固醇的摄入量(每天 300 mg);加强体育锻炼,适当增加娱乐活动。经常性参加适当体育活动和娱乐活动可控制体重、增强心血管的功能,对预防心脑血管疾病具有重要意义。

(2)第二级预防及管理

1)人群监测　开展心脑血管疾病的监测,可早期发现病人及高危人群,以降低心脑血管疾病的发病率。开展人群心脑血管疾病防治的首要工作是建立一个完善的信息监测系统,即收集发病、死亡和危险因素等资料的信息网络系统。这些资料的收集为制订心脑血管疾病防治措施提供基线资料,科学依据。

2)危险度分层　高血压病人发生心脑血管疾病的危险度,与血压水平、其他危险因素的存在及危险因素的水平有关。1999 年世界卫生组织/国际高血压联盟会(WHO/ISH)制定的《高血压治疗指南》(简称《指南》)中,根据研究对象心脑血管疾病事件的 10 年随访资料及危险因素的联合影响,提出了一个简便的危险度分层(risk stratification)和预后估计方法。根据心脑血管病人存在的危险因素数量(表 10.1.2)和严重程度分成四个组,每组代表一定范围的心脑血管病绝对危险性。四个组依次为:① 低危组:包括小于 55 岁的男性或小于 65 岁的女性1 级高血压(即收缩压 140 ~ 159 mmHg,舒张压 90 ~ 99 mmHg),没有其他危险因素者,这组病人 10 年内发生主要心脑血管病危险度小于 15%。临界高血压者危险性更低。② 中危组:包括不同血压水平和心脑血管病危险因素的病人。有些人血压水平较低,但有其他危险因素存在;或血压水平较高但无危险因素或较少危险因素存在。这组病人 10 年内发生主要心脑血管事件的危险度在 15% ~ 20%;1 级高血压仅有一个其他危险因素者,危险度接近 15%。③ 高危组:包括有 3 个或以上危险因素,或者有糖尿病或靶器官损害的 1 级和 2 级高血压,或者 3 级“重型”高血压而无其他危险因素者。这组病人 10 年内主要心脑血管病事件的危险度为 20% ~ 30%。④ 极高危组:包括 3 级高血压有一个以上危险因素,或存在与高血压有关的心血管疾病者而不要求血压水平。这组病人 10 年内心脑血管病事件的危险度 ≥30%(表 10.1.3)。因此,需要及早制订治疗方案予以治疗。

2. 高危人群的预防与管理　主要是对病人采取第二级、第三级预防措施,重点是避免复发和防止病情进展。

表 10.1.2　影响心脑血管病预后的因素

心脑血管的危险因素	靶器官损害	与高血压有关的临床疾病
用于分层的危险因素 收缩压和舒张压水平(1～3 级) 男性 >55 岁 女性 >65 岁 吸烟 总胆固醇 > 5.72 mmol/L 糖尿病 早发心脑血管病家族史(发病年龄男性 <55 岁,女性 <65 岁)	左心室肥厚(心电图、超声心动图或放射学证据) 蛋白尿和(或)血浆肌酐轻度升高(≥176.82 μmol/L) 动脉粥样硬化斑块的超声或放射学证据(颈、腹、股或主动脉) 视网膜动脉普遍性或局限性狭窄	脑血管病 缺血性脑卒中 脑出血 短暂性脑缺血发作史(TIA) 心脏疾病 心肌梗死 心绞痛 冠状动脉血管重建 充血性心力衰竭 肾疾病
影响预后的其他危险因素 HDL 降低 LDL 升高 糖尿病伴微白蛋白尿 肥胖 以静坐为主的生活方式 纤维蛋白原升高 高危社会经济状况 高危种族 高危地域		糖尿病肾病 肾衰竭(血浆肌酐≥176.82 μmol/L) 血管疾病 夹层动脉瘤 症状性动脉疾病 严重高血压性视网膜病 出血或渗出 视盘水肿

注:靶器官损害相当于 1985 年 WHO 的二期高血压;与高血压有关的临床疾病相当于 1985 年 WHO 的三期高血压。

表 10.1.3　心脑血管病危险度分层和预后

其他危险因素和疾病史	1 级 (轻度高血压) SBP140～159 或 DBP90～99 mmHg	2 级 (中度高血压) SBP160～179 或 DBP100～109 mmHg	3 级 (重度高血压) SBP≥180 或 DBP≥110 mmHg
Ⅰ　无其他危险因素	低危	中危	高危
Ⅱ　1～2 个危险因素	中危	中危	极高危
Ⅲ　3 个或以上危险因素或 TOD[1],或糖尿病	高危	高危	极高危
Ⅳ　与高血压有关的临床疾病	极高危	极高危	极高危

注:危险度分层(10 年脑卒中或心肌梗死危险):低危组:<15%;中危组:15%～20%;高危组:20%～30%;极危险组:≥30%。TOD[1](target organ damage):指靶器官损害。

（1）高危人群的筛查　高血清胆固醇是心脑血管的主要危险因素之一，可作为心脑血管疾病的筛查指标。对20岁以上的成年人每隔5年进行常规的非空腹血清胆固醇检查的建议已得到美国国家胆固醇协调委员会的认可；对40岁以上男性、绝经期后女性，尤其是具有下列情况之一者应进行血脂检查：① 高血压、糖尿病、肥胖、吸烟者；② 有冠心病或动脉粥样硬化病家族史者；③ 有家族性高脂血症者。

运动后心电图比静止时心电图具有更高的敏感性和特异性。美国心脏协会（AHA）建议对年龄超过40岁，且从事影响公共安全的职业或有两个以上心脏病危险因素，久坐作业者进行剧烈运动的人群进行运动后心电图检查，以早期筛检出无症状冠状动脉疾病的患者。

（2）高血压的控制　高血压是心脑血管疾病诸多危险因素中最重要的独立危险因素。资料显示，在我国人群中开展以高血压为重点的综合防治，如加强人群中高血压的筛查、治疗和随访，可显著减少脑卒中和冠心病的发生。

（3）控制血脂水平　对高脂血症的患者，要通过饮食、必要的药物等综合性措施积极有效地控制血脂水平。

（4）病人管理　一旦发现心脑血管病人，应定期随访和治疗，以促进心理及功能的康复，预防并发症的发生及病情恶化。

二、高血压的防治

高血压（hypertension）是最常见的心血管疾病，是全球范围内的重大公共卫生问题。中国疾控中心报道，2013年我国15岁及以上人群高血压患病率达24%，全国高血压患病人数为2.66亿，每5个成人中至少有1人患高血压。高血压是一个发病率随年龄的增加而升高的疾病，60岁以上的老年人中，高血压（包括老年人单纯收缩期高血压）患者达50%以上。高血压通过血管病变危害心、脑、肾而成为心脑血管疾病和肾病的重要危险因素。因此高血压已成为我国居民健康的头号杀手，防治高血压是防治心脑血管疾病的重要环节。

（一）高血压的主要危险因素

据资料显示，高血压是遗传、年龄、体重超重或肥胖、不健康的饮食习惯（高盐、低钾、低钙饮食）、居住拥挤、吸烟、酗酒、持续精神紧张与工作压力、缺乏运动等多种因素相互作用的结果。

（二）高血压的分类

根据1999年世界卫生组织和国际高血压学会（WHO/ISH）高血压治疗指南，高血压的诊断标准为：未服抗高血压药的情况下，收缩压≥140 mmHg（18.7 kPa）和（或）舒张压≥90 mmHg（12 kPa）《中国高血压防治指南》（2005年修订版）对高血压的定义和分类见表10.1.4。

病人收缩压与舒张压属不同级别时，应按两者中较高的级别分类；有高血压史且正服用抗高血压药时，若血压≤140/90 mmHg亦应诊断为高血压。

表 10.1.4　≥18 岁成年人高血压定义和分类(中国高血压防治指南 2005)

类别	收缩压/mmHg	舒张压/mmHg
正常血压	<120	<80
正常高值	120~139	80~89
高血压	≥140	≥90
1 级高血压(轻度)	140~159	90~99
2 级高血压(中度)	160~179	100~109
3 级高血压(重度)	≥180	≥110
单纯收缩期高血压	≥140	<90

注:若患者的收缩压与舒张压分属不同的级别时,则以较高的分级为准。单纯收缩期高血压也可按照收缩压水平分为 1、2、3 级。

(三)高血压的预防与管理

高血压的预防应以第一级预防为重点,采取综合性预防措施,并加强相应管理。

1. 健康人群保健管理

(1)健康教育　这是第一级预防的重要环节。一项涉及 94 万人的调查结果显示,我国仅有 26.8% 的高血压患者知道自己是高血压病人,服药率的控制率较低。可见,加强健康教育使人们了解高血压的危险因素、危害程度、预防措施等知识,以养成健康的行为和生活方式,这对降低高血压的发生和发展具有积极的意义。

(2)养成良好的行为和生活方式　通过改善生活方式可降低血压,增强药物的降压效果,控制原发性高血压的危险因素。

1)限制钠盐摄入量　WHO 建议成年人每人每日摄盐量应控制在 5 g 以下,而目前我国人群摄盐量为 7~20 g。研究资料显示,摄入盐量与高血压发生呈密切的正相关关系。国外临床研究资料显示,限钠补钾可使高血压患者血压降低,体重下降。

2)戒烟和限制饮酒　酒精消耗量与血压水平及人群高血压患病之间呈线性正相关。而且酒精可减弱降压药物的效果,因此高血压病人应限制饮酒,男性每日乙醇摄入量不超过 30 g,女性不超过 20 g,更忌狂饮。

3)减少高热量、高脂肪食物,适当增加蛋白质摄入量。

4)加强文体活动,注意修身养性,学会自我调节,放松心情。

5)改善睡眠,提高睡眠质量。

(3)保健管理　建立健康档案,形成健康群体资料库;有针对性地设计危险因素干预措施计划,制作适合健康群体的高血压健康教育材料;开展多种形式的健康宣传教育,传播健康知识,倡导健康理念,并定期评估健康传播效果,及时充实和更新健康教育资料和工具,完善健康教育手段。

2. 高血压的筛查　原发性高血压具有一定的隐匿性,常无症状,致许多患者不会主动就医而延误就诊。因此,早期发现高血压病人及高危人群是预防高血压的重要环节之一。

（1）筛查工具及要求　高血压的筛查工具是血压计，在进行筛查时医务人员必须进行标准校对，认真按标准材料技术使用和规范操作。卫生部已经重新确定我国血压计计数标准为“毫米汞柱”，记录方法为“收缩压/舒张压”，记录单位为“mmHg”。如测得某人血压值并记录为 130/92 mmHg，读为“130，92 毫米汞柱”。

（2）诊断标准　根据我国《中国高血压防治指南》（2010 年修订版）公布的高血压定义和分类新标准。

（3）筛查人群及要求　建议：医疗单位应执行卫生部年龄 >35 岁的首诊病人测量血压的制度；社区医疗单位对 3～19 岁儿童和青少年应每 2 年测量 1 次血压；20～34 岁至少每 2 年测量 1 次血压并要他们自己记住所测血压时间和数值（具体收缩压和舒张压值），当记忆不准确时应及时补测；>35 岁的人群不仅必须每 2 年测 1 次以上的血压，且无论任何原因就诊每次均必须测血压。若发现收缩压（SBP）高达 130 mmHg 或舒张压（DBP）85 mmHg 以上时，应在不同日重新测量 3 次，以进一步确诊。若收缩压与舒张压同表 10.1.4 所列分类不一致，应采用较短时间随访。若血压为 160/86 mmHg，应 1 个月内随访或就诊；舒张压为 86 mmHg 者应半年测 1 次血压；收缩压 136～140 mmHg，舒张压为 85～89 mmHg 应 3 个月后测 1 次血压；高血压患者直系亲属和涉及其他高血压危险因素，血压正常且年龄 <35 岁者应至少每年测 1 次血压；从未被确诊为高血压者，年龄≤50 岁，每年至少监测 1 次血压。年龄≥50 岁，每半年至少监测 1 次血压。

依据最初血压基线的成年人进行随访的建议见表 10.1.5。

表 10.1.5　依据最初血压基线的成年人进行随访的建议（JNCVI，1997）

最初血压值/mmHg		随访建议
收缩压	舒张压	
<130	<85	2 年内复查
130～139	85～89	1 年内复查
140～159	90～99	2 个月内确认
160～179	100～109	1 个月内评估或就诊
≥180	≥110	据临床情况立即（或 1 周内）评估或就诊

3. 病人管理　通过就诊或体检发现的临界和确诊的高血压患者，要列为管理对象。依据 2005 年我国根据 WHO 的方案制订的《中国高血压防治指南》要求进行管理。

（1）危险度分层　一旦对病人的总危险性和血压水平了解之后，医生应进一步确定病人发生心血管病事件的危险程度进行危险度分层。以有助于决定开始降压药物治疗的阈值血压，并可制订出综合的降低血压治疗目标。进一步有效地防止心、脑并发症的发生，降低脑卒中、冠心病的发病率和死亡率。

高血压患者的治疗决策不仅要根据血压水平，还要根据以下诸方面：① 其他危险因素；② 靶器官损害；③ 并存临床情况，如心脑血管病、肾病及糖尿病；④ 患者个人情况及经济条件等。为了便于危险度分层，WHO/ISH 指南委员会根据“弗明汉心脏研究”观察对象 10 年心血管病死亡、非致死性脑卒中和非致死性心肌梗死的资料，计算出几项危险因素合并存在时对以后心血管事件绝对危险的影响。

（2）高血压危险因素评估　对确诊的高血压病人，在社区医生指导下由其或代其填写高血压危险因素调查表，以结合血压值进行高血压危险度评估。调查内容包括：① 病人的基本情况：如年龄、性别、受教育程度、职业、体力劳动程度等；② 基本体检资料：血压、体重、身高、视力、眼底、血糖等；③ 危险因素：既往史、家族史、生活习惯、文体活动、社会经济状况、生活质量情况等；④ 高血压相关疾病及实验室检查结果：心脏病、肾疾病、脑血管疾病及血脂等。

影响高血压预后的因素见表 10.1.6。

表 10.1.6　影响高血压预后的因素

心血管病的危险因素	靶器官的损害（TOD）	糖尿病	并存的临床情况（ACC）
收缩压和舒张压水平	左心室肥厚	空腹血糖≥70 mmol/L	脑血管病
（1～3 级）	心电图		缺血性脑卒中
男性 >55 岁	起声心动图：LVMI 或 X 射线	餐后血糖≥	脑出血
	表现	11.1 mmol/L	
女性 >65 岁	动脉壁增厚		短暂性脑缺血发作
吸烟	颈动脉超声 IMT≥0.9 mm 或		
血脂异常	动脉粥样硬化性斑块的超		心脏疾病
TC≥5.7 mmol/L 或	声表现		心肌梗死史
LDL－C >3.6 mmol/L 或	血清肌酐轻度升高		心绞痛
HDL－C <1.0 mmol/L	男性 116～134 mmol/L		冠状动脉血运重建
早发心血管病家族史	女性 107～124 mmol/L		充血性心力衰竭
一级亲属，发病年龄	微量白蛋白尿		肾疾病
<50 岁	尿白蛋白 30～300 mg/24 h		糖尿病肾病
腹型肥胖或肥胖	白蛋白/肌酐比：		肾功能受损（血清肌
腹型肥胖	男性≥22 mg/g		酐男性 >133 μmol/L，
WC 男性≥85 cm	（2.5 mg/mmol）		女性 >124 μmol/L）
女性≥80 cm	女性≥31 mg/g		蛋白尿（>300 mg/24 h）
肥胖　BMI≥28 kg/m^2	（3.5 mg/mmol）		
缺乏体力活动			外周血管疾病
高敏 C 反应蛋白≥3 mg/L			视网膜病变
或 C 反应蛋白≥10 mg/L			出血或渗出
			视盘水肿

注：TC：总胆固醇；LDC－C：低密度脂蛋白胆固醇；HDL－C：高密度脂蛋白胆固醇；LVMI：左心室质量指数；IMT：颈动脉内膜中层厚度；BMI：体重指数；WC：腰围，为中国肥胖工作组标准。

（3）健康教育　结合高血压危险因素调查的结果，根据病人所存在的危险因素进行有针对性的健康教育。改变原有不良行为与生活方式，降低或消除其存在的特定危险因素。

（4）病人的随访管理 对高血压患者进行随访管理，以掌握血压的动态变化，具体措施有：① 指导病人进行自我管理；根据不同危险程度定期随访病人，并将随访情况及时反馈整理、录入计算机资料库，同时定点、定时免费测量血压；② 动员病人家属参与，为病人调整不良行为和生活方式提供支持；③ 动员病人做好服药与血压波动记录；④ 对血压达不到有效控制的病人及时转诊到相应专科，以调整治疗方案；⑤ 对病人随访的资料要进行整理分析，注重失访情况，认真查找失访原因；⑥ 定期对管理效果进行评估，必要时调整原个体化治疗与保健方案，使其更具个体化和可行性。

4. 高血压管理策略 确诊的原发性高血压患者管理策略如图 10.1.1。

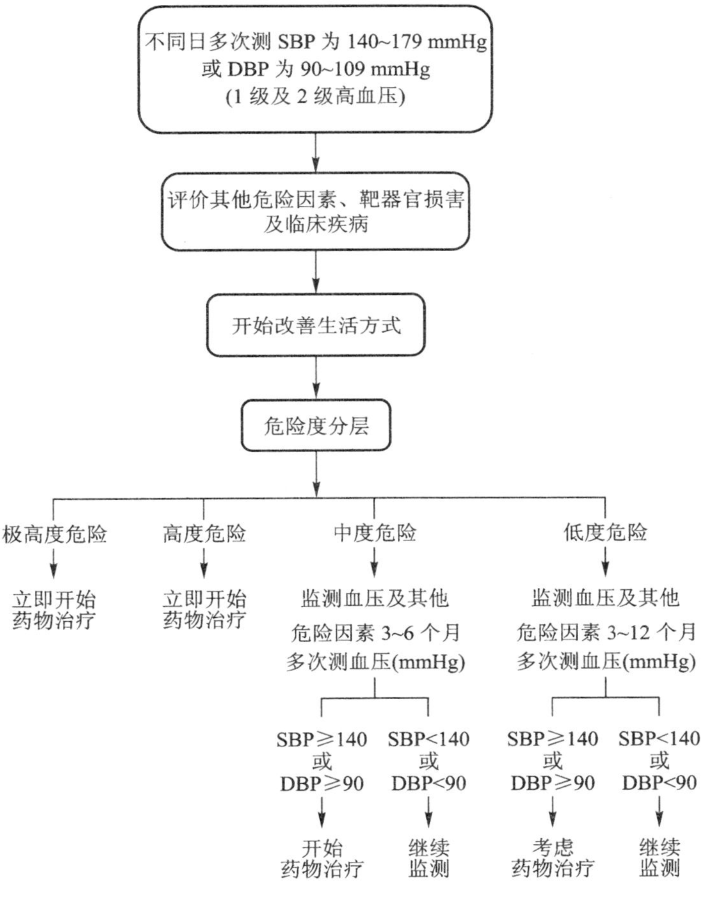

图 10.1.1 高血压管理策略

资料来源：《中国高血压防治指南》（2005 年修订版）

第二节 糖尿病的防治

糖尿病（diabetes mellitus，DM）的病因和发病机制至今尚未明确，通常认为是由多种因素引起的以慢性高血糖病理状态为主要特征的代谢疾病。临床表现为因胰岛素分泌不足或作用缺陷、体内某些抗胰岛素因素的作用等原因使机体代谢糖、蛋白质、脂肪、水和电解质功能紊乱，其症状为“三多一少”，即多饮、多食、多尿，体重减少。糖尿病可引起多个组织、系统的损害，近期直接损害有酮症酸中毒、高渗性昏迷和低血糖。远期潜在损害有感染，心、脑、肾、神经、血管和眼的损害，这是除糖尿病危象以外危及生命的主要原因。

一、流行特征

据 1997 年第 16 届国际糖尿病联合会报告，全世界大约有 1.35 亿糖尿病患者，主要分布于欧美等发达国家，已成为发达国家继心血管疾病和肿瘤之后的第三大非传染病，是严重威胁人类健康的公共卫生问题。预测 2025 年全球糖尿病患者人数将上升到 3 亿，新增病例主要分布于中国、印度和东南亚等发展中国家。随着我国经济的发展、居民生活水平的提高、生活方式的改变和人口老龄化，糖尿病患病率逐年上升。1996 年，我国 11 个省市调查结果显示，糖尿病患病率为 3.2%，较 1980 年的 0.6% 上升了 4.8 倍。2002 年，我国糖尿病患者达 3 600 多万，约占总人口的 3.4% 以上。

糖尿病的发病特点是：城市高于农村；脑力劳动者较体力劳动者患病率高；男女性别患病率差异不显著；糖尿病可发生于任何年龄，1 型糖尿病以青少年为主，2 型糖尿病以成年人为主，在 60 岁以上的人群中，患病率高达 11.34%。65 ~ 74 岁的人群中，糖尿病、糖耐量减低（IGT）和未诊断的糖尿病患者总计占该年龄段总人数的 40%。可见，糖尿病已成为严重威胁我国人民健康的常见病和多发病。

二、主要危险因素

糖尿病是一种常见病，大多数患者属于原发性糖尿病，主要危险因素如下。

1. 遗传因素　一些研究资料表明，糖尿病有比较明显的家族聚集性和种族聚集性。父母均为糖尿病者，其子一代约有 5% 患病；若双亲家中有一方是糖尿病，则子一代患病概率较小。

2. 病毒感染　有资料显示，1 型糖尿病与病毒感染有关。这可能是病毒感染刺激影响了机体免疫系统，引起免疫系统功能异常的结果。

3. 体重超重与肥胖　有研究者认为，中等肥胖者患糖尿病的可能性比正常体重者高 4 倍，严重肥胖者发生该病的可能性可增加到 30 倍左右。这可能与肥胖者胰岛素受体的敏感性降低有关。

4. 其他因素　精神刺激、创伤可诱发或加重糖尿病；运动量不足、化学毒物接触、心理因素等与糖尿病的发生也有一定关系。

三、分类

1 型糖尿病：为胰岛素依赖型（IDDN），发病年龄多在 30 岁以下，发病急、病情重。“三多一少”临床症状明显。

2 型糖尿病：为非胰岛素依赖型（NIDDN），占糖尿病患者的 90% 以上，多发于成年人，临床症状不明显。患者体内无明显的胰岛素缺乏，但效应较差。一般不需要胰岛素治疗。该型与遗传有关，是多基因异质性疾病，常见于腹型肥胖、高血压、高脂血症者。不良的行为生活方式（如多吃、少动、应激、创伤等）可加速糖尿病进展，而健康的行为生活方式（如减肥、增加体育活动等)可增加机体对胰岛素的敏感性。

妊娠糖尿病(GDM):多发生在妊娠的第24~48周。有GDM史者是NIDDN的高危人群。

四、预防与管理

糖尿病是我国重点防治的慢性病之一,患病人数多,治疗效果不理想,做好预防与管理工作尤为重要。预防措施主要是采取三级预防:一级预防主要是通过干预措施(如健康教育),使社区人群了解糖尿病的危害、危险因素、预防措施,以提高其认识,自觉养成良好的行为与生活方式,消除危险因素。二级预防主要是通过健康筛查,发现高危险人群或病人,并对可疑者进一步检查,对确诊者给予及时治疗和指导,控制病情,预防并发症。三级预防主要是针对病人采取积极治疗和康复措施,使病人早日恢复健康,并提高其生活质量。延缓病情,防止并发症的发生和病情恶化,减少伤残率和死亡率。

(一)健康人群保健管理

1. 健康教育　这是一级预防的重要环节。在同层次的人群中,开展多种形式的健康教育,其内容一是遵医性(依从性)教育;二是糖尿病相关知识的教育。如对糖尿病的心理及认知教育、糖尿病的主要危险因素、预防及治疗方法等,使人们对糖尿病有正确的认识,自觉采取预防措施(如避免高脂饮食,维持正常的体重,纠正和防止肥胖;食物成分合理,糖类的供应以非精制富含可溶性纤维素为好;避免和减少使用对糖代谢不利的药物;多食蔬菜;加强体育锻炼;减少感染等),对糖尿病的预防与控制起到积极的作用。

2. 保健管理　建立健康档案,形成健康群体资料库,尤其是健康问题和危险因素基线状况资料;有针对性地设计危险因素干预措施计划,制作适合健康群体的糖尿病健康教育材料;开展多种形式的健康宣传教育,传播健康知识(如合理膳食、科学健体等),倡导健康理念,并定期评估健康传播效果,及时充实和更新健康教育资料和工具,完善健康教育手段。

(二)糖尿病的筛查

1. 筛查方法　口服葡萄糖耐量试验(oral glucose tolerance test,OGTT)是近年来WHO和较多国家进行糖尿病筛查的较为常用的方法。但目前认为,在一般人群中进行糖尿病筛查的效果和效益不大,高危人群中可行。如对年龄40岁以上且有阳性家族史、肥胖、高血压和(或)高血脂,以前确诊为糖耐量减低(IGT),或有妊娠糖尿病史者,可考虑定期测定空腹血糖来筛查糖尿病。尤其是对所有妊娠24~28周的妇女进行OGTT,以发现妊娠糖尿病。

2. 诊断标准　糖尿病诊断标准经过多次修订,WHO 1999年修订标准见表10.2.1。

3. 筛检结果处理

(1) 分别对待,个性处理　对未患糖尿病的居民,也要告知其定期测量血糖;对糖尿病高危人群,要告知其定期进行复查;对已确诊的糖尿病患者,要将其纳入糖尿病分类管理。

(2) 未被确诊为糖尿病的居民　2.8 mmol/L<空腹血糖<6.1 mmol/L,需每年监测1次血糖;6.1 mmol/L≤空腹血糖<7.0 mmol/L,患糖尿病的危险性较高,加强对不良生活方式的改进,3个月后随访;空腹血糖>7.0 mmol/L,去除可能引起血糖升高的原因,3 d后复查,根据复查结果确定转诊与随访。

表 10.2.1　WHO 糖尿病诊断标准[血糖浓度,mmol/L(g/L)]

	全血		血浆
	静脉血	外周血	静脉血
糖尿病			
空腹血糖或	≥6.1(≥1.1)	≥6.1(≥1.1)	≥7.0(≥1.26)
OGTT 2 h 后血糖	≥10.1(≥1.8)	≥11.1(≥2.0)	≥11.1(≥2.0)
糖耐量减低(IGT)			
空腹血糖(如果测量)和	<6.1(<1.1)和	<6.1(≤1.1)和	<7.0(<1.26)和
OGTT 2 h 后血糖	≥6.7(≥1.2)	≥7.8(≥1.4)	≥7.8(≥1.4)
临界空腹血糖(IFG)			
空腹血糖和	≥5.6(≥1.0)和	≥5.6(≥1.0) 和	≥6.1(≥1.1)和
	<6.1(<1.1)	<6.1(≤1.1)	<7.0(<1.26)
OGTT 2 h 后血糖(如果测量)	<6.7(<1.2)	<7.8(≤1.4)	<7.8(<1.4)

注:如果是流行病学调查,只测定空腹血糖或 OGTT 2 h 后血糖即可。如为临床诊断,需有不同日的重复测定以进一步确诊。

(3)既往确诊为糖尿病的居民　① 血糖控制满意者:确认是否有药物副作用、并存的临床症状、新的并发症出现或并发症出现异常;② 血糖控制不满意:是否规律服药、存在药物副作用、出现新的并发症或原有并发症出现异常。处理情况见表 10.2.2。

表 10.2.2　血糖控制不满意患者的处理情况

存在情况	处理措施
是否规律服药	
患者规律服药	
药物无效	换用其他药物,2 周时随访;已调整过用药,仍无效时转诊
药物有部分效果	调整现用药物剂量,或加用不同类的第二种药物,2 周时随访
患者未规律服药	
药物副作用大	对症治疗并换用不同类的另一种药物;已调整过用药,仍未达到控制目标时转诊;2 周时随访。
经常遗忘或担心药物的副作用	解释说明;督导服药;更换依从性好的药物;2 周时随访
是否出现新并发症或并发症出现异常	
出现新并发症或并发症出现异常	转诊;2 周内随访;按照上级医院的治疗意见进行病例管理
原因难以解释	转诊;2 周内随访
并发症处理	根据相关疾病诊断规范管理

（三）高危人群健康干预

1. 糖尿病高危人群　这一人群是指患妊娠糖尿病或妊娠期糖耐量下降者，糖尿病危险因素群体和经筛查发现的现症患者家属。

2. 干预管理措施

（1）合并其他慢性病的高危人群　合并高血压、高脂血症和其他内分泌疾病患者应与合并的慢性病患者管理同步进行；未合并其他慢性病者，要加强糖尿病并发症事件的监测和有针对性的预防。其措施主要以血压监测、血糖监测、血脂监测、眼底动脉监测和危险因素控制为主。

（2）通过筛查发现的高危人群　一旦发现及时登记，并整理分析健康档案和监测资料，评估高危人群的危险因素，确定能控制的因素，制定针对性的干预方案。

（3）健康教育　通过健康教育传授预防与控制糖尿病的健康知识，保健技能，以提高高危人群的自我保护能力。其健康活动主要有适当的体育活动、合理膳食、心理调适等。

（4）健康干预效果评价　对高危人群实施干预方案，及时收集干预措施所产生的反应资料，并做好阶段性过程评估，以便及时调整糖尿病预防与控制干预方案。

（四）病人的随访管理

糖尿病是一种长病程的慢性病，需终身服用药物控制，尤其是在我国医疗卫生资源缺乏、控制医疗费用上涨趋势的前提下，糖尿病患者非住院治疗成为主要的控制措施。我国各地在大型流行病学调查的基础上，引进 WHO 和国际糖尿病联盟等机构的技术标准，制定了具有指导意义和实际价值的管理规范。

1. 糖尿病危险因素评估　对通过筛查或其他途径发现的病人及时进行登记，相关信息录入健康档案，填写记录表（个人一般情况表、年检表和随访表）进入计算机管理信息库，并在社区医生指导下由其或代其填写糖尿病危险因素调查表，以结合血糖值进行糖尿病危险度评估。调查内容包括：① 病人的一般情况：如年龄、性别、受教育程度、职业、体力劳动程度等；② 基本体检资料：体重、身高、血压、视力、眼底、BMI 等；③ 危险因素：既往史、家族史、生活习惯、文体活动、社会经济状况、生活质量情况等；④ 糖尿病相关检查：血糖、糖化血红蛋白（HbA1C）；血常规、尿常规、24 h 尿白蛋白定量或尿白蛋白与肌酐比值；总胆固醇、高密度脂蛋白、低密度脂蛋白、三酰甘油、尿酸、肌酐、非蛋白氮、血钾、血钠、血浆纤维蛋白原；心电图、超声波及 X 线检查等。个人一般情况表：建立居民个人健康档案（若已建，可跳过此步骤）；年检表：按照中老年健康管理技术要求对患者进行较全面体检，每年进行 1 次；随访表：每次随访时均应填写。

2. 建立治疗和保健合同　对糖尿病患者建立医务人员与患者本人之间的治疗和保健合同，对患者设计个体化治疗和保健方案，以便与患者保持联系，及时将药物和保健知识、保健技能传递到患者，尽可能提高患者的医疗依从性。

3. 开展健康教育与健康指导，实现家庭自我救助　通过健康教育，指导患者知识更新和行为改变，尤其是合理营养和进行符合自身病情且有规律的体育活动，提高医疗依从性和坚定患者终身服药的信念，动员患者加入到慢性病健康促进社区的活动中去重建生活，释放患者的心理压力。

教育内容：糖尿病及严格控制血糖的意义；糖尿病的症状；治疗过程中要警惕低血糖反应或低血糖昏迷的出现；并发症的危险性，特别是足部护理的重要性；个体化治疗目标，合适的生活方式、饮食方案和规律体育活动的重要性；饮食、体育活动、口服抗糖尿病药物、胰岛素（包括使用方法和如何调整用量）或其他药物之间的相互作用；如何应对患病、低血糖、应激及外科手术等紧急状态，患糖尿病的妇女在妊娠期要给予特别的注意；参加病例管理药费少且危险性小；传授并指导患者家庭自救的预防措施：糖尿病酮症酸中毒的预防措施，酮症高渗性昏迷的家庭自我防治措施，糖尿病患者亲属、朋友及本人的救护常识，低血糖的诊断与自救。

4. 病人的血糖监测　对糖尿病患者要在血糖监测指导下进行治疗。重点传授"四懂四会"，即懂得糖尿病的危害性，懂得控制糖尿病的保健知识，懂得糖尿病的主要危险因素，懂得定期与社区医师联系的重要性；会自测血糖，会自己注射胰岛素，会观察并发症的症状，会对足、眼、心、脑进行自我保健。

（1）自我监测方法　① 血糖监测：所有糖尿病患者均适用血糖自我监测，尤其是用胰岛素的患者；② 尿糖监测：适用于不能实行血糖监测者。

（2）监测时间　餐前、临睡前。

（3）监测频率　病情稳定的病人应每周监测 1 d 或 2 d；血糖控制差或病情不稳定的病人、患其他急性病者应每天至少监测 4 次血糖，或每天至少测 2 次尿糖，直到血糖得到控制。

（4）立即复诊指征　意识改变，出现意识模糊、谵妄、昏迷等情况；呼气有酮臭味（烂苹果味）；心悸、出汗；有深大呼吸、皮肤潮红、发热；视物模糊。

第三节　恶性肿瘤的防治

恶性肿瘤（malignant tumor）是体内外多种因素之间相互作用的最终结果，是多原因、多阶段与多次突变所引起的一大类疾病，是严重影响人类健康、威胁人类生命的主要疾病之一。恶性肿瘤、心脑血管疾病和意外事故一起，构成当今世界三大死亡原因。恶性肿瘤占全部死因的 9%，发达国家死因的 19%，发展中国家死因的 6%。无论是发达国家或发展中国家，恶性肿瘤的发病率和死亡率均呈上升趋势。预计到 2015 年，全世界恶性肿瘤死亡者可达 900 万，发病者达 1 500 万，其中 2/3 将发生在发展中国家，而我国将占相当大的比例。

《2012 中国肿瘤登记年报》披露，我国每年新发肿瘤病例约为 312 万例，平均每天新发 8 550例，全国肿瘤发病率为 285. 91/10 万。死亡率为 180. 54/10 万。因此，恶性肿瘤已严重危害人类的健康和生命。世界卫生组织和各国政府卫生部门都把攻克恶性肿瘤列为一项首要任务。

一、流行特征

（一）时间分布

自 20 世纪 20 年代，恶性肿瘤的发病率和死亡率呈逐年上升趋势。如肺癌 50 年代绝大多数国家的发病率明显上升，大城市中的男性尤为突出。到60年代，许多地区女性肺癌死亡率也升高，且比男性发展更快。90年代，我国肺癌死亡率与世界其他国家相比，城市中男性已达较高水平。女性为高水平。农村处于中等以下水平。但近20年来，宫颈癌的发病率和死亡率在世界范围内呈不同程度的下降趋势。在我国，宫颈癌死因顺位在女性恶性肿瘤中由70年代的第2位降到90年代的第6位。这可能是多年来对高危人群开展宫颈癌普查普治所取得的成就。

2009年我国常见的恶性肿瘤为肺癌、胃癌、结肠癌、肝癌、食管癌、胰腺癌、脑瘤、淋巴瘤、乳腺癌和宫颈癌，约占全部新发病例的76.39%。

（二）地区分布

不同国家、不同地区恶性肿瘤的发病率和死亡率水平相差较大。世界上多数工业发达国家肺癌的发病率与死亡率最高。英国的苏格兰男性肺癌死亡率占世界首位，女性占世界第二位。发达国家以肺癌、结肠直肠癌和乳腺癌为主，发展中国家以消化系统和女性生殖器官癌症为主。

在我国、日本胃癌高发，我国胃癌主要分布在西北和东部地区，肝癌主要分布在华东长江以南地区及广西部分地区；食管癌主要分布在河南、河北和山西三省交界地区；肺癌主要分布在东部沿海地区和工业化大城市；鼻咽癌主要分布在华南地区。

（三）人群分布

1. 年龄　恶性肿瘤可发生于任何年龄，且多随年龄同步增长。各个部位的恶性肿瘤年龄分布有所不同，如儿童多见白血病、脑瘤和恶性淋巴瘤；青壮年多见肝癌和白血病；中老年多见胃癌、食管癌、肺癌、肝癌及宫颈癌；乳腺癌在青春期和更年期是高峰。

2. 性别　多数恶性肿瘤是男性高于女性。10岁以下和60岁以上年龄组男性发病率较高；20~60岁（尤其是35~55岁）年龄组的女性，乳腺癌、宫颈癌发病率明显上升，这时发病率高于男性；60岁以上男性胃癌、食管癌、肺癌、肠癌等发病出现高峰，明显高于女性。

3. 职业　据报道，许多职业性接触与肿瘤有关，如接触联苯胺染料与膀胱癌有关；铝、石棉、砷、铬等生产与肺癌有关；煤焦油、石油生产与皮肤癌有关；靴（鞋）制作业与白血病有关等。

4. 种族　鼻咽癌多发于我国广东客家人。皮肤癌与不同人种皮肤色素沉着多少有关，如生活在赤道附近的白人，皮肤癌发病率明显高于黑人。口腔癌多见于印度人。哈萨克族人食管癌高发。恶性肿瘤在不同种族的分布差异可能与遗传易感性、生活习惯和环境条件等因素有关。

5. 移民　日本的胃癌死亡率比美国高约5倍。日本人移居美国后，胃癌死亡率下降，后代死亡率更低。我国广东客家人鼻咽癌发病率较高，移居美国后发病率虽有降低，但仍显著高于当地人群。这说明，通过移民肿瘤发病情况的研究，可探讨恶性肿瘤的发生与环境因素和遗传因素的关系。前者说明环境因素对胃癌影响较大，后者说明鼻咽癌的发生可能与遗传和环境均有关。

二、主要危险因素

恶性肿瘤是多因素、多阶段、多基因致病的结果，不同的恶性肿瘤有不同的危险因素，主要因素概括如下。

（一）环境因素

据 WHO 估计，80% ~90% 的恶性肿瘤直接或间接与环境致癌因素有关。环境因素包括化学因素、物理因素和生物致癌因素。

化学因素在各种环境致癌因素中占首位。大气苯并（a）芘可引起肺癌，联苯胺引起膀胱癌，苯可引起白血病；煤烟、沥青引起肺癌、皮肤癌；环磷酰胺引起膀胱癌、白血病和卵巢癌等。随着工业化的发展，新的化学物质种类愈来愈多，一些物质可进入环境污染大气、水源、食物和土壤，人们广泛接触后引起肿瘤的发病率增高。

物理因素引起癌症的机制较为明确。紫外线长期照射可引起皮肤癌；多次机械刺激和创伤可引起皮肤癌或骨肉瘤；电离辐射（X 射线、γ 射线）可引起人类多种癌症，特别是 DNA 损伤而致癌。如急性和慢性粒细胞白血病、其他类型急性白血病、多发性骨髓瘤、恶性淋巴瘤、骨肉瘤、皮肤癌、肺癌、胃癌、肝癌等。

生物因素致癌主要是病毒感染，有 15% ~20% 的恶性肿瘤与病毒有关。乙型肝炎病毒和丙型肝炎病毒引起肝癌、EB 病毒引起淋巴癌、人乳头状瘤病毒引起宫颈癌均已证实有明确的关系。

（二）行为生活方式

不良的行为生活方式与心理因素是一些恶性肿瘤的危险因素，如吸烟、食熏制食品、体育活动少、紧张、抑郁、不平衡膳食、酗酒等。

1. 吸烟　吸烟与癌症的关系研究已有近 50 年的历史，吸烟与近 34% 的癌症有关。研究证明，吸烟与肺癌患病率呈正比，存在剂量 - 效应关系和时间 - 效应关系。吸烟除引起肺癌外，还引起口腔、咽、喉、食管、胰腺、膀胱等多种癌症。WHO 估计，每年全世界因吸烟导致的癌症死亡达 150 万人以上。

2. 饮酒　饮酒与口腔癌、咽癌、喉癌、食管癌和直肠癌有一定关系。长期饮酒可导致肝硬化或发展成肝癌。

3. 饮食　食物中含有致癌物，食物被致癌物污染及膳食不平衡可引起癌症。Doll 认为，20% ~60% 的癌症与膳食有关。美国癌症学会 1996 年的指南提出，“有证据提示，美国每年的 50 万癌症死亡者中约有 1/3 是由饮食不当引起”。如含有亚硝胺的食物可引起肝癌；食物被黄曲霉素污染引起肝癌；食用色素中具有致癌的二甲氨基偶氮苯引起肝癌、胆管癌、皮肤癌、膀胱癌等；食品煎炸、烟熏、烘烤等烹调加工过程可产生致癌物（如苯并（a）芘、杂环胺等），引起肺癌等。

营养缺乏时可有间接的致癌作用，如食品粗糙、长期缺铁和营养不足时引起食管癌和胃癌的危险性增加。过多摄入精制食品，如“三高一低”（高脂肪、高蛋白、高热量和低纤维素）与直肠癌、乳腺癌、胰腺癌有关。

（三）遗传因素

资料显示，一些癌症（如鼻咽癌、食管癌、胃癌、乳腺癌和结肠癌等）与遗传因素有关。这些癌症具有家庭聚集性。接触环境致癌因素的人群是否罹患癌症，不仅取决于致癌因素的作用，在很大程度上还取决于机体的遗传易感性。如机体代谢和转化外源性化学致癌物的能力、修复 DNA 损伤的能力、免疫系统的状况以及是否存在某种特定的遗传缺陷等。

一些恶性肿瘤的发生、发展往往是多种因素综合作用的结果，如环境因素、生活方式，社会－心理因素等同时作用引起某种癌症的发生。

三、预防与管理

（一）健康人群保健管理

恶性肿瘤病因多、潜伏期长、预后差、检查与治疗费用高、病人及家属心理压力大。如通过健康教育以改进生活方式，消除病因因素。有 1/3 的癌症是可以预防的。通过二级预防，有 1/3 的癌症是可以治愈的。还有一部分无法治疗的晚期病人可采用药物减轻其痛苦。因此，对健康人群开展健康教育和做好保健管理，对预防恶性肿瘤具有重要意义。

1. 健康教育　这是恶性肿瘤一级预防的重要环节。有针对性地设计恶性肿瘤干预措施计划，制作适合健康群体的健康教育材料和工具，通过适当的健康教育方法与途径，进行健康倡导、知识传播，使人们了解恶性肿瘤的危险因素、危害程度、常见肿瘤的早期症状和信号、预防措施等知识，进而养成健康的行为和生活方式。呼吁 30 岁以上的人群按健康体检要求到卫生机构进行体检，针对自身存在的危险因素采取相应的预防措施，以降低恶性肿瘤的发生概率。

为保证健康教育的效果，要定期评估，及时充实和更新健康教育资料和工具，不断完善健康教育手段。

90% 以上的肿瘤与不良生活行为方式有关，通过健康教育和健康促进，改变人们不良的生活行为方式，是预防肿瘤的首要措施。

（1）控制吸烟　吸烟是诱发肿瘤的重要原因。据统计，30% 的肿瘤发病率都与长期吸烟有关，肺癌与吸烟的关系最为密切，约有 15% 的吸烟者将有可能患肺癌。每日吸烟量越多、吸入的越深、开始吸烟的年龄越小、吸烟年代越长、所吸香烟内焦油含量越高，诱发肿瘤的危险性也就越大。WHO 估计，通过控制吸烟，全球每年可预防癌症约 156 万人，其中肺癌占 2/3，约 100 万人。其次是食管癌 15. 8 万人，口腔和咽部癌症为 15. 5 万人，喉癌为 11. 6 万人，膀胱癌为 9. 6 万人等。

（2）改变饮食习惯，做到合理膳食　流行病学研究发现，约 40% 的癌症与患者饮食习惯、食物构成、食物加工、烹饪方法等因素有关。约 30% 的癌症与患者生活习惯（特别是吸烟、饮酒）有关。改变生活方式和饮食习惯，可使 2/3 的癌症得到预防。所以，合理膳食是预防癌症最为有效的措施。具体措施包括：① 不抽烟，饮酒适度。② 控制脂肪的摄入，每天食用的红肉应少于 80 g，最好选用鱼肉。③ 每天摄取的盐分应低于 6 g。④ 避免过烫的食品和饮料。⑤ 注意食品添加剂和残留农药。⑥ 不食用发霉、烧焦的食物，少食直接用火烤的鱼和肉类，不吃熏制或腌制的食物(如熏肉、咸肉、咸鱼、腌酸菜、腌咸菜等),这些食物中含有一种可能导致胃癌和食管癌的化学物质。⑦ 炒菜或油炸食品油温不能太高,不能让油锅冒油烟,尽量少用煎、炒、油炸、熏烤的烹调方法,提倡多用蒸、煮、凉拌、水汆、炖等烹调方法。⑧ 多食用富含维生素和纤维的食物,每天至少摄取 400 g 新鲜蔬菜和水果(每天吃 400 ~800 g 的蔬菜、水果,可使患癌症的危险性降低 20%。美国研究人员在对 628 名 40 ~60 岁患前列腺癌的男性病人和 602 名没有患前列腺癌的男性进行研究后发现,吃十字花科的蔬菜会降低男性患前列腺癌的危险。多项研究表明,经常吃十字花科蔬菜还具有预防肺癌的功效)。⑨ 以粗粮作为主食。⑩ 避免过度日晒,适度锻炼,保持身体清洁等。

提倡科学的膳食,不吸烟、少饮酒,保持心情愉快,坚持体育锻炼是最有效、最经济的预防癌症的方法。

(3) 减少可能致癌化学品的接触　家庭装潢不用放射性的岩石和矿砂,不用含有苯、四氯化碳、甲醛、二氯甲烷等致癌物质的建筑材料。在空气流通的情况下进行室内装修。装修完后,要把室内的油漆味、胶水味、新家具的气味经开窗通风排放出去,待通风 30 d 后才能安全住人。在厂矿、车间等工作的人员下班后,首先应洗手或洗澡,不要把工作服带回家中。添新衣也应注意是否有甲醛之类的污染物。购买纺织物服装后,用清水洗涤后再穿最好。不能用洗衣粉擦洗餐具、茶具或洗食物。不要用有毒的塑料制品(聚氯乙烯)包装食物。不论是否装有空调设备,封闭式环境的空气污染相当严重。通风的房子则对人体健康有益。没有装空调的房间,也必须每天开窗 1 ~2 h。不吃被农药污染的蔬菜、水果等。

(4) 保持心情舒畅,减轻心理紧张和压力　研究表明,各类心理因素在癌症的发生、发展和转移过程中具有非常重要的作用。爱生气者容易患癌症,癌症的发病与精神因素有关。胃癌与多次生闷气、生气吃饭及精神受刺激等心理因素具有较高的相关性。肝癌患者以内向型性格占绝大多数。失去亲人而造成的抑郁、绝望和难以宣泄的悲哀、生气等心理因素,对肺癌的发病也有促进作用。精神创伤史则是宫颈癌发病的重要危险因素等。所以,在日常工作、生活中保持乐观情绪,精神愉快,才能调动身体的抗病能力,使体内的 T 淋巴细胞处于高水平,以及时清除体内的肿瘤细胞和其他有害细胞,预防癌症发生。

(5) 适宜的运动锻炼　可增强体质,有助于预防肿瘤。

2. 保健管理,建立基线资料档案　通过社区诊断,建立社区恶性肿瘤健康问题资料库,尤其是与恶性肿瘤相关的危险因素基线状况资料(如高危人群资料、危险因素资料,健康体检基线资料等)。

(二) 恶性肿瘤的筛查

恶性肿瘤是一种死亡率高、治愈难、对人群健康危害大的一类疾病。早期发现、早期诊断、早期治疗是恶性肿瘤二级预防的核心,可使恶性肿瘤病人及高危人群延缓生命或减轻痛苦。人群监测可采用自查、筛检和高危人群定期体检相结合的方法。

1. 一般人群的早期筛检

(1) 乳腺癌的筛检　30 岁以上妇女应推行乳房自我检查。40 岁以上妇女应每年做 1 次临床检查,50 ~59 岁妇女每 1 ~2 年应进行 X 射线摄影(或 X 射线摄像)与每年 1 次临床检查相结合的筛查。

（2）宫颈癌的筛检　一切有性生活的妇女均有发生宫颈癌的危险。妇女从有性生活开始起，应 1 ~ 3 年进行 1 次宫颈脱落细胞涂片检查。

（3）结肠直肠癌的筛检　40 岁以上人群应每年进行 1 次肛门指检（仅限 7 ~ 8 cm 深度）。50 岁以上人群，特别是有家族肠道肿瘤史、息肉史、息肉溃疡史及结肠直肠癌病史者，应每年进行 1 次大便隐血试验。同时注意与药物、食物所致假阳性及腺瘤、肠癌以外的消化道出血的干扰。每隔 3 ~ 5 年做 1 次乙状结肠镜检查。

2. 有症状人群的监测　全国肿瘤防治研究办公室于 1998 年制定了《中国常见恶性肿瘤筛查方案》，并在部分地区开始实施。积极进行自我检查在恶性肿瘤预防中尤为重要。熟悉常见肿瘤的早期症状和信号，就能及早发现早期癌症，可称为防癌的第一道监视哨。一旦发现可疑情况，应立即到医院作进一步检查。常见的癌症警告信号如下。

（1）皮肤、乳腺、甲状腺、颈部、骨骼或其他部位可触及的硬结或硬变。

（2）黑痣或疣（赘瘤）突然增大，或有破溃、出血，或原有的毛发脱落。

（3）长久的舌象改变及原因不明的食欲减退、体重下降。

（4）原因不明的黑色大便、大便带血或腹泻便秘交替。

（5）身体任何部位（如舌、颊、皮肤等处）没有外伤而发生的溃疡，特别是经久不愈者。

（6）持续性的声音嘶哑、久治不愈的干咳、痰中带血或体检时发现肺部肿块阴影。

（7）鼻出血与鼻咽分泌物带血、听力减退、耳鸣、头痛。

（8）月经血量过多，经期以外或绝经后不规则的阴道出血。

（9）不明原因的长期发热、贫血等。

（10）原因不明的无痛性血尿。

（三）病人的随访管理

随访管理的目的是提高病人的治愈率、生存率和生存质量。主要措施有：规范诊治方案；进行生理、心理、营养和体质锻炼等康复指导；对晚期患者减轻痛苦，提高其生命质量。

恶性肿瘤病程长短不一，且预后较差，一般以社区实施非住院治疗术后康复、综合治疗、体能支持、无痛治疗、临终关怀为主要措施。通过普查或门诊发现病人，在及时治疗的基础上对病人进行登记，为下一步实施规范化管理提供条件。管理目标包括：预防合并感染；预防和早期发现肿瘤转移并及时处理；对病人进行早期心理护理，提高生存意识，配合治疗，防止自杀；无疼痛和临终关怀。

常见管理形式如下：

（1）建立登记档案　对通过“三早”筛查发现的病人及时进行登记，建立档案，以便随访管理。

（2）为患者提供综合治疗、术后康复、临终关怀和护理保健服务方案　如及时为病人提供治疗药物，必需的护理和保健知识，保健技能，尽量提高患者的医疗依从性。

（3）对病人进行心理健康指导　使患者正确对待疾病、死亡，坚定求生信念，动员患者积极参加社区有关活动，释放自己的心理压力，保持愉快的心情。这些均有利于疾病向良性转化、自限，甚至自愈或治愈，提高病人生活质量。

思考与练习题

1. 高血压的流行特征是什么？如何进行高血压的预防与管理？
2. 哪些因素与糖尿病的发生有关？如何进行糖尿病的预防与管理？
3. 常见的恶性肿瘤有哪些？恶性肿瘤的主要危险因素有哪些？

（邢华燕）

第十一章 健康教育

某医生为探索医院健康教育对高血压患者知识、态度、行为的影响，开展对高血压患者的综合健康教育，将教育前后的各项指标对比观察进行统计学处理。结果发现，教育后比教育前各项知识知晓率均有不同程度的提高，高血压患者科学饮食方法知晓率由37.61%提高至86.09%，健康行为由45.71%提高至90.47%，控制体重人数由35.71%提高至72.38%，吸烟率有明显下降，限酒人数有明显增加。

健康长寿自古以来是人类所梦想和追求的目标。进入21世纪，人类对健康的认识比以往任何时候都更全面，也比以往任何时候都更加关注。医疗卫生服务也开始逐渐重视对社区人群提供“防、治、保、康”一体化的综合性卫生服务，以此为契机，人类的健康和生活必将变得更加美好。在对这一崇高目标的追求中，健康教育（health education）与健康促进（health promotion）扮演着十分重要的角色。

健康教育在我国具有悠久的历史。我国古代的政治家和医学家，不仅非常重视疾病的预防和养生保健，而且还提出许多有关健康教育的思想和论述，撰写了一些养生保健和医药科普著作，对保护古代劳动人民的健康发挥了重要作用。20世纪20年代后，健康教育理论得到迅速发展。1934年，陈志潜编译的《健康教育原理》一书是我国最早的健康教育专著。1997年1月，中共中央、国务院作出了《关于卫生工作改革和发展的决定》（简称《决定》），提出“健康教育是全民素质教育的重要内容，要十分重视健康教育”。全国爱国卫生委员会、卫生部根据《决定》精神，制定了《中国健康教育2000年工作目标和2010年远景规划》。2010年卫生部制定了《全国健康教育专业机构工作规范》。展望未来，我国健康教育事业将随着国民经济和社会发展的进步而加快发展的步伐。

第一节 健康教育概述

健康教育学是研究健康教育与健康促进的理论、方法和实践的科学，其知识体系和研究内容涉及医学、行为学、教育学、心理学、人类学、社会学、传播学、经济学、管理学、政策学等有关学科领域。健康教育与健康促进两者之间有着密切的联系，但其内涵及目的又有区别。

一、相关概念

（一）健康教育

健康教育是通过有计划、有组织、有系统的社会或家庭的教育活动，达到促使人们自愿改变不良的健康行为和生活方式，消除或减轻影响健康的危险因素、预防疾病、促进健康、提高生活质量的目的。

健康教育的核心问题是促使个体或群体自觉改变不健康的行为和生活方式。当然，改变行为与生活方式是艰巨而复杂的过程。许多不良行为并不属于个人责任，也不是有了个人的愿望就可以改变的，因为许多不良行为或生活方式受社会习俗、文化背景、经济条件、卫生服务等因素的影响。因此，要改变行为还必须增进有利健康的相关因素，如国家政策、社会支持、自我帮助的技能等。

（二）健康促进

健康促进的概念比健康教育更为广义，早在20世纪20年代就已出现在公共卫生文献中，随着疾病谱的变化，不良的生活方式和生存环境的恶化已成为许多疾病的主要危险因素，健康促进因而越来越受到人们的重视，并随之出现了种种关于健康促进的概念。1920年，温斯勒(Winslow)提出："健康促进就是组织社区努力针对开展个人卫生教育，完善社会机构以保证有利于维持并增进健康的生活水准。"1979年，美国联邦办公署提出："健康促进包括健康教育及任何能促使行为和环境转变为有利于健康的有关组织、政策及经济干预的统一体。"1986年，美国健康促进杂志(AJPH)提出："健康促进是一门帮助人们改变生活方式，以达到理想健康状况的科学和艺术。"1986年，在加拿大渥太华召开的第一届国际健康促进大会发表的《渥太华宪章》中指出："健康促进是促使人们提高、维护和改善他们自身健康的过程。"这一定义表达了健康促进的目的和哲理，也强调了范围和方法。《渥太华宪章》提出了健康促进的五点策略。

1. 制定健康的公共政策　健康促进超越了保健范畴，它把健康问题提到了各个部门、各级领导的议事日程上，使他们了解其决策对健康后果的影响并承担健康的责任。健康促进的政策由多样而互补的各方面综合而成，包括政策、法规、财政、税收和组织改变等。

2. 创造支持性环境　人类与其生存的环境是密不可分的，这是对健康采取社会－生态学方法的基础。健康促进在于创造一种安全、舒适、满意、愉悦的生活和工作条件。任何健康促进策略必须包括保护自然、创造良好的环境以及保护自然资源。

3. 强化社区性行动　健康促进工作是通过具体和有效的社区行动(包括确定需优先解决的健康问题)、作出决策、设计策略和实施，以达到促进健康的目标。在这一过程中核心问题是赋予社区以当家做主、积极参与和主宰自己命运的权利。

4. 发展个人技能　健康促进通过提供信息、健康教育和提高生活技能以支持个人和社会的发展，这样做的目的是使群众能更有效地维护自身的健康和他们的生存环境，并作出有利于健康的选择。

5. 调整卫生服务方向　卫生部门的作用不仅仅是提供临床与治疗服务，还必须坚持健康促进的方向。调整卫生服务方向也要求更重视卫生研究及专业教育与培训的转变，并立足于把一个人的总需求作为服务内容。

（三）健康教育与健康促进的异同

综上所述，健康促进的概念要比健康教育更为完整。健康促进涵盖了健康教育和生态学因素(环境因素和行政手段)，是健康教育发展的结果。健康促进是新的公共卫生方法的精髓，是“人人享有卫生保健”全球战略的关键要素。

1. 两者共同点　两者的目标都是帮助人们改变健康相关行为和生活方式，并以达到理想的健康状态为目的。

2. 两者不同点　健康促进是更广泛、更强有力地促进人们改变健康相关行为的策略，除教育外还有政治、经济、组织、法规等支持，并把创造健康的生活条件也作为目标之一。

3. 两者关系　健康教育是健康促进的基础，通过健康教育可以提高个人和社会对所建议的理想行为和健康的生活方式的可接受性、取得共识、促进立法、促进政策改革和社会行动。健康促进是健康教育的发展，行为和生活方式的改变需要有必要的社会环境，如组织、法规等支持。只有教育与环境支持相结合，才能更快地发挥健康教育在促进人们健康行为和生活方式中的潜在作用。

（四）健康教育的意义

1. 健康教育是实现“人人享有卫生保健”的重要措施　“人人享有卫生保健”是全球的战略目标，也是我国卫生事业发展的方向。只有通过健康教育才能使人民群众认识到健康的重要性，才能动员全社会人人参与，主动与不良卫生习惯作斗争，从而减少各种疾病的发病率，提高人群的整体健康水平。

2. 健康教育能有效节约有限的卫生资源，有着巨大的经济效益　健康教育属于一级预防，健康教育改变了人们原有的不良卫生习惯，使疾病的发病率、死亡率显著降低，节约了治疗这些疾病所花费的巨额资金。例如，20 世纪 70 年代，美国在慢性病防治中应用了健康教育手段，到 80 年代中期，91% 的人知道高血压可导致冠心病，77% 的人知道高血压可导致脑卒中，74% 的人主动测量血压，并养成了良好的饮食习惯，结果使心脏病死亡率下降 10%，脑卒中死亡率下降 25%，由此节约了大量的医疗费用。

3. 健康教育是社会可持续发展的基本保证　人口素质的好坏关系到国家和民族的兴衰，是社会可持续发展的重要基础。健康教育改善了人群的健康观念，使人口素质得到迅速提高，促进了社会的发展。

二、相关问题

（一）健康教育对象

健康教育应面向全体居民，面对不同类型的人健康教育的重点应有所不同。

1. 健康人群　健康人群一般在人群中所占比例最大，由各个年龄段的人组成。这类人群往往对健康教育不感兴趣，他们往往认为疾病距离他们很遥远，健康教育对其是多此一举。对这类人群应首先提高他们对健康的重视程度，提醒他们不要因暂时或表面的健康而忽略了对疾病的警惕性。对这类人群健康教育的重点应主要侧重于预防保健知识。

2. 具有某些致病危险因素的高危人群　该类人群是指那些目前尚健康，但本身存在某些致病的生物因素、不良行为和生活习惯的人群。如遗传因素、吸烟、酗酒、不良的饮食习惯等。对这类人群健康教育的重点应主要侧重于预防性卫生教育，帮助他们掌握一些自我保健的技能，纠正不良行为和生活习惯，积极消除疾病隐患。

3. 患病人群　这类人群一般来说对健康教育比较感兴趣，他们均不同程度地渴望摆脱疾病、恢复健康。因此，对他们来说健康教育应侧重于康复知识的教育，帮助其积极地配合治疗，自觉地进行康复锻炼，从而减少残障、加速康复。

4. 病人家属及照顾者　病人家属及照顾者与病人接触时间较长，他们中间有些人因长期护理病人而产生心理和躯体上的疲惫。因此，对他们的健康教育应侧重于养病知识、自我监测技能及家庭护理技能的教育。其目的一方面是让他们能更好地照顾护理病人，另一方面是使其具有一定的自我防护和自我保健能力。

（二）健康教育形式与传播技巧

1. 健康教育形式

（1）语言教育形式　语言教育方法是实际应用中最简便、最有效的常用方法之一。一般包括个别教育和群体教育两种，如个别谈话、健康咨询、专题讲座、小组座谈等。

（2）文字教育形式　文字教育形式可为多种多样，如标语、传单、小册子、报刊、墙报、专栏、板报、宣传画等。

（3）形象教育形式　形象教育形式包括图片、照片、标本、模型、示范、演示、展览、电影、电视等。

（4）电化教育形式　电化教育形式有广播、投影、录像带、VCD 等。

以上几种健康教育形式在实际应用中各有利弊。例如，群体教育相对有组织性，一般适用于大小团体，但其教育对象比较被动，反馈也相对受限；个体教育比较有针对性，反馈也相对容易，但只适用于小规模的健康教育。因此，在进行健康教育时，必须灵活选择适当的教育形式。

2. 健康教育传播技巧

（1）人际传播　是指人与人之间一种直接信息沟通的交流活动。这可以在个人与个人之间，也可以在个人与群体之间、群体与群体之间进行。人际传播多在传播者和接受者面对面的情况下进行，可形成双向性的信息交流，如学习班、咨询等。

（2）大众传播　是指通过广播、电视、电影、报纸、期刊、书籍、标语、板报、宣传单、互联网等大众媒体向社会人群传播信息的过程。

（3）组织传播　又称团体传播。是指通过组织之间、组织内部成员之间的信息交流活动，是有组织有领导而进行的有一定规模的信息传播。

（4）自我传播　是指个人接受外界信息后，在头脑中进行信息加工处理的过程，这是人类进行一切信息交流的必要的生物学基础。

（三）健康教育原则

1. 科学性　将卫生保健知识传播给人民大众是健康教育的基本目的之一，科学的卫生保健知识有助于人们建立良好的卫生习惯，树立正确的健康观，从而提高社区人群的健康素质。相反，如果健康教育的内容是不真实不可靠的，甚至有时是为了所谓的“标新立异”而宣传一些弄虚作假或封建迷信的东西，就会误导群众，影响科学的威望。

2. 针对性　在不同的社区中，由于地理条件、饮食习惯、风土人情、经济条件等方面的诸多差异，居民的健康状况及影响因素各不相同，健康教育的内容及方法也是千差万别的。健康教育要在调查的基础上，根据现有条件及干预的效益，找出社区中的主要健康问题，分析产生这些问题的原因，提出针对性的措施。

3. 灵活性　健康教育的对象是社区中的全体成员，这些人的文化程度、个性能力差别很大，需要根据不同的层次实施灵活多样的教育手段和方法。例如，对儿童的教育要生动活泼、趣味性强；对文化层次较高的人群，信息量要大、内容要深入浅出。

4. 群众性　健康教育一定要动员全社会积极参与，群众始终是健康教育的主体，如果离开了群众的配合，内容再丰富、手段再灵活也起不到作用。因此，在健康教育之前，我们要做好宣传发动工作，不要遗漏一个教育对象。必要时与社区居委会密切合作，把社区动员的前期工作交给社区居委会去做。

第二节　健康教育基本理论

一、行为的形成

许多学者认为，影响健康的因素基本上可分为四类：保健服务、生活方式和行为、环境条件、人类生物学，其中生活方式和行为在慢性病发生和流行中起重要作用。行为是有机体在外环境刺激下引起的反应，包括内在的生理和心理变化。人类的行为可分为本能行为和社会行为两大类。

（一）行为的形成和发展

1. 被动发展阶段　被动发展阶段在 0 ~ 3 岁，此阶段的行为主要靠遗传和本能的力量发展而成，如婴儿的吸吮、抓握、啼哭等。

2. 主动发展阶段　主动发展阶段在 3 ~ 12 岁，此阶段的行为有明显的主动性，其主要表现为爱探究、好攻击、易激惹、喜欢自我表现等。

3. 自主发展阶段　自主发展阶段自 12 ~ 13 岁起延续至成年，此阶段人们开始通过对自己、对他人、对环境、对社会的综合认识，调整自己的行为。

4. 巩固发展阶段　巩固发展阶段在成年以后持续终生，此阶段的行为已基本定型，但由于环境、社会及个人状况均在不断变化，人们必须对自己的行为加以不断调整、完善、充实和提高。

（二）行为决定因素

对行为决定因素的研究是行为干预的基础。只有了解所要干预的行为是由哪些因素决定的以及它们在行为发生、维持和终止中的相对作用，才能针对这些因素采取有的放矢的干预措施，把健康教育提高到科学的水平上。

1. 倾向性因素（predisposing factor）　包括知识、信念、态度和价值等。知识是行为改变的必需条件，但知识增加并不等于行为改变，还需要其他条件；信念是相信或不相信某事物或现象是真的或实在的，决定了人们对什么是可接受的，什么是不可接受的；态度是人们对各种事物好恶等相对稳定的情感倾向，与人们愿意与不愿意实施某种行为有关；价值是个人或社会所接受或坚持的社会原则、目的和标准。上述因素是相互关联的，其中态度是整个事件的中心，价值对行为起着广泛而深刻的影响。这些因素存在于行为发生之前，决定了行为发生的可能性。

2. 促成因素(enabling factor) 包括技能、资源及其可得性。实施某些行为时需要一定的技能和资源(如资金、时间、设备、条件等)。这些因素也存在于行为发生之前，是实施行为改变的重要条件。

3. 加强因素(reinforcing factor) 是对实施的行为增强或抑制作用的一些因素，主要是对实施行为的人有重要影响的人，如父母、亲友、师长、领导等。

上述三类因素综合作用，决定着行为的发生、维持和终止。

二、健康教育相关理论

1. 行为理论 行为理论侧重于改变教育对象的行为，以人的行为是可以观察和测量为依据，通过奖励与惩罚的方法改变教育对象的行为。行为理论一般适用于教育者有权利控制奖励与惩罚、教育对象存在认识与思维上的片面与局限。

2. 社会学习理论 社会学习理论侧重于改变教育对象的信念与期望，认为行为是建立在信念与期望之上的。如果一个人相信其某种行为的改变可以产生某种其期望的结果，那么他就很可能改变某种行为。因此，在运用社会学习理论时最重要的是向教育对象提供信息，使其信念发生改变，从而改变某种行为。

3. 认识理论 认识理论侧重于改变教育对象的思维方式。认识理论相信人生活在不断变化的环境中，其思维方式也在不断变化，最终导致其行为的改变。因此，认识理论主张通过向教育对象提供信息，改变其思维方式，从而达到改变其行为的目的。

4. 人文理论 人文理论侧重于运用人的情感及人与人之间的关系。人文理论认为人的情感及人与人之间的联系对其行为有影响。在教育过程中，人文理论提倡教育者不要过分约束和限制教育对象，而应充分调动教育对象的主动性和自觉性，培养他们自我判断和自我约束的能力。

5. 发展理论 发展理论认为，人们在其不同的生理发展阶段有不同的知识需求。因此，教育者应根据人们不同阶段的特点，提供相应的教育内容。

6. 判断理论 判断理论将教育过程看做一个进行性的对话过程。教育者通过向教育对象提问，逐步提高教育对象的知识层次，从而改变教育对象的信念，最终改变其行为。

三、健康教育常见问题

(一) 教育对象方面

1. 认识不足 多表现在老年人群、农村地区；一旦老年人轻视自身疾病的观念形成，就很难改变过来，这是性格特征；由于农村部分地区卫生条件差，自我保健意识淡薄，长期的不良习惯(如吸烟、饮酒、偏食、个人卫生差等)影响了身体健康。加之经济条件受限，致使多数病人的需求仅限于求医治病、解除痛苦。

2. 文化层次差别大　教育对象中有来自领导阶层的干部、高级知识分子、工厂职工、农民以及文盲人群，他们之间的理解力、意志力不同，能否接受健康教育并且落实到行动上的差别很大。

3. 对教育者的信任度偏低　对健康教育者的能力持怀疑态度，凡事相信医院医生的解释，影响了对健康教育的理解与接受。

4. 获得卫生保健知识的渴望程度不尽相同　与对自身疾病的重视程度、家庭负担轻重、社会地位的高低等相关。

（二）教育者方面

1. 缺乏教育时间　临床工作负担过重、时间缺乏，把健康教育与整体医疗卫生服务分割开来，重医疗而轻健康教育是影响卫生工作人员进行健康教育的主要原因。

2. 相对滞后的健康观　有调查表明，卫生工作人员对现代健康观缺乏全面的认识，许多认识仍受传统医疗工作模式的影响。相当多的人认为，生物学因素是疾病发生的最主要因素，社会环境与人健康的关系不如生物学因素重要。

3. 缺乏教育知识和技能　卫生工作人员不能很好地对病人进行健康教育，对病人的健康教育需求缺乏足够的认识与了解，缺少对教育效果的监测评价，缺少健康教育理论知识的学习和专业技能的培训，缺乏有关心理学、伦理学、社会公共关系学等方面的知识，不能及时解决病人的心理问题，难以对患者实施完整高效的健康教育。

4. 不愿承担教育义务的心理倾向　传统的医疗工作模式使卫生工作人员没有健康教育的意识，不愿增加工作负担，缺乏对病人进行健康教育的主动性。

5. 教育内容和教育方法单一　教育内容程式化，缺少个性特点，难以满足各层次教育对象的需求。教育方法以单纯的灌输式教育为主，缺少形式多样、生动活泼的教育手段，不能激发教育对象主动参与的积极性。

6. 护理管理上缺少管理督促　如缺少对健康教育效果的监测评价，使之流于形式。

四、健康教育的要素

健康教育是一项庞大的社会系统工程，维护和促进健康不仅仅是卫生部门和医务人员的事，而是政府和全社会共同的责任。开展健康教育有下列几个基本要素。

（一）社区组织与动员

健康促进的核心是把社会的健康目标转化为社会的行动。健康教育与健康促进是从整体上对社区群众的健康相关行为和生活方式进行干预，其范围和内容极其广泛，涉及个人、家庭、群体身心健康，贯穿于社区医疗保健服务的各个方面。因此，这是一项多部门合作的综合体现。搞好健康教育的关键是取得决策者的重视和支持，争取社区卫生机构、社会团体及各单位的协作，动员社区每个家庭和群众的积极参与。

1. 开发领导层，实现行政干预　行政干预是指通过政府机构的组织领导、制定政策和法规、发布文件、提供经济支持、部门协调、考核评估等行政管理手段来支持和推动健康教育工作。要以政府行为促使健康教育与健康促进计划的落实。健康是社会经济发展不可分割的部分,应列入各级政府的议事日程。由政府组织建立健康教育与健康促进决策机构,联合有关单位与群众团体组建健康教育委员会或协作组,统筹健康教育与健康促进工作的开展。

2. 动员社会力量,建立健全网络

(1) 健康教育组织网络分两类　一是以健康教育专业机构为骨干,以医疗保健机构为主体的健康教育纵向网络;二是动员各单位协同参加,由社区领导牵头,教育、卫生、新闻、财政、环保、社区群众团体等共同组成的健康教育横向网络。

(2) 网络实行双轨管理　一靠各级卫生行政部门的领导组织和业务指导;二靠各级政府部门的协调和干预。两条渠道,对口管理。建立健康教育目标岗位责任制,纳入有关工作的考核内容。健康教育所是两轨的结合点,负责健康教育工作的总体规划、指导、监督与评价。

3. 发挥家庭作用,实施健康教育　家庭是构成社会的细胞,是社区生活中最为普遍和最基本的单位。家庭环境和家庭成员之间的相互影响与每一成员的健康息息相关。因此,家庭既是健康教育的基本对象,也是组织与动员的重要力量。家庭妇女(特别是农村家庭妇女)在家庭健康教育中起着主导作用。培训家庭保健员、开展评选卫生文明家庭等活动,是家庭动员的较好形式。

4. 广泛动员群众,促使人人参与　人人参与是健康教育的基础,是健康教育成败的因素。人人参与,一方面是指领导和群众代表共同参与健康教育规划的设计、执行与评价的全过程,包括确定主要健康问题和危险因素、评估社区资源、研究活动策略及具体活动的实施与评价;另一方面是指社区的成员把参加健康教育活动作为维护自身和社区健康的行动。要形成人人关心健康、个个参与健康教育的风气。

(二) 开发利用地区资源

地区资源是开展健康教育的能源和基础。只有充分开发利用地区资源,培养地区成员的自治精神和自助、互助能力,实现在相互合作和互惠互利基础上的资源共享,才能使健康教育与健康促进持续发展。有关的地区资源主要有以下几方面。

1. 人力资源　包括地区健康教育专(兼)职健康教育人员;居民中自愿无偿参与健康教育行动的志愿人员,或能够积极配合地区健康教育干预活动的社区居民;支持并参与健康教育的政府及有关部门,对健康教育能提供援助的领导干部和职工。

2. 财力资源　主要来源有地方政府的财政援助;企事业单位及各类社团组织的资金援助;社区个体劳动者、私营企业及普通居民个人收入的捐助;特别值得探讨的是,通过健康教育,引导正确消费而挖掘出的潜在资金。

3. 物力资源　包括地区现有的文化场所、设施或组织健康教育所需的教学场地及教材等。

4. 信息资源　包括地区信息部门的有关信息情报、社区居民对健康教育计划的建议、决策及活动实施后的信息反馈。

（三）制定健康教育工作规划

开展健康教育工作，必须进行科学设计，以明确目标，合理科学地安排工作程序，做到有的放矢，有计划、有步骤、有效地进行健康教育，这是达到健康教育目的的关键环节。进行健康教育的计划设计，应根据当地的健康影响因素、需求、资源、卫生服务的利用、社区力量、群众参与的可能性等来分析考虑。既要注意防止脱离地区实际情况照搬照套，把计划设计得过于“洋化”；也不能凭经验行事，不讲求科学性。

（四）采用综合性策略和方法

在开展健康教育中，要特别树立多部门协作的大卫生观，采用多层次干预和多种干预方法选择并用的综合性策略和方法。即在一项健康教育中，要尽可能多的部门和单位参与；要在促使目标人群知识、信念、行为改变的同时，促使相关的环境和卫生服务状况的改变；要根据目标人群、工作内容等特点，综合采用行之有效的教育干预方法，从而最有效地发挥健康教育的作用，取得最佳的效果。

第三节　健康教育步骤

开展健康教育的步骤通常由设计、实施和评价三部分组成，三者相互制约、密不可分。规划设计是通过调查，了解社区人群主要健康问题及其影响因素，提出解决该问题的目标以及为实现这些目标所采取的一系列具体方法、步骤和策略，为规划的实施奠定基础，同时又为科学评价提供依据。实施是按照规划设计所规定的方法和步骤来组织具体活动，并在实施过程中修正和完善规划。评价是评估规划所规定的目标是否达到以及达到的程度。

一、计划的设计

1. 健康教育需求评估　在制定健康教育计划时，不是凭主观想象去决定要解决什么问题，而是要通过调查去了解社区需要解决什么问题？哪些问题能得到解决并会产生效益？目前应优先解决的健康问题是什么？

2. 确定优先项目　人们需求的项目往往是多方面、多层次的，要根据实际情况，选择适当的健康教育项目。确定优先项目在于真实地反映社会存在的群众最关心的健康问题，对最重要、最有效、所用的人力和资金最少而能达到最高效益的项目要优先选择。

3. 分析与健康问题有关的行为因素　包括倾向因素、促成因素、强化因素等。

4. 确定健康教育的目标　健康教育要有明确的目标，并且是可以测量的，在其实施过程中可及时评价。目标分为以下几种：

（1）总目标（goal）　是指在执行某项健康教育计划后预期应达到的影响和效果，通常是指远期的、较为笼统的效果。

（2）具体目标（objective）　是为实现总目标所要达到的具体结果，要求是明确的、具体的、可测量的指标。规划的具体目标包含 3 个 W 和 2 个 H，即：Who——对谁？What——实现什么变化？When——在多长限期内实现这种变化？How much——变化程度多大？How to measure it——如何测量这种变化(指标或标准)?除规划的具体目标外,还可有教育的具体目标和行为的具体目标。

二、计划的实施

健康教育计划的实施是健康教育方法步骤的核心,大体包括以下三个方面。

(一)建立组织、健全网络

不同国家健康教育的组织、网络结构不尽相同。但这些健康教育组织的建立对各国健康教育工作的开展起到了巨大的推动作用。美国的健康教育机构主要有:① 总统健康教育委员会;② 卫生福利部保健信息与健康促进办公室;③ 疾病控制中心所属健康促进与健康教育中心;④ 各类医学、教育协会和企业、宗教界相关健康教育机构。我国的健康教育组织机构在20世纪80年代后发展迅速,但主要还是依靠三级医疗保健网络体系:城市为市、区、街道三级,农村为县、镇、村三级。

健康教育是一项复杂的系统工程,光靠卫生部门的力量是远远不够的。卫生工作者在健康教育中要充当组织者和协调者的角色,在实施过程中要动员全社会参与,要善于开发和利用社会的各种卫生资源。健康教育要按照各自的特点建立不同形式的健康教育组织体系和组织网络,配备相应的专(兼)职人员,形成一支比较完备的健康教育队伍。卫生工作者要依靠自身的力量,努力争取当地政府及社会团体的帮助,提高群众参与社区卫生工作的积极性,动员社区资源,规划社区行动,进一步发展与改善社区经济、社会、文化状况。

(二)教育对象及教育方式的选择

健康教育的对象从广义上说是社区中的所有居民,但实际工作中几乎很少开展针对所有居民的健康教育,除非是针对像非典型性肺炎这类急性、强传染性的疾病。要确定目标人群通常有两种方法:一是根据社区主要健康问题及其产生原因来选择。如通过调查发现社区高血压问题十分严重,其原因是社区的食盐摄入量过高,因此可以开展健康教育减少社区食盐的摄入量来控制高血压发病。二是选择社区的重点人群或特殊人群,根据这一人群可能发生的健康问题开展健康教育。前者是对已产生的问题开展教育,针对性强,但难度大;后者是根据人群开展教育,相对容易,但针对性较差。

卫生工作者要根据不同的教育对象、教育内容和自身特点,积极采取多种健康教育形式。主要形式可以采用讲授、谈话、演示、读书指导、参观、实验、实习作业、技术操作、咨询、小组、座谈、劝服、传单、展览、标语、墙报、美术摄影、广播录音、幻灯投影、影视播放等方法。

(三)人员培训

人员培训是建立与维持一支有能力、高效工作队伍的活动。健康教育内容多、时间长,要求实施者有较高的文化素质。以往,我国健康教育的实施者主要有两类:一类是各级医疗卫生机构中的健康教育工作人员,他们具有较高的医学基础知识和专业技能,培训后是社区健康教育工作的核心力量;第二类是社区群众中的积极分子,如各厂矿、企事业单位、机关团体中的工会组长，学校中的专职卫生干事等，他们是实施健康教育的中坚力量。

在国外，健康教育实施者有许多是志愿者，健康教育志愿者是那些具有志愿精神、不为报酬而主动参与社区健康教育活动，主动承担社会责任的人。健康促进志愿者致力于建立互助友爱的人际关系和良好的社会公德，提供各种健康知识和技能服务，推动社区人群整体健康素质。培训健康教育志愿者不仅能有效缓解健康教育人员不足的压力，大量的志愿者本身又能提高社区人员的整体素质，可谓是事半功倍。近年来，在我国的上海、北京、天津等社区活跃着广大健康教育志愿者的身影，这是群众社区意识和健康意识增强、文明素质与公民素质提高的结果。所以，志愿者队伍将是今后社区健康教育的一支强大的后备队，是培训工作的重点对象。

培训工作首先要明确培训内容，内容包括健康教育的基本理论、方法、技能、言谈技巧、相关的卫生保健知识等方面；其次，要有适当的培训方法，如可举办培训班、经验交流会、学习讨论会、组织观摩会等；最后，要有严格的评价，如评估教学进度是否按计划进行、教材教学设施是否适用、学员上课的出勤率、培训进行过程中学员的各种意见、培训后学员的知识和技能掌握情况、学员能否将所学到的知识和技能运用于实际工作中并产生明显的效果等。

三、效果评价

健康教育效果评价是对项目实施方案及过程的全面审核，评价是一种总结，同时也是一种反馈，评价要尽可能具体，把评价结果通过反馈进行控制，不断修订和完善原先的目标，从而提高健康教育的实际效果。

1. 计划过程评价　计划过程可以从以下三个方面进行评价。

（1）计划的科学性　如方案的选择、方法、进度、效率等。

（2）准备工作　如对象范围、本底调查、资料收集、人员培训等。

（3）投入　如人力、物力、财力、时间等投入。

2. 近期效果评价　近期效果评价主要是对知识、信念、态度的变化进行评估，主要指标有卫生知识知晓率、卫生知识合格率、卫生知识平均分数、健康信念形成率等。

3. 中期效果评价　中期效果评价主要是指目标人群的行为改变，评价的指标为健康行为形成率、行为改变率等。评价的内容如下。

（1）个体知识、信念、态度、行为的改进程度。

（2）社会支持、卫生立法、行政参与的改进程度　如卫生知识普及率、卫生行为达标率、卫生保健活动参与率、健康习惯养成率等。

4. 结果评价　结果评价主要指远期效果评价。远期效果评价是对健康教育项目计划实施后产生的远期效应进行评价，包括目标人群的健康状况、生活质量的变化。主要评价指标包括卫生指标、生活质量指标、社会效益指标等，如生理指标、心理指标（人格测量指标、智力测验指标、症状自评量表）、预防接种率、卫生检查合格率、疾病与死亡指标（发病率、患病率、死亡率、病死率、婴儿死亡率、平均期望寿命等）、生活质量指标（生活质量指数、ASHA 指数、功能状态量、生活质量量表等）。

思考与练习题

1. 随着健康概念的转变，临床医生应从中得到什么样的启示？
2. 谈谈您对健康教育及健康促进的理解。
3. 请根据健康教育的基本步骤和方法设计一个健康教育方案。

（刘紫萍）

第四篇

实 训 指 导

实训一　食物成分表的使用

［目的要求］

通过本实训的讨论与练习，了解食物成分表的结构，熟悉其用途，掌握其使用方法。

［内容］

1. 复习蛋白质、脂肪、糖类的功能，举例说明其食物来源。

2. 熟悉食物成分表

（1）编者、出版社、年份、全国和（或）分省值。

（2）按目录熟悉食物成分表内容结构。

3. 定义常见食品

（1）以食物成分表的食品名称为依据，分组讨论确定食品大类，然后全班统一，编好顺序。

（2）预计查找20种常见食品的蛋白质、脂肪、糖类、热能含量，讨论决定在各类食品中查找的比例。然后全班统一。

（3）以组为单位讨论哪些是常见食品。方法：划分选题小组。每组按步骤（2）中确定的各类食品比例分布，共选出20种，将选出的20种食品按分类各写在一张纸上。

（4）全班分类汇总。按类别分别制表，纵标目包括食品类别、食品名称、分值，制表份数同分组数。

（5）各组给表上食品打分，认为最常见的分数最高，依次降低（分数范围1～20）。

（6）全班分类汇总各种食品的分数，按分数高低排序，将前20种定为常见食品。

4. 实施查找

（1）查出该20种食品的蛋白质、脂肪、糖类、热能含量。

（2）按统计学的制表要求，将上述信息制成表格。

5. 写出实习报告

实训二 膳食调查

[目的要求]

通过本实训的讨论与练习，熟悉膳食调查的方法，掌握膳食调查资料的收集和基本项目的分析。

[内容]

连续、详细记录某校大学生三日摄入食物的名称、数量，进行如下分析，并写出调查报告。

1. 三日食物记录　见表实训 2.1。

表实训 2.1　三日食物记录

日期	餐别	饭菜名称	原料名称	质量/g
	早餐	大饼，鸡蛋	大饼	100
			鸡蛋	100
	中餐			
	晚餐			
	早餐			
	中餐			
	晚餐			
	早餐			
	中餐			
	晚餐			

原料名称分解至从食物成分表可查找到的食品。

2. 计算膳食构成　将调查期间内所摄入的各种主副食品量折合成每人每日摄入量，并计算出百分比。见表实训 2.2。

3. 计算每人每日热量、各种营养素摄入量及达标率　将每人每日摄入的各种食物以克计量，根据食物成分表，按每 100 g 食物所含营养成分计算出热量和各种营养素摄入量（表实训 2.3）。与 RNI 或 AI 比较，计算出达到 RNI 或 AI 的百分比。

表实训 2.2 每人每日各类食物摄入量

食物种类	三日摄入量/g	日均摄入量/g	百分比/%
谷类			
薯类			
干豆类			
豆制品			
蔬菜			
水果			
蛋类			
肉、鱼、禽类			
油脂			
食盐			
其他			
合计			

表实训 2.3 每人每日各种营养素摄入量

类型	食物名称	质量	蛋白质量	脂肪量	糖类量	能量	钙量	铁量	视黄醇当量	维生素 B_1 量	维生素 B_2 量	维生素 B_3 量	维生素 C 量
		g	g	g	g	kcal	mg	mg	μgRE	mg	mg	mg	mg
动物类	鸡蛋	60											
	牛奶												
	猪肉												
	⋮												
	合计												
植物类	米饭												
	白菜												
	面粉												
	⋮												
	合计												
豆类	豆腐												
	⋮												
	合计												
	总计												

例如，每人每日摄入标准粉 0.53 市斤，按每市斤 500 g 换算为 $0.53\times500=265$ g。根据食物成分表得知每 100g 标准粉含热量 355 kcal，则 265 g 标准粉相当于摄入热量为 $355\times\frac{265}{100}=$

940.75 kcal。每 100 g 标准粉含蛋白质 9.9 g,则 265 g 标准粉相当于摄入蛋白质为 $9.9\times\frac{265}{100}=26.24$ g。其他依次计算(表实训 2.4)。

表实训 2.4　各种营养素的摄入量及达标率

	能量	蛋白质量	脂肪量	糖类量	钙量	铁量	维生素A当量	维生素 B_1 量	维生素 B_2 量	PP 量	维生素C量
	kcal	g	g	g	mg	mg	μgRE	mg	mg	mg	mg
摄入量											
达标率 / %											

4. 计算热量食物来源分布　每日膳食中所得到的热量来源于谷类、薯类、动物性食品、纯热能食品等。可先计算每类食品的产热量,再分别计算其产热量占总热量的百分比。

例如,平均每人每日摄入热量 2 400 kcal,其中来自谷类的热量为 1 600 kcal,则谷类食品热量占总热量的百分比为$\frac{1\ 600}{2\ 400}\times100\%=66.7\%$。其他食品以此类推(表实训 2.5)。

表实训 2.5　热量食物来源分布

	谷类	薯类	豆类	动物性食品	纯热能食品	其他食品	合计
摄入量 / kcal							
构成比 / %							

5. 热量营养素来源分布(三大营养素发热百分比)　膳食中蛋白质、脂肪、糖类产生的热量占总热量的百分比。例如,摄入蛋白质 72.58 g,其热比为:$72.58\times\frac{4}{总热量}$,其他以此类推(表实训 2.6)。

表实训 2.6　热量营养素来源分布

	摄入量/g	热量/kcal	占总热量比例/%
蛋白质			
脂肪			
糖类			
合计			

6. 蛋白质来源分布　计算来自谷类、豆类、动物性食品所含的蛋白质占总蛋白质的百分比(表实训 2.7)。

表实训 2.7 蛋白质来源分布

	谷类	豆类	动物性食品	其他食品	合计
摄入量/g					
占总蛋白质比例/%					

例如，每人每日摄入的蛋白质总量为72.58 g，谷类蛋白质摄入量为28.33 g，则谷类蛋白质占总蛋白质的百分比为：$\frac{28.33}{72.58}\times 100\% = 39.03\%$。其他以此类推。

7. 铁、锌的来源分布　见表实训2.8。

表实训 2.8 铁、锌的来源分布

	动物性铁	植物性铁	合计
铁摄入量/g			
占总铁量比例/%			
锌摄入量/g			
占总锌量比例/%			

实训三　统计表、统计图的绘制

[目的要求]

通过本实训的讨论与练习,学会如何对原始资料进行整理、掌握常用统计图的绘制原则、方法并正确绘图。

[内容]

常用统计图的绘制。

1. 某年某地 3 ~4 岁儿童中共发生急性传染病 8 490 例,其中猩红热 2 920 例、麻疹 2 640 例、百日咳 1 450 例、白喉 530 例、痢疾 470 例、其他 480 例。请依此资料绘制适当的统计图。

2. 某年某地几种传染病的病死率如下:白喉:10.9%,乙脑:18.0%,流脑:11.0%,伤寒与副伤寒:2.7%,痢疾:1.2%,脊髓灰质炎:3.4%。请绘制恰当的统计图。

3. 请将下列资料(表实训 3.1)绘制成恰当的统计图。

表实训 3.1　不同身高下的人数

身高/cm	122 ~	126 ~	130 ~	134 ~	138 ~	142 ~	146 ~	150 ~	154 ~	158 ~
人数	4	9	10	22	33	20	11	6	4	1

实训四　平均指标的选择与计算

[目的要求]

通过本实训的讨论与练习,学会如何正确选择与计算平均指标。

[内容]

1. 某大学对100名健康大学生测定血清总蛋白含量(g/L),结果如下。

(1) 请编制频数分布表,绘制相应统计图,并分析该组数据的分布特征。

74.3	78.8	68.8	78.0	70.4	80.5	80.5	69.7	71.2	73.5
79.5	75.6	75.0	78.8	72.0	72.0	72.0	74.3	71.2	72.0
75.0	73.5	78.8	74.3	75.8	65.0	74.3	71.2	69.7	68.0
73.5	75.0	72.0	64.3	75.8	80.3	69.7	74.3	73.5	73.5
75.8	75.8	68.8	76.5	70.4	71.2	81.2	75.0	70.4	68.0
70.4	72.0	76.5	74.3	76.5	77.6	67.3	72.0	75.0	74.3
73.5	79.5	73.5	74.7	65.0	76.5	81.6	75.4	72.7	72.7
67.2	76.5	72.7	70.4	77.2	68.8	67.3	67.3	67.3	72.7
75.8	73.5	75.0	72.7	73.5	73.5	72.7	81.6	70.3	74.3
73.5	79.5	70.4	76.5	72.7	77.2	84.3	75.0	76.5	70.4

(2) 用加权法与频数表法计算算术均数、中位数、第75百分位数。

2. 列表比较三种平均指标的特点。

3. 某研究人员对102名研究对象进行钩端螺旋体血凝抗体滴度测定,结果如下(表实训4.1)。试进行平均滴度计算。

表实训4.1　102名研究对象钩端螺旋体血凝抗体滴度

抗体滴度	1:100	1:200	1:400	1:800	1:1 600	合计
人数	7	19	34	29	13	102

实训五 变异度指标的选择与计算

[目的要求]

通过本实训的讨论与练习,学会如何正确选择与计算变异度指标。

[内容]

1. 在实训四数据基础上计算极差、四分位数间距、标准差、变异系数。
2. 计算健康大学生血清总蛋白含量的95%参考值范围。
3. 列表比较几种常用离散指标。

实训六　正态分布的综合应用

［目的要求］

通过本实训的讨论与练习，掌握正态分布曲线下面积的分布规律，学会估计抽样误差大小，学会医学参考值范围、置信区间的计算。

［内容］

1. 现有某医学院随机抽取100名大学生空腹血，测定空腹血糖得 $\bar{x}=3.59$ mmol/L，$s=0.47$ mmol/L，某个大学生的空腹血糖值为3.02 mmol/L。

（1）依此资料估计大学生空腹血糖的正常值范围。

（2）该大学生的空腹血糖(3.02 mmol/L)是否正常？

（3）试估计该地大学生空腹血糖的总体均数。

2. 某地抽样调查了部分成年人的红细胞，结果100名女性红细胞数（10^{12}/L）的均数为4.18，标准差为0.29；110名男性红细胞的均数为4.66，标准差为0.58。

请分别计算男女两组的抽样误差。

3. 调查测定某地107名正常人尿铅含量（μmol/L）如下（表实训6.1），试估计正常人尿铅含量的95%正常值范围。

表实训6.1　107名正常人尿铅含量的95%正常值范围的估计

尿铅含量	0~	0.19~	0.38~	0.57~	0.76~	0.95~	1.14~	1.33~
例数	14	22	29	18	15	6	1	2

4. 列表比较标准差和标准误的含义、计算与应用。

实训七　相对数的应用

［目的要求］

通过本实训的讨论与练习，掌握医学上常用的几种相对指标的意义和应用范围。

［内容］

1. 某地某年肿瘤普查资料整理见表实训 7.1，填补空白数据并作分析。

表实训 7.1　某地某年肿瘤普查资料

年龄/岁	人口数	肿瘤患者数	构成比/%	患病率/万$^{-1}$
0～	633 000	19		
30～	570 000	171		
40～	374 000	486		
50～	143 000	574		
60～	30 250	242		
合计	1 750 250	1 492		

2. 某厂保健站在"职工健康状况报告"中写道：在 946 名工人中，患慢性病的有 274 人，其中女性 219 人，占 80%；男性 55 人，占 20%。所以，女工易患慢性病。上述分析是否正确？

3. 以下资料为西部某地区和东部某地区住院病人缺铁性贫血的患病情况（表实训 7.2），某作者根据该资料认为西部某地区缺铁性贫血患病率比东部某地区低。这是否正确，请说明理由。

表实训 7.2　两地区住院病人缺铁性贫血的患病情况资料

地区	住院总人数	缺铁性贫血例数	缺铁性贫血患病率/%
西部	31 860	37	0.43
东部	20 611	53	0.26

4. 根据以下资料（表实训 7.3），某医师认为沙眼在 20～岁组患病率最高，以后随年龄的

增长而减少。你同意吗？请说明理由。

表实训 7.3　某医院门诊沙眼病人年龄构成比

年龄组/岁	0～	10～	20～	30～	40～	50～	60～	70～	合计
沙眼人数	47	198	330	198	128	80	38	8	1 027
构成比/%	4.6	19.3	32.1	19.3	12.4	7.8	3.7	0.8	100.0

5. 某医院在1988—1992年的床位数和医务人员数见表实训7.4。试求该医院在1988—1992年的床位数和医务人员数的定基比和环比，并求该医院5年中床位数和医务人员数之比。

表实训 7.4　某医院在1988—1992年的床位数和医务人员数资料

年　份	1988	1989	1990	1991	1992
床位数/张	350	360	400	450	480
医务人员数/人	240	260	300	340	360

实训八　均数的假设检验

［目的要求］

通过本实训的讨论与练习，掌握医学上常用的几种相对指标的意义和应用范围。

［内容］

1. 某地调查部分健康成年人的红细胞数（$10^{12}/L$），其中男性 360 人，均数为 4.66，标准差为 0.575，女性 255 人，均数为 4.178，标准差为 0.291，问：该地男女红细胞均数有无差异？

2. 某医院对 9 例慢性苯中毒患者用中草药抗苯一号治疗，得到下列白细胞总数（$10^9/L$）（表实训 8.1），问该药是否对患者的白细胞总数有影响？

表实训 8.1　慢性苯中毒患者治疗前后的白细胞总数（$10^9/L$）

病人编号	1	2	3	4	5	6	7	8	9
治疗前	6.0	4.8	5.0	3.4	7.0	3.8	6.0	3.5	4.3
治疗后	4.2	5.4	6.3	3.8	4.4	4.0	5.9	8.0	5.0

3. 某职业病防治院使用二巯基丙磺酸钠与二巯基丁二酸钠作驱汞治疗效果比较，分别测定两药驱汞与自然排汞的比值结果如下。试问两药的驱汞效果以何者为优？

二巯基丙磺酸钠　3.34　14.19　6.80　4.82　5.22　0.93　6.34　8.54　12.59　6.11　6.13　7.28

二巯基丁二酸钠　3.84　2.62　0.93　3.83　2.60　2.46　8.50　1.19　2.75　3.50

4. 列表比较单因素两组计量资料平均水平差异性检验的方法。

实训九　率或构成比比较的 χ^2 检验

［目的要求］

通过本实训的讨论与练习，掌握标准误及置信区间的估计方法，χ^2 检验各种公式的用途、适用条件与计算。

［内容］

1. 某医师欲研究重点高中学生近视发生率，调查了400名中学生，近视人数为98人。

（1）估计重点高中学生近视发生率的置信区间。

（2）若大量调查普通高中学生近视发生率为18%，想了解重点高中与普通高中学生近视发生率有无不同，该怎样分析，计算何指标？

2. 某学者进行吸烟与肺癌的研究，结果如下（表实训9.1），请说明病人与对照的吸烟比例是否相同。

表实训9.1　吸烟与肺癌的研究资料

吸烟史	肺癌病人（例）	对照（例）	合计（例）
有	26	16	42
无	19	58	77
合计	45	74	119

3. 某外科医师用保守疗法治疗某病，观察32例，治愈25例，手术治疗39例，治愈37例。可否认为手术治疗对该病的治愈率高于保守治疗？

4. 用复方敌百虫、纯敌百虫和灭虫宁三种药物驱钩虫，观察钩虫病患者服药7d的粪检虫卵阴转率，结果见表实训9.2，问三种药物驱钩虫的疗效是否相同？

表实训9.2　三种驱钩虫药物的临床资料

药物	例数	阴转例数	阴转率/%
复方敌百虫	37	28	75.7
纯敌百虫	38	18	47.3
灭虫宁	34	10	29.4

实训十　统计分析软件实训

[目的要求]

通过本实训的练习,熟悉 Excel 表格的基本统计内容,熟悉 SPSS 统计软件的基本应用。

[内容]

(一)利用 Excel 表格作基本统计分析

1. 建数据库　以"糖尿病与动脉硬化关系的研究数据"为例建立数据库。

数据库内容:以第一次练习组合为小组,分别建立数据库,每小组数据库应包含各分类指标和年龄、病史及所负责的计量指标。

2. 利用透视表进行数据整理

工具栏→数据→数据透视表和图表报告

↓

选择数据源类型→默认 Excel 数据库

↓

选择报表类型→透视表

↓

下一步→数据区域(亦可特选)

↓

下一步→选择版式

↓

由作者自行设计表的内容

包括横标目(行分组标志)、纵标目(列分组标志)、表内数据(计算的指标)

↓

确定→返回"透视表"

↓

选择"透视表"输出位置

↓

完成

↓

显示结果

注意：

透视表中左上角的图标为“数据透视表字段”，双击后可选择计算指标。

实例：见“糖尿病与动脉硬化关系数据库－120”中“sheet1”。

3. 综合指标的计算

(1) 总量指标　求和（可在“透视表”中选择，亦可利用函数计算）。

(2) 平均指标

1) 均数（算术平均数）　透视表、函数均可计算。

2) 调和均数、中位数、众数　通过函数计算（选择统计运算）。

(3) 变异指标

1) 全距（最大值、最小值）　透视表、函数中均可。

2) 标准差　透视表、函数中均可。

3) 平均差　通过函数计算（选择统计运算）。

(4) 函数运算中的常用指标

1) 数学函数

SUM	求和
POWER	高次乘方
PRODUCT	各变量值的乘积
SQRT	平方根
SUWER	各变量值平方和

2) 统计函数

AVEDEV	平均差
AVERAGE	算术平均数
DEVSQ	离均差平方和
GEOMEAN	几何均数
HARMEAN	调和均数
MEDIAN	中位数
MODE	众数
STDEV	标准差

（二）统计软件 SPSS 的使用

1. 建数据库　以“糖尿病与动脉硬化关系的研究数据”为例建立数据库。

方法：

第一步：从 SPSS 读取 Excel 表格数据；

第二步：设置库结构；

第三步：存盘。

2. 数据整理

(1) 分类指标做频数表。

(2) 数值变量指标做直方图。

（3）产生新变量　将“病史”指标转变为有序分类指标[先计算出其中位数、第25和第75百分位数，以这三个值（2，5，11）为界，将病史分为4段；新变量名称为“病史分段”]。

3. 描述性分析

（1）不分组分析　计算指标：平均数、变异度、相对数（构成比）。

（2）分组分析（单层分组与多层分组方法）　分别按性别、有无斑块、动脉硬化分类、病史分段、年龄段等分组，进行描述性分析。

以收缩压指标为例：

Statistics　　收缩压

N	Valid	120
	Missing	0
Mean		147.500 0
Std. Deviation		33.181 19
Minimum		90.00
Maximum		240.00
Percentiles	25	120.000 0
	50	140.000 0
	75	170.000 0

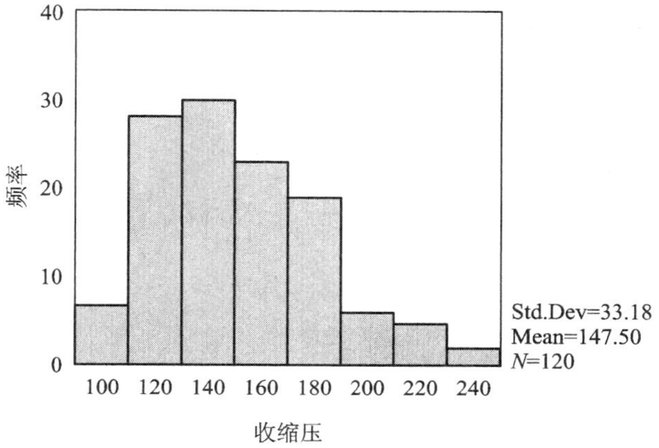

Statistics　　收缩压

		男	女
N	Valid	62	58
	Missing	0	0
Mean		145.161 3	150.000 0
Std. Deviation		35.087 34	31.124 54
Minimum		90.00	100.00
Maximum		240.00	220.00
Percentiles	25	120.000 0	126.500 0
	50	135.000 0	150.000 0
	75	161.250 0	180.000 0

Statistics　　收缩压

		30 ~	40 ~	50 ~	60 ~
N	Valid	9	22	27	62
	Missing	0	0	0	0
Mean		113.333 3	130.000 0	160.444 4	153.032 3
Std. Deviation		10.897 25	19.272 48	35.360 05	32.916 67
Minimum		100.00	100.00	90.00	90.00
Maximum		130.00	170.00	240.00	240.00
Percentiles	25	102.500 0	110.000 0	135.000 0	130.000 0
	50	110.000 0	130.000 0	160.000 0	150.000 0
	75	122.500 0	142.500 0	180.000 0	180.000 0

病史分段

		Frequency	Percent	Valid Percent	Cumulative Percent
Valid	<2	28	23. 3	23. 3	23. 3
	2 ~	29	24. 2	24. 2	47. 5
	5 ~	32	26. 7	26. 7	74. 2
	11 ~	31	25. 8	25. 8	100. 0
	Total	120	100. 0	100. 0	

实训十一　疾病频率测量

[目的要求]

通过本实训的讨论与练习，掌握常用疾病频率测量指标的概念、应用条件和计算方法。

[内容]

1. 2004 年初某地有糖尿病患者 800 人，2004 年内新诊断糖尿病 200 人，该地年初人口为 9 500 人，年末人口为 10 500 人，在这一年中有 40 人死于糖尿病。请计算。

（1）2004 年该地糖尿病的发病率；

（2）2004 年该地糖尿病的死亡率；

（3）2004 年该地糖尿病的病死率；

（4）2004 年 1 月 1 日该地糖尿病的患病率；

（5）2004 年该地糖尿病的期间患病率。

2. 某市 2004 年 1 月 1 日至 2004 年 12 月 31 日抽样调查市区及郊区人口脑卒中发病和死亡情况，共调查 2018 724 人，其中城市为 1050 292 人，郊区为 968 432 人，资料如下（表实训 11.1）。请填充表格中的空白项并就结果作简要说明。

表实训 11.1　某市抽样调查 2004 年脑卒中发病率和死亡率

	人口数	病例数	发病率（1/10 万）	死亡数	死亡率（1/10 万）	病死率（%）
城市	1050 292	1 588		1 033		
郊区	968 432	828		739		
合计						

3. 某医生于 2004 年对某省 5 岁以下儿童死亡情况进行抽样调查，结果如下（表实训 11.2）。请就此资料进行不同年龄组、不同性别、不同地区死亡率的分析。

表实训 11.2　某省 5 岁以下儿童不同年龄、性别、地区死亡率（‰）

	全省			城市			农村		
	男	女	合计	男	女	合计	男	女	合计
5 岁以下	53.31	48.82	50.52	23.74	17.04	19.87	57.41	53.03	54.44
1～4 岁	3.25	3.23	3.25	0.89	0.68	0.71	3.61	3.57	3.60
婴儿	41.78	37.20	39.11	20.33	14.37	16.75	46.56	42.04	42.42
新生儿	26.90	21.29	24.22	15.28	9.85	13.37	28.52	22.90	25.90

实训十二 疾病暴发调查

[目的要求]

通过本实训的讨论与练习，熟悉疾病暴发调查的基本方法、内容和步骤。

[内容]

1998 年 1 月至 3 月，某市出现上万例病情类似的病人，病例多半起病急，一般先有发热、乏力，继而有食欲减退、厌油、恶心、呕吐、腹胀、腹泻等症状，最后出现尿色加深，皮肤黏膜黄染。

问题与要求：

1. 请判断可能是什么病？
2. 如派你前往调查处理疫情，请拟定一个调查方案。
3. 你要做哪些调查准备？
4. 请你设计该疫情的个案调查表。
5. 你在现场会做哪些工作？对剩余食物、排泄物如何处理？
6. 你会采取哪些控制措施？

实训十三 病例对照研究资料整理分析

［目的要求］

通过本实训的讨论与练习，掌握病例对照研究常用指标的计算及资料基本整理方法。

［内容］

某社区医生的一项吸烟与肺癌关系的病例对照研究资料见表实训 13.1、表实训 13.2，问题与要求：

1. 请整理出病例对照研究分析用表。
2. 该资料可进行哪些分析？
3. 病例组与对照组的年龄是否均衡？
4. 病例组与对照组的暴露比例是否相同？
5. 从该资料分析，吸烟与肺癌有无关联？

表实训 13.1 吸烟与肺癌关系的病例对照研究资料（病例组）

序号	姓名	性别	年龄	吸烟史	吸烟年限	吸烟量/（支·d^{-1}）
1		男	84	+	55	10
2		男	77	−		
3		女	65	+	34	5
4		女	76	−		
5		男	55	+	27	20
6		男	61	−		
7		女	58	+	28	8
8		男	66	+	40	15
9		男	59	+	31	20
10		女	68	−		
11		女	49	+	10	5
12		男	67	+	33	15
13		男	78	+	44	20
14		女	69	+	22	10
15		女	73	−		
16		男	58	−		
17		女	57	+	18	5
18		男	70	+	50	20
19		男	62	+	46	15
20		女	56	−		

表实训 13.2 吸烟与肺癌关系的病例对照研究资料(对照组)

序号	姓名	性别	年龄	吸烟史	吸烟年限	吸烟量/(支·d^{-1})
1		女	74	-		
2		男	67	-		
3		女	65	-		
4		男	86	-		
5		男	65	+	27	20
6		男	64	-		
7		女	56	+	18	5
8		男	68	+	20	10
9		男	57	-		
10		女	67	-		
11		女	59	-		
12		女	67	+	33	15
13		男	76	-		
14		男	79	+	22	10
15		女	73	-		
16		男	58	-		
17		女	67	-		
18		男	70	+	50	20
19		男	62	+	46	15
20		女	56	-		

实训十四　诊断与筛检试验的评价

[目的要求]

通过本实训的讨论与练习，掌握诊断与筛检试验的评价指标与计算方法，熟悉诊断与筛检试验的影响因素，了解联合试验。

[内容]

一项关于糖尿病的筛检试验资料归纳如下(表实训 14.1)。

1. 试计算灵敏度、特异度、假阳性率、假阴性率、约登指数、阳性预测值、阴性预测值。
2. 诊断与筛检试验的影响因素有哪些?
3. 何谓联合试验? 实施联合试验有哪些临床意义?

表实训 14.1　糖尿病病人的筛检试验

筛检试验	糖尿病病人(例)	非糖尿病病人(例)	合计(例)
阳性	65	263	328
阴性	5	247	252
合计	70	510	580

实训十五 健康教育

［目的要求］

通过本实训的讨论与练习，掌握健康教育实施方案的基本内容、健康教育的步骤及健康教育的组织。

［内容］

1. 每人提交一份健康教育实施方案及 10 min 健康教育演讲稿。

2. 实施方案应包括：健康教育题目、选题依据及目的、健康教育对象、召集方法、健康教育形式（个人、集体）、健康教育方法（语言、形象化、电化、综合）、健康教育场所、健康教育所需物品、活动的组织实施。

（刘紫萍）

附　表

附表1　标准正态分布曲线下的面积

[本表为自 $-\infty$ 到 $-u$ 的面积 $\phi(-u)$ 值，$\phi(u)=1-\phi(-u)$]

u	0.00	0.01	0.02	0.03	0.04	0.05	0.06	0.07	0.08	0.09
-3.0	0.001 3	0.001 3	0.001 3	0.001 2	0.001 2	0.001 1	0.001 1	0.001 1	0.001 0	0.001 0
-2.9	0.001 9	0.001 8	0.001 8	0.001 7	0.001 6	0.001 6	0.001 5	0.001 5	0.001 4	0.001 4
-2.8	0.002 6	0.002 5	0.002 4	0.002 3	0.002 3	0.002 2	0.002 1	0.002 1	0.002 0	0.001 9
-2.7	0.003 5	0.003 4	0.003 3	0.003 2	0.003 1	0.003 0	0.002 9	0.002 8	0.002 7	0.002 6
-2.6	0.004 7	0.004 5	0.004 4	0.004 3	0.004 1	0.004 0	0.003 9	0.003 8	0.003 7	0.003 6
-2.5	0.006 2	0.006 0	0.005 9	0.005 7	0.005 5	0.005 4	0.005 2	0.005 1	0.004 9	0.004 8
-2.4	0.008 2	0.008 0	0.007 8	0.007 5	0.007 3	0.007 1	0.006 9	0.006 8	0.006 6	0.006 4
-2.3	0.010 7	0.010 4	0.010 2	0.009 9	0.009 6	0.009 4	0.009 1	0.008 9	0.008 7	0.008 4
-2.2	0.013 9	0.013 6	0.013 2	0.012 9	0.012 5	0.012 2	0.011 9	0.011 6	0.011 3	0.011 0
-2.1	0.017 9	0.017 4	0.017 0	0.016 6	0.016 2	0.015 8	0.015 4	0.015 0	0.014 6	0.014 3
-2.0	0.022 8	0.022 2	0.021 7	0.021 2	0.020 7	0.020 2	0.019 7	0.019 2	0.018 8	0.018 3
-1.9	0.028 7	0.028 1	0.027 4	0.026 8	0.026 2	0.025 6	0.025 0	0.024 4	0.023 9	0.023 3
-1.8	0.035 9	0.035 1	0.034 4	0.033 6	0.032 9	0.032 2	0.031 4	0.030 7	0.030 1	0.029 4
-1.7	0.044 6	0.043 6	0.042 7	0.041 8	0.040 9	0.040 1	0.039 2	0.038 4	0.037 5	0.036 7
-1.6	0.054 8	0.053 7	0.052 6	0.051 6	0.050 5	0.049 5	0.048 5	0.047 5	0.046 5	0.045 5
-1.5	0.066 8	0.065 5	0.064 3	0.063 0	0.061 8	0.060 6	0.059 4	0.058 2	0.057 1	0.055 9
-1.4	0.080 8	0.079 3	0.077 8	0.076 4	0.074 9	0.073 5	0.072 1	0.070 8	0.069 4	0.068 1
-1.3	0.096 8	0.095 1	0.093 4	0.091 8	0.090 1	0.088 5	0.086 9	0.085 3	0.083 8	0.082 3
-1.2	0.115 1	0.113 1	0.111 2	0.109 3	0.107 5	0.105 6	0.103 8	0.102 0	0.100 3	0.098 5
-1.1	0.135 7	0.133 5	0.131 4	0.129 2	0.127 1	0.125 1	0.123 0	0.121 0	0.119 0	0.117 0
-1.0	0.158 7	0.156 2	0.153 9	0.151 5	0.149 2	0.146 9	0.144 6	0.142 3	0.140 1	0.137 9

续表

u	0.00	0.01	0.02	0.03	0.04	0.05	0.06	0.07	0.08	0.09
−0.9	0.184 1	0.181 4	0.178 8	0.176 2	0.173 6	0.171 1	0.168 5	0.166 0	0.163 5	0.161 1
−0.8	0.211 9	0.209 0	0.206 1	0.203 3	0.200 5	0.197 7	0.194 9	0.192 2	0.189 4	0.186 7
−0.7	0.242 0	0.233 9	0.235 8	0.232 7	0.229 6	0.226 6	0.223 6	0.220 6	0.217 7	0.214 8
−0.6	0.274 3	0.270 9	0.267 6	0.264 3	0.261 1	0.257 8	0.254 6	0.251 4	0.248 3	0.245 1
−0.5	0.308 5	0.305 0	0.301 5	0.298 1	0.294 6	0.291 2	0.287 7	0.284 3	0.281 0	0.277 6
−0.4	0.344 6	0.340 9	0.337 2	0.333 6	0.333 0	0.326 4	0.322 8	0.319 2	0.315 6	0.312 1
−0.3	0.382 1	0.378 3	0.374 5	0.370 7	0.366 9	0.363 2	0.359 4	0.355 7	0.352 0	0.348 3
−0.2	0.420 7	0.416 8	0.412 9	0.409 0	0.405 2	0.401 3	0.397 4	0.393 6	0.389 7	0.385 9
−0.1	0.460 2	0.456 2	0.452 2	0.448 3	0.444 3	0.440 4	0.436 4	0.432 5	0.428 6	0.424 7
−0.0	0.500 0	0.496 0	0.492 0	0.488 0	0.484 0	0.480 1	0.476 1	0.472 1	0.468 1	0.464 1

附表 2　百分率的置信区间

上行:95% 置信区间　　　　下行 :99% 置信区间

n	X: 0	1	2	3	4	5	6	7	8	9	10	11	12	13
1	0 ~ 98													
	1 ~ 100													
2	0 ~ 84	1 ~ 99												
	0 ~ 93	0 ~ 100												
3	0 ~ 71	1 ~ 91	9 ~ 99											
	0 ~ 83	0 ~ 96	4 ~ 100											
4	0 ~ 60	1 ~ 81	7 ~ 93											
	0 ~ 73	0 ~ 89	3 ~ 97											
5	0 ~ 52	1 ~ 72	5 ~ 85	15 ~ 95										
	0 ~ 65	0 ~ 81	2 ~ 92	8 ~ 98										
6	0 ~ 46	0 ~ 64	4 ~ 78	12 ~ 88										
	0 ~ 59	0 ~ 75	2 ~ 86	7 ~ 93										
7	0 ~ 41	0 ~ 58	4 ~ 71	10 ~ 82	18 ~ 90									
	0 ~ 53	0 ~ 68	2 ~ 80	6 ~ 88	12 ~ 94									
8	0 ~ 37	0 ~ 53	3 ~ 65	9 ~ 76	16 ~ 84									
	0 ~ 48	0 ~ 63	1 ~ 74	5 ~ 83	10 ~ 90									
9	0 ~ 34	0 ~ 48	3 ~ 60	7 ~ 70	14 ~ 79	21 ~ 86								
	0 ~ 45	0 ~ 59	1 ~ 69	4 ~ 78	9 ~ 85	15 ~ 91								
10	0 ~ 31	0 ~ 45	2 ~ 56	6 ~ 65	12 ~ 74	19 ~ 81								
	0 ~ 41	0 ~ 54	1 ~ 65	3 ~ 74	8 ~ 81	13 ~ 87								
11	0 ~ 28	0 ~ 41	2 ~ 52	5 ~ 61	11 ~ 69	17 ~ 77	23 ~ 83							
	0 ~ 38	0 ~ 51	1 ~ 61	3 ~ 69	7 ~ 77	11 ~ 83	17 ~ 89							
12	0 ~ 26	0 ~ 38	2 ~ 48	5 ~ 57	10 ~ 65	1 ~ 72	21 ~ 79							
	0 ~ 36	0 ~ 48	1 ~ 57	3 ~ 66	6 ~ 73	10 ~ 79	15 ~ 85							
13	0 ~ 25	0 ~ 36	2 ~ 45	5 ~ 54	9 ~ 61	14 ~ 68	19 ~ 75	25 ~ 81						
	0 ~ 34	0 ~ 45	1 ~ 54	3 ~ 62	6 ~ 69	9 ~ 76	14 ~ 81	19 ~ 86						
14	0 ~ 23	0 ~ 34	2 ~ 43	5 ~ 51	8 ~ 58	13 ~ 65	18 ~ 71	23 ~ 77						
	0 ~ 32	0 ~ 42	1 ~ 51	3 ~ 59	5 ~ 66	9 ~ 72	13 ~ 78	17 ~ 83						
15	0 ~ 22	0 ~ 32	2 ~ 41	4 ~ 48	8 ~ 55	12 ~ 62	16 ~ 68	21 ~ 73	27 ~ 79					
	0 ~ 30	0 ~ 40	1 ~ 49	2 ~ 56	5 ~ 63	8 ~ 69	12 ~ 74	16 ~ 79	21 ~ 84					
16	0 ~ 21	0 ~ 30	2 ~ 38	4 ~ 46	4 ~ 52	11 ~ 59	15 ~ 65	20 ~ 70	25 ~ 75					
	0 ~ 28	0 ~ 38	1 ~ 46	2 ~ 53	5 ~ 60	8 ~ 66	11 ~ 71	15 ~ 76	19 ~ 81					

续表

n	X 0	1	2	3	4	5	6	7	8	9	10	11	12	13
17	0~20	0~29	2~36	4~43	7~50	10~56	14~62	18~67	23~72	28~77				
	0~27	0~36	1~44	2~51	4~57	7~63	10~69	14~74	18~78	22~82				
18	0~19	0~27	1~35	4~41	6~48	10~54	13~59	17~64	22~69	26~74				
	0~26	0~35	1~42	2~49	4~55	7~61	10~66	13~71	17~75	21~79				
19	0~18	0~26	1~33	3~40	6~46	9~51	13~57	16~62	20~67	24~71	29~76			
	0~24	0~33	1~40	2~47	4~53	6~58	9~63	12~68	16~73	19~77	23~81			
20	0~17	0~25	1~32	3~38	6~44	9~49	12~54	15~59	19~64	23~69	27~73			
	0~23	0~32	1~39	2~45	4~51	6~56	9~61	11~66	15~70	18~74	22~78			
21	0~16	0~24	1~30	3~36	5~42	8~47	11~52	15~57	18~62	22~66	26~70	30~74		
	0~22	0~30	1~37	2~43	3~49	6~54	8~59	11~63	14~68	17~71	21~76	24~80		
22	0~15	0~23	1~29	3~35	5~40	8~45	11~50	14~55	17~59	21~64	24~68	28~72		
	0~21	0~29	1~36	2~42	3~47	5~52	8~57	10~61	13~66	16~70	20~73	23~77		
23	0~15	0~22	1~28	3~34	5~39	8~44	10~48	13~53	16~57	20~62	23~66	27~69	31~73	
	0~21	0~28	1~35	2~40	3~45	5~50	7~55	10~59	13~63	15~67	19~71	22~75	25~78	
24	0~14	0~21	1~27	3~32	5~37	7~42	10~47	13~51	16~55	19~59	22~63	26~67	29~71	
	0~20	0~27	0~33	2~39	3~44	5~49	7~53	9~57	12~61	15~65	18~69	21~73	24~76	
25	0~14	0~20	1~26	3~31	5~36	7~41	9~45	12~49	15~54	18~58	21~61	24~65	28~69	31~72
	0~19	0~26	0~32	1~37	3~42	5~47	7~51	9~56	11~60	14~63	17~67	20~71	23~74	26~77
26	0~13	0~20	1~25	2~30	4~35	7~39	9~44	12~48	14~52	17~56	20~60	23~63	27~67	30~70
	0~18	0~25	0~31	1~36	3~41	4~46	6~50	9~54	11~58	13~62	16~65	19~69	22~72	25~75
27	0~13	0~19	1~24	2~29	4~34	6~38	9~42	11~46	14~50	16~54	19~58	22~61	25~65	29~68
	0~18	0~25	0~30	1~35	3~40	4~44	6~48	8~52	10~57	13~60	15~63	18~67	21~70	24~73
28	0~12	0~18	1~24	2~28	4~33	6~37	8~41	11~45	13~49	16~52	19~56	22~59	25~63	28~66
	0~17	0~24	0~29	1~34	3~39	4~43	6~47	8~51	10~55	12~58	15~62	17~63	20~68	23~71
29	0~12	0~18	1~23	2~27	4~32	6~36	8~40	10~44	13~47	15~51	18~54	21~58	24~61	26~64
	0~17	0~23	0~28	1~33	3~37	4~42	6~46	8~49	10~53	12~57	14~60	17~63	19~66	22~70
30	0~12	0~17	1~22	2~27	4~31	6~35	8~39	10~42	12~46	15~49	17~53	20~56	23~59	26~63
	0~16	0~22	0~27	1~32	3~36	4~40	5~44	7~48	9~52	11~55	14~58	16~62	19~65	21~68
31	0~11	0~17	1~22	2~26	4~30	6~34	8~38	10~41	12~45	14~48	17~51	19~55	22~58	25~61
	0~16	0~22	0~27	1~31	2~35	4~39	5~43	7~47	9~50	11~54	13~57	16~60	18~63	20~66
32	0~11	0~16	1~21	2~25	4~29	5~33	7~36	9~40	12~43	14~47	16~50	19~53	21~56	24~59
	0~15	0~21	0~26	1~30	2~34	4~38	5~42	7~46	9~49	11~52	13~56	15~59	17~62	20~65
33	0~11	0~15	1~20	2~24	3~28	5~32	7~36	9~39	11~42	13~46	16~49	18~52	20~55	23~58
	0~15	0~20	0~25	1~30	2~34	3~37	5~41	7~44	8~48	10~51	12~54	14~57	17~60	19~63
34	0~10	0~15	1~19	2~23	3~28	5~31	7~35	9~38	11~41	13~44	15~48	17~51	20~54	22~56
	0~14	0~20	0~25	1~29	2~33	3~36	5~40	6~43	8~47	10~50	12~53	14~56	16~59	18~62

续表

n	X													
	0	1	2	3	4	5	6	7	8	9	10	11	12	13
35	0 ~ 10	0 ~ 15	1 ~ 19	2 ~ 23	3 ~ 27	5 ~ 30	7 ~ 34	8 ~ 37	10 ~ 40	13 ~ 43	15 ~ 46	17 ~ 49	19 ~ 52	22 ~ 55
	0 ~ 14	0 ~ 20	0 ~ 24	1 ~ 28	2 ~ 32	3 ~ 35	5 ~ 39	6 ~ 42	8 ~ 45	10 ~ 49	12 ~ 52	14 ~ 55	16 ~ 57	18 ~ 60
36	0 ~ 10	0 ~ 15	1 ~ 18	2 ~ 22	3 ~ 26	5 ~ 29	6 ~ 33	8 ~ 36	10 ~ 39	12 ~ 42	14 ~ 45	16 ~ 48	19 ~ 51	21 ~ 54
	0 ~ 14	0 ~ 19	0 ~ 23	1 ~ 27	2 ~ 31	3 ~ 35	5 ~ 38	6 ~ 41	8 ~ 44	9 ~ 47	11 ~ 50	13 ~ 53	15 ~ 56	17 ~ 59
37	0 ~ 10	0 ~ 14	1 ~ 18	2 ~ 22	3 ~ 25	5 ~ 28	6 ~ 32	8 ~ 35	10 ~ 38	12 ~ 41	14 ~ 44	16 ~ 47	18 ~ 50	20 ~ 53
	0 ~ 13	0 ~ 18	0 ~ 23	1 ~ 27	2 ~ 30	3 ~ 34	4 ~ 37	6 ~ 40	7 ~ 43	9 ~ 46	11 ~ 49	13 ~ 52	15 ~ 55	17 ~ 58
38	0 ~ 10	0 ~ 14	1 ~ 18	2 ~ 21	3 ~ 25	5 ~ 28	6 ~ 32	8 ~ 34	10 ~ 37	11 ~ 40	13 ~ 43	15 ~ 46	18 ~ 49	20 ~ 51
	0 ~ 13	0 ~ 18	0 ~ 22	1 ~ 26	2 ~ 30	3 ~ 33	4 ~ 36	6 ~ 39	7 ~ 42	9 ~ 45	11 ~ 48	12 ~ 51	14 ~ 54	16 ~ 56
39	0 ~ 9	0 ~ 14	1 ~ 17	2 ~ 21	3 ~ 24	4 ~ 27	6 ~ 31	8 ~ 33	9 ~ 36	11 ~ 39	13 ~ 42	15 ~ 45	17 ~ 48	19 ~ 50
	0 ~ 13	0 ~ 18	0 ~ 21	1 ~ 25	2 ~ 29	3 ~ 32	4 ~ 35	6 ~ 38	7 ~ 41	9 ~ 44	10 ~ 47	12 ~ 50	14 ~ 53	16 ~ 55
40	0 ~ 9	0 ~ 13	1 ~ 17	2 ~ 21	3 ~ 24	4 ~ 27	6 ~ 30	8 ~ 33	9 ~ 35	11 ~ 38	13 ~ 41	15 ~ 44	17 ~ 47	19 ~ 49
	0 ~ 12	0 ~ 17	0 ~ 21	1 ~ 25	2 ~ 28	3 ~ 32	4 ~ 35	5 ~ 38	7 ~ 40	9 ~ 43	10 ~ 46	12 ~ 49	13 ~ 52	15 ~ 54
41	0 ~ 9	0 ~ 13	1 ~ 17	2 ~ 20	3 ~ 23	4 ~ 26	6 ~ 29	7 ~ 32	9 ~ 35	11 ~ 37	12 ~ 40	14 ~ 43	16 ~ 46	18 ~ 48
	0 ~ 12	0 ~ 17	0 ~ 21	1 ~ 24	2 ~ 28	3 ~ 31	4 ~ 34	5 ~ 37	7 ~ 40	8 ~ 42	10 ~ 45	11 ~ 48	13 ~ 50	15 ~ 53
42	0 ~ 9	0 ~ 13	1 ~ 16	2 ~ 20	3 ~ 23	4 ~ 26	6 ~ 28	7 ~ 31	9 ~ 34	10 ~ 37	12 ~ 39	14 ~ 42	16 ~ 45	18 ~ 47
	0 ~ 12	0 ~ 17	0 ~ 20	1 ~ 24	2 ~ 27	3 ~ 30	4 ~ 33	5 ~ 36	7 ~ 39	8 ~ 42	9 ~ 44	11 ~ 47	13 ~ 49	15 ~ 52
43	0 ~ 9	0 ~ 12	1 ~ 16	2 ~ 19	3 ~ 23	4 ~ 25	5 ~ 28	7 ~ 31	8 ~ 33	10 ~ 36	12 ~ 39	14 ~ 41	15 ~ 44	17 ~ 46
	0 ~ 12	0 ~ 16	0 ~ 20	1 ~ 23	2 ~ 26	3 ~ 30	4 ~ 33	5 ~ 35	6 ~ 38	8 ~ 41	9 ~ 43	11 ~ 46	13 ~ 49	14 ~ 51
44	0 ~ 9	0 ~ 12	1 ~ 15	2 ~ 19	3 ~ 22	4 ~ 25	5 ~ 28	7 ~ 30	8 ~ 33	10 ~ 35	11 ~ 38	13 ~ 40	15 ~ 43	17 ~ 45
	0 ~ 11	0 ~ 16	0 ~ 19	1 ~ 23	2 ~ 26	3 ~ 29	4 ~ 32	5 ~ 35	6 ~ 37	8 ~ 40	9 ~ 42	11 ~ 45	12 ~ 47	14 ~ 50
45	0 ~ 8	0 ~ 12	1 ~ 15	2 ~ 18	3 ~ 21	4 ~ 24	5 ~ 27	7 ~ 30	8 ~ 32	9 ~ 34	11 ~ 37	13 ~ 39	15 ~ 42	16 ~ 44
	0 ~ 11	0 ~ 15	0 ~ 19	1 ~ 22	2 ~ 25	3 ~ 28	4 ~ 31	5 ~ 34	6 ~ 37	8 ~ 39	9 ~ 42	10 ~ 44	12 ~ 47	14 ~ 49
46	0 ~ 8	0 ~ 12	1 ~ 15	2 ~ 18	3 ~ 21	4 ~ 24	5 ~ 26	7 ~ 29	8 ~ 31	9 ~ 35	11 ~ 36	13 ~ 39	14 ~ 41	16 ~ 43
	0 ~ 11	0 ~ 15	0 ~ 19	1 ~ 22	2 ~ 25	3 ~ 28	4 ~ 31	5 ~ 33	6 ~ 36	7 ~ 39	9 ~ 41	10 ~ 43	12 ~ 46	13 ~ 48
47	0 ~ 8	0 ~ 12	1 ~ 15	2 ~ 17	3 ~ 20	4 ~ 23	5 ~ 26	6 ~ 28	8 ~ 31	9 ~ 34	11 ~ 36	12 ~ 38	14 ~ 40	16 ~ 43
	0 ~ 11	0 ~ 15	0 ~ 18	1 ~ 21	2 ~ 24	2 ~ 27	3 ~ 30	5 ~ 33	6 ~ 35	7 ~ 38	9 ~ 40	10 ~ 42	11 ~ 45	13 ~ 47
48	0 ~ 8	0 ~ 11	1 ~ 14	2 ~ 17	3 ~ 20	4 ~ 22	5 ~ 25	6 ~ 28	8 ~ 30	9 ~ 33	11 ~ 35	12 ~ 37	14 ~ 39	15 ~ 42
	0 ~ 10	0 ~ 14	0 ~ 18	1 ~ 21	2 ~ 24	2 ~ 27	3 ~ 29	5 ~ 32	6 ~ 35	7 ~ 37	8 ~ 40	10 ~ 42	11 ~ 44	13 ~ 47
49	0 ~ 8	0 ~ 11	1 ~ 14	2 ~ 17	2 ~ 20	4 ~ 22	5 ~ 25	6 ~ 27	7 ~ 30	9 ~ 32	10 ~ 35	12 ~ 37	13 ~ 39	15 ~ 41
	0 ~ 10	0 ~ 14	0 ~ 17	1 ~ 20	1 ~ 24	2 ~ 26	3 ~ 29	4 ~ 32	6 ~ 34	7 ~ 36	8 ~ 39	9 ~ 41	11 ~ 44	12 ~ 46
50	0 ~ 7	0 ~ 11	1 ~ 14	2 ~ 17	2 ~ 19	3 ~ 22	5 ~ 24	6 ~ 26	7 ~ 29	9 ~ 31	10 ~ 34	11 ~ 36	13 ~ 38	15 ~ 41
	0 ~ 10	0 ~ 14	0 ~ 17	1 ~ 20	1 ~ 23	2 ~ 26	3 ~ 28	4 ~ 31	5 ~ 33	7 ~ 36	8 ~ 38	9 ~ 40	11 ~ 43	12 ~ 45

续表

n	X											
	14	15	16	17	18	19	20	21	22	23	24	25
26												
27	32 ~ 71											
	27 ~ 76											
28	31 ~ 69											
	26 ~ 74											
29	30 ~ 68	33 ~ 71										
	25 ~ 72	28 ~ 75										
30	28 ~ 66	31 ~ 69										
	24 ~ 71	27 ~ 74										
31	27 ~ 64	30 ~ 67	33 ~ 70									
	23 ~ 69	26 ~ 72	28 ~ 75									
32	26 ~ 62	29 ~ 65	32 ~ 68									
	22 ~ 67	25 ~ 70	27 ~ 73									
33	26 ~ 61	28 ~ 64	31 ~ 67	34 ~ 69								
	21 ~ 66	24 ~ 69	26 ~ 71	29 ~ 74								
34	25 ~ 59	27 ~ 62	30 ~ 65	32 ~ 68								
	21 ~ 64	23 ~ 67	25 ~ 70	28 ~ 72								
35	24 ~ 58	26 ~ 61	29 ~ 63	31 ~ 66	34 ~ 69							
	20 ~ 63	22 ~ 66	24 ~ 68	27 ~ 71	29 ~ 73							
36	23 ~ 57	26 ~ 59	28 ~ 62	30 ~ 65	33 ~ 67							
	19 ~ 62	22 ~ 64	23 ~ 67	26 ~ 69	28 ~ 72							
37	23 ~ 55	25 ~ 68	27 ~ 61	30 ~ 63	32 ~ 66	34 ~ 68						
	19 ~ 60	21 ~ 63	23 ~ 65	25 ~ 68	28 ~ 70	30 ~ 73						
38	22 ~ 54	24 ~ 57	26 ~ 59	29 ~ 62	31 ~ 64	33 ~ 67						
	18 ~ 59	20 ~ 61	22 ~ 64	25 ~ 66	27 ~ 69	29 ~ 71						
39	21 ~ 53	23 ~ 55	26 ~ 58	28 ~ 60	30 ~ 63	32 ~ 65	35 ~ 68					
	18 ~ 58	20 ~ 60	22 ~ 63	24 ~ 65	26 ~ 68	28 ~ 70	30 ~ 72					
40	21 ~ 52	23 ~ 54	25 ~ 57	27 ~ 59	29 ~ 62	32 ~ 64	34 ~ 66					
	17 ~ 57	19 ~ 59	21 ~ 61	23 ~ 64	25 ~ 66	27 ~ 68	30 ~ 71					
41	20 ~ 51	22 ~ 53	24 ~ 56	26 ~ 58	29 ~ 60	31 ~ 63	33 ~ 65	35 ~ 67				
	17 ~ 55	19 ~ 58	21 ~ 60	23 ~ 63	25 ~ 65	27 ~ 67	29 ~ 69	31 ~ 71				
42	20 ~ 50	22 ~ 52	24 ~ 54	26 ~ 57	28 ~ 59	30 ~ 61	32 ~ 64	34 ~ 66				
	16 ~ 54	18 ~ 57	20 ~ 59	22 ~ 61	24 ~ 64	26 ~ 66	28 ~ 67	30 ~ 70				

续表

n	X											
	14	15	16	17	18	19	20	21	22	23	24	25
43	19 ~ 49	21 ~ 51	23 ~ 53	25 ~ 56	27 ~ 58	29 ~ 60	31 ~ 62	33 ~ 65	36 ~ 67			
	16 ~ 53	18 ~ 56	19 ~ 58	21 ~ 60	23 ~ 62	25 ~ 65	27 ~ 66	29 ~ 69	31 ~ 71			
44	19 ~ 48	21 ~ 50	22 ~ 52	24 ~ 55	26 ~ 57	28 ~ 59	30 ~ 61	33 ~ 63	35 ~ 35			
	15 ~ 52	17 ~ 55	19 ~ 57	21 ~ 59	23 ~ 61	25 ~ 63	26 ~ 65	28 ~ 68	30 ~ 70			
45	18 ~ 47	20 ~ 49	22 ~ 51	24 ~ 54	26 ~ 56	28 ~ 58	30 ~ 60	32 ~ 62	34 ~ 64	36 ~ 66		
	15 ~ 51	17 ~ 54	19 ~ 56	20 ~ 59	22 ~ 60	24 ~ 62	26 ~ 64	26 ~ 66	30 ~ 68	32 ~ 70		
46	18 ~ 46	20 ~ 48	21 ~ 50	23 ~ 53	25 ~ 55	27 ~ 57	29 ~ 59	31 ~ 61	33 ~ 63	35 ~ 65		
	15 ~ 50	16 ~ 53	18 ~ 55	20 ~ 57	22 ~ 59	23 ~ 61	25 ~ 63	27 ~ 65	29 ~ 67	31 ~ 69		
47	18 ~ 45	19 ~ 47	21 ~ 49	23 ~ 52	25 ~ 54	26 ~ 56	28 ~ 58	30 ~ 60	32 ~ 62	34 ~ 64	36 ~ 66	
	14 ~ 49	16 ~ 52	18 ~ 54	19 ~ 56	21 ~ 58	23 ~ 60	25 ~ 62	26 ~ 64	28 ~ 66	30 ~ 68	32 ~ 70	
48	17 ~ 44	19 ~ 46	21 ~ 48	22 ~ 51	24 ~ 53	26 ~ 55	28 ~ 57	30 ~ 59	31 ~ 61	33 ~ 63	35 ~ 65	
	14 ~ 49	16 ~ 51	17 ~ 53	19 ~ 55	21 ~ 57	22 ~ 59	24 ~ 61	26 ~ 63	28 ~ 65	29 ~ 67	31 ~ 69	
49	17 ~ 43	18 ~ 45	20 ~ 47	22 ~ 50	24 ~ 52	25 ~ 54	27 ~ 56	29 ~ 58	31 ~ 60	33 ~ 62	34 ~ 64	36 ~ 66
	14 ~ 48	15 ~ 50	17 ~ 52	19 ~ 54	20 ~ 56	22 ~ 58	23 ~ 60	25 ~ 62	27 ~ 64	29 ~ 66	31 ~ 68	32 ~ 70
50	16 ~ 43	18 ~ 45	20 ~ 47	21 ~ 49	23 ~ 51	25 ~ 53	26 ~ 55	28 ~ 57	30 ~ 59	32 ~ 61	34 ~ 64	36 ~ 55
	14 ~ 47	15 ~ 49	17 ~ 51	18 ~ 53	20 ~ 55	21 ~ 57	23 ~ 59	25 ~ 61	26 ~ 63	28 ~ 65	30 ~ 67	32 ~ 68

附表3　t 界值表

ν	P(双侧)0.05	0.01	0.001	ν	P(双侧)0.05	0.01	0.001
	P(单侧)0.025	0.005	0.000 5		P(单侧)0.025	0.005	0.000 5
1	12.706	63.657	636.618	21	2.080	2.831	3.819
2	4.303	9.925	31.598	22	2.072	2.819	3.792
3	3.182	5.841	12.924	23	2.069	2.807	3.767
4	2.776	4.604	8.610	24	2.064	2.797	3.745
5	2.571	4.032	6.859	25	2.060	2.787	3.725
6	2.447	3.707	5.959	26	2.056	2.779	3.707
7	2.365	3.499	5.405	27	2.052	2.771	3.690
8	2.306	3.355	5.041	28	2.048	2.763	3.674
9	2.262	3.250	4.781	29	2.045	2.756	3.659
10	2.228	3.169	4.587	30	2.042	2.750	3.646
11	2.201	3.106	4.437	40	2.021	2.704	3.551
12	2.179	3.055	4.318	50	2.008	2.678	3.496
13	2.160	3.012	4.221	60	2.000	2.660	3.460
14	2.145	2.977	4.140	70	1.994	2.648	3.435
15	2.131	2.947	4.073	80	1.989	2.638	3.416
16	2.120	2.921	4.015	90	1.986	2.631	3.402
17	2.110	2.898	3.965	100	1.982	2.625	3.390
18	2.101	2.878	3.922	120	1.980	2.617	3.373
19	2.093	2.861	3.883	500	1.965	2.586	3.305
20	2.086	2.845	3.850	∞	1.960	2.576	3.291

附表4　F 界值表

（方差分析用，上行：$P=0.05$，下行：$P=0.01$）

ν_2（较小均方的自由度）	ν_1（较大均方的自由度）										
	1	2	3	4	5	6	7	8	12	24	∞
1	161.4	199.5	215.7	224.6	230.2	234.0	236.8	238.9	243.9	249.1	254.3
	4 052	4 999	5 403	5 625	5 764	5 859	5 928	5 982	6 106	6 235	6 366
2	18.51	19.00	19.16	19.25	19.30	19.33	19.35	19.37	19.41	19.45	19.50
	98.50	99.00	99.17	99.25	99.30	99.33	99.36	99.37	99.42	99.46	99.50
3	10.13	9.55	9.28	9.12	9.01	8.94	8.89	8.85	8.74	8.64	8.53
	34.12	30.82	29.46	28.71	28.24	27.91	27.67	27.49	27.05	26.60	26.13
4	7.71	6.94	6.59	6.39	6.26	6.16	6.09	6.04	5.91	5.77	5.63
	21.20	18.00	16.69	15.98	15.52	15.21	14.98	14.80	14.37	13.93	13.46
5	6.61	5.79	5.41	5.19	5.05	4.95	4.88	4.82	4.68	4.53	4.36
	16.26	13.27	12.06	11.39	10.97	10.67	10.46	10.29	9.89	9.47	9.02
6	5.99	5.14	4.76	4.53	4.39	4.28	4.21	4.15	4.00	3.84	3.67
	13.75	10.92	9.78	9.15	8.75	8.47	8.26	8.10	7.72	7.31	6.88
7	5.59	4.74	4.35	4.12	3.97	3.87	3.79	3.73	3.57	3.41	3.23
	12.25	9.55	8.45	7.85	7.46	7.19	6.99	6.84	6.47	6.07	5.65
8	5.32	4.46	4.07	3.84	3.69	3.58	3.50	3.44	3.28	3.12	2.93
	11.26	8.65	7.59	7.01	6.63	6.37	6.18	6.03	5.67	5.28	4.86
9	5.12	4.26	3.86	3.63	3.48	3.37	3.29	3.23	3.07	2.90	2.71
	10.56	8.02	6.99	6.42	6.06	5.80	5.61	5.47	5.11	4.73	4.31
10	4.96	4.10	3.71	3.48	3.33	3.22	3.14	3.07	2.91	2.74	2.54
	10.04	7.56	6.55	5.99	5.64	5.39	5.20	5.06	4.71	4.33	3.91
12	4.75	3.89	3.49	3.26	3.11	3.00	2.91	2.85	2.69	2.51	2.30
	9.33	6.93	5.95	5.41	5.06	4.82	4.64	4.50	4.16	3.78	3.36
14	4.60	3.74	3.34	3.11	2.96	2.85	2.76	2.70	2.53	2.35	2.13
	8.86	6.51	5.56	5.04	4.69	4.46	4.28	4.14	3.80	3.43	3.00
16	4.49	3.63	3.24	3.01	2.85	2.74	2.66	2.59	2.42	2.24	2.01
	8.53	6.23	5.29	4.77	4.44	4.20	4.03	3.89	3.55	3.18	2.75

续表

ν_2（较小均方的自由度）	ν_1（较大均方的自由度）										
	1	2	3	4	5	6	7	8	12	24	∞
18	4.41	3.55	3.16	2.93	2.77	2.66	2.58	2.51	2.34	2.15	1.92
	8.29	6.01	5.09	4.58	4.25	4.01	3.84	3.71	3.37	3.00	2.57
20	4.35	3.49	3.10	2.87	2.71	2.60	2.51	2.45	2.28	2.08	1.84
	8.10	5.85	4.94	4.43	4.10	3.87	3.70	3.56	3.23	2.86	2.42
30	4.17	3.32	2.92	2.69	2.53	2.42	2.33	2.27	2.09	1.89	1.62
	7.56	5.39	4.51	4.02	3.70	3.47	3.30	3.17	2.84	2.47	2.01
40	4.08	3.23	2.84	2.61	2.45	2.34	2.25	2.18	2.00	1.79	1.51
	7.31	5.18	4.31	3.83	3.51	3.29	3.12	2.99	2.66	2.29	1.80
60	4.00	3.15	2.76	2.53	2.37	2.25	2.17	2.10	1.92	1.70	1.39
	7.08	4.98	4.13	3.65	3.34	3.12	2.95	2.82	2.50	2.12	1.60
120	3.92	3.07	2.68	2.45	2.29	2.17	2.09	2.02	1.83	1.61	1.25
	6.85	4.79	3.95	3.48	3.17	2.96	2.79	2.66	2.34	1.95	1.38
∞	3.84	3.00	2.60	2.37	2.21	2.10	2.01	1.94	1.75	1.52	1.00
	6.63	4.61	3.78	3.32	3.02	2.80	2.64	2.51	2.18	1.79	1.00

附表5 χ^2 界值表

ν	P												
	0.995	0.990	0.975	0.950	0.900	0.750	0.500	0.250	0.100	0.050	0.025	0.010	0.005
1					0.02	0.10	0.45	1.32	2.71	3.84	5.02	6.63	7.88
2	0.01	0.02	0.05	0.10	0.21	0.58	1.39	2.77	4.61	5.99	7.38	9.21	10.90
3	0.07	0.11	0.22	0.35	0.58	1.21	2.37	4.11	6.25	7.81	9.35	11.34	12.84
4	0.21	0.30	0.48	0.71	1.06	1.92	3.36	5.39	7.78	9.49	11.14	13.28	14.86
5	0.41	0.55	0.83	1.15	1.61	2.67	4.35	6.63	9.24	11.07	12.83	15.09	16.75
6	0.68	0.87	1.24	1.64	2.20	3.45	5.35	7.84	10.64	12.59	14.45	16.81	18.55
7	0.99	1.24	1.69	2.17	2.83	4.25	6.35	9.04	12.02	14.07	16.01	18.48	20.28
8	1.34	1.65	2.18	2.73	3.49	5.07	7.34	10.22	13.36	15.51	17.53	20.09	21.95
9	1.73	2.09	2.70	3.33	4.17	5.90	8.34	11.39	14.68	16.92	19.02	21.67	23.59
10	2.16	2.56	3.25	3.94	4.87	6.74	9.34	12.55	15.99	18.31	20.48	23.21	25.19
11	2.60	3.05	3.84	4.57	5.58	7.58	10.34	13.70	17.28	19.68	21.92	24.72	26.76
12	3.07	3.57	4.40	5.23	6.30	8.44	11.34	14.85	18.55	21.03	23.34	26.22	28.30
13	3.57	4.11	5.01	5.89	7.04	9.30	12.34	15.98	19.81	22.36	24.74	27.69	29.82
14	4.07	4.66	5.63	6.57	7.79	10.17	13.34	17.12	21.06	23.68	26.12	29.14	31.32
15	4.60	5.23	6.26	7.26	8.55	11.04	14.34	18.25	22.31	25.00	27.49	30.58	32.80
16	5.14	5.81	6.91	7.96	9.31	11.91	15.34	19.37	23.54	26.30	28.85	32.00	34.27
17	5.70	6.41	7.56	8.67	10.69	12.79	16.34	20.49	24.77	27.59	30.19	33.41	35.72
18	6.26	7.01	8.23	9.39	10.86	13.68	17.34	21.60	25.99	28.87	31.53	34.81	37.16
19	6.84	7.63	8.91	10.12	11.65	14.56	18.34	22.72	27.20	30.14	32.85	36.19	38.58
20	7.43	8.26	9.59	10.85	12.44	15.45	19.34	23.83	28.41	31.41	34.17	37.57	40.00
21	8.03	80.90	10.28	11.59	13.24	16.34	20.34	24.93	29.62	32.67	35.48	38.93	41.40
22	8.64	9.54	10.98	12.34	14.04	17.24	21.34	26.04	30.81	33.92	36.78	40.29	42.80
23	9.26	10.20	11.69	13.09	14.85	18.14	22.34	27.14	32.01	35.17	38.08	41.64	44.18
24	9.89	10.86	12.40	13.85	15.66	19.04	23.34	28.24	33.20	36.42	39.36	42.98	45.56
25	10.52	11.52	13.12	14.61	16.47	19.94	24.34	29.34	34.38	37.65	40.65	44.31	46.93
26	11.16	12.20	13.84	15.38	17.29	20.84	25.34	30.43	35.56	38.89	41.92	45.64	48.29
27	11.81	12.88	14.57	16.15	18.11	21.75	26.34	31.53	36.74	40.11	43.19	46.96	49.64
28	12.46	13.56	15.31	16.93	18.94	22.66	27.34	32.62	37.92	41.34	44.46	48.28	50.99

续表

ν	P												
	0.995	0.990	0.975	0.950	0.900	0.750	0.500	0.250	0.100	0.050	0.025	0.010	0.005
29	13.12	14.26	16.05	17.71	19.77	23.57	28.34	33.71	39.09	42.56	45.72	49.59	52.34
30	13.79	14.95	16.79	18.49	20.60	24.48	29.34	34.80	40.26	43.77	46.98	50.89	53.67
40	20.71	22.16	24.43	26.51	29.05	33.66	39.34	45.62	51.81	55.76	59.34	63.69	66.77
50	27.99	29.71	32.36	37.76	27.69	42.94	49.33	56.33	63.17	67.50	71.42	76.15	79.49
60	35.53	37.48	40.48	43.19	46.46	52.29	59.33	66.98	74.40	79.08	83.30	88.38	91.95
70	43.28	45.44	48.76	51.74	55.33	61.70	69.33	77.58	85.53	90.53	95.02	100.42	104.22
80	51.17	53.54	57.15	60.39	64.28	71.14	79.33	88.13	96.58	101.88	106.63	112.33	116.32
90	59.20	61.75	65.65	69.13	73.29	80.62	89.33	98.65	107.56	113.14	118.14	124.12	128.30
100	67.33	70.06	74.22	77.93	82.36	90.13	99.33	109.14	118.50	124.34	129.56	135.81	140.17

附表 6　T 界值表(配对比较的符号秩和检验用)

N	P(单侧):0.05 P(双侧):0.10	0.025 0.05	0.10 0.02	0.005 0.010
5	0～15	—	—	—
6	2～19	0～21	—	—
7	3～25	2～26	0～28	—
8	5～31	3～33	1～35	0～36
9	8～37	5～40	3～42	1～44
10	10～45	8～47	5～50	3～52
11	13～53	10～56	7～59	5～61
12	17～61	13～65	9～69	7～71
13	21～70	17～74	12～79	9～82
14	25～80	21～84	15～90	12～93
15	30～90	25～95	19～101	15～105
16	35～101	29～107	23～113	19～117
17	41～112	34～119	27～126	23～130
18	47～124	40～131	32～139	27～144
19	53～137	46～144	37～153	32～158
20	60～150	50～158	43～167	37～173
21	67～164	58～173	49～182	42～189
22	75～178	65～188	55～198	48～205
23	83～193	73～203	62～214	54～222
24	91～209	81～219	69～231	61～239
25	100～225	89～236	73～249	68～257
26	110～241	98～253	84～267	75～276
27	119～259	107～271	92～286	83～295
28	130～276	116～290	101～305	91～315
29	140～295	126～309	110～325	100～335
30	151～314	137～328	120～345	109～356
31	163～333	147～349	130～366	118～378
32	175～353	159～369	140～388	128～400
33	187～374	170～391	151～410	138～423
34	200～395	182～413	162～433	148～447

续表

N	P(单侧):0.05 P(双侧):0.10	0.025 0.05	0.10 0.02	0.005 0.010
35	213~417	195~435	173~457	159~471
36	227~439	208~458	185~481	171~495
37	241~462	221~482	198~505	182~521
38	256~485	235~506	211~530	194~547
39	271~509	249~531	224~556	207~573
40	286~534	264~556	238~582	220~600
41	302~559	279~582	252~609	233~628
42	319~584	294~609	266~637	247~656
43	336~610	310~636	281~665	261~685
44	353~637	327~663	296~694	276~714
45	371~664	343~692	312~723	291~744
46	389~692	361~720	328~753	307~774
47	407~721	378~750	345~783	322~806
48	426~750	396~780	362~814	339~837
49	446~779	415~810	379~846	355~870
50	466~809	434~841	397~878	373~902

附表7　*T* 界值表(两样本比较的秩和检验用)

	单侧	双侧
1 行	$P=0.05$	$P=0.10$
2 行	$P=0.025$	$P=0.02$
3 行	$P=0.01$	$P=0.02$
4 行	$P=0.005$	$P=0.01$

n_1	n_2-n_1										
(较小 n)	0	1	2	3	4	5	6	7	8	9	10
2				3~13	3~15	3~17	4~18	4~20	4~22	4~24	5~25
							3~19	3~21	3~23	3~25	4~26
3	6~15	6~18	7~20	8~22	8~25	9~27	10~29	10~32	11~34	11~37	12~39
			6~21	7~23	7~26	8~28	8~31	9~33	9~36	10~38	10~41
					6~27	6~30	7~32	7~35	7~38	8~40	8~43
							6~33	6~36	6~39	7~41	7~44
4	11~25	12~28	13~31	14~34	15~37	16~40	17~43	18~46	19~49	20~52	21~55
	10~26	11~29	12~32	13~35	14~38	14~42	15~45	16~48	17~51	18~54	19~57
		10~30	11~33	11~37	12~40	13~43	13~47	14~50	15~53	15~57	16~60
		13~31	10~34	10~38	11~41	11~45	12~48	12~52	13~55	13~59	14~62
5	19~36	20~40	21~44	23~47	24~51	26~54	27~58	28~62	30~65	31~69	33~72
	17~38	18~42	20~45	21~49	22~53	23~57	24~61	26~64	27~68	28~72	29~76
	16~39	17~43	18~47	19~51	20~55	21~59	22~63	23~67	24~71	25~75	26~79
	15~40	16~44	16~49	17~53	18~57	19~61	20~65	21~69	22~73	22~78	23~82
6	28~50	29~55	31~59	33~63	35~67	37~71	38~76	40~80	42~84	44~88	46~92
	26~52	27~57	29~61	31~65	32~70	34~74	35~79	37~83	38~88	40~92	42~96
	24~54	25~59	27~63	28~68	29~73	30~78	32~82	33~87	34~92	36~96	37~101
	23~55	24~60	25~65	26~70	27~75	28~80	30~84	31~89	32~94	33~99	34~104
7	39~66	41~71	43~76	45~81	47~86	49~91	52~95	54~100	56~105	58~110	61~114
	36~69	38~74	40~79	42~84	44~89	46~94	48~99	50~100	52~109	54~114	56~119
	34~71	35~77	37~82	39~87	40~93	42~98	44~103	45~109	47~114	49~119	51~124
	32~73	34~78	35~84	37~89	38~95	40~100	41~106	43~111	44~117	45~122	47~128
8	51~85	54~90	56~96	59~101	62~106	64~112	67~117	69~123	72~128	75~133	77~139
	49~87	51~93	53~99	55~105	58~110	60~116	62~122	65~127	67~133	70~138	72~144
	45~91	47~97	49~103	51~109	53~115	56~120	58~126	60~132	62~138	64~144	66~150
	43~93	45~99	47~105	49~111	51~117	53~123	54~130	56~136	58~142	60~148	62~154

续表

n_1（较小 n）	n_2-n_1										
	0	1	2	3	4	5	6	7	8	9	10
9	66 ~ 105	69 ~ 111	72 ~ 117	75 ~ 123	78 ~ 129	81 ~ 135	84 ~ 141	87 ~ 147	90 ~ 153	93 ~ 159	96 ~ 165
	62 ~ 109	65 ~ 115	68 ~ 121	71 ~ 127	73 ~ 134	76 ~ 140	79 ~ 146	82 ~ 152	84 ~ 159	87 ~ 165	90 ~ 171
	59 ~ 112	61 ~ 119	63 ~ 126	66 ~ 132	68 ~ 139	71 ~ 145	73 ~ 152	76 ~ 158	78 ~ 165	81 ~ 171	83 ~ 178
	56 ~ 115	58 ~ 122	61 ~ 128	63 ~ 135	65 ~ 142	67 ~ 149	69 ~ 156	72 ~ 162	74 ~ 169	76 ~ 176	78 ~ 183
10	82 ~ 128	86 ~ 134	89 ~ 141	92 ~ 148	96 ~ 154	99 ~ 161	103 ~ 167	106 ~ 174	110 ~ 180	113 ~ 187	117 ~ 193
	78 ~ 132	81 ~ 139	84 ~ 146	88 ~ 152	91 ~ 159	94 ~ 166	97 ~ 173	100 ~ 180	103 ~ 187	107 ~ 193	110 ~ 200
	74 ~ 136	77 ~ 143	79 ~ 151	82 ~ 158	85 ~ 165	88 ~ 172	91 ~ 179	93 ~ 187	96 ~ 194	99 ~ 201	102 ~ 208
	71 ~ 139	73 ~ 147	76 ~ 154	79 ~ 161	81 ~ 169	84 ~ 176	86 ~ 184	89 ~ 191	92 ~ 198	94 ~ 206	97 ~ 213

附表8　1 000个随机数字

	00 ~ 04	05 ~ 09	10 ~ 14	15 ~ 19	20 ~ 24	25 ~ 29	30 ~ 34	35 ~ 39	40 ~ 44	45 ~ 49
00	54 463	22 662	65 905	70 639	79 365	67 382	29 085	69 831	47 058	08 186
01	15 389	85 205	18 850	39 226	42 249	90 669	96 325	23 248	60 933	26 927
02	85 941	40 756	82 414	02 015	13 858	78 030	16 269	65 978	01 385	15 345
03	61 149	69 449	11 286	88 218	58 925	03 638	52 862	62 733	33 451	77 455
04	05 219	81 619	10 651	67 079	92 511	59 888	84 502	72 095	83 463	75 577
05	41 417	98 326	87 719	92 294	46 614	50 948	64 886	20 002	97 365	30 976
06	28 357	94 070	20 652	35 774	16 249	75 015	21 145	05 217	47 286	76 305
07	17 783	00 015	10 806	83 091	91 530	36 466	39 981	62 481	49 177	75 779
08	40 950	84 820	29 881	85 966	62 800	70 326	84 740	62 660	77 379	90 279
09	82 995	64 157	66 164	41 180	10 089	41 757	78 258	96 488	88 629	37 231
10	96 754	17 676	55 659	44 105	47 361	34 833	86 679	23 930	53 249	27 083
11	34 357	88 040	53 364	71 726	45 690	66 334	60 332	22 554	90 600	71 113
12	06 318	37 403	49 927	57 715	50 423	67 372	63 116	48 888	21 505	80 182
13	62 111	52 820	07 243	79 931	89 292	84 767	85 693	73 947	22 278	11 551
14	47 534	09 243	67 879	00 544	23 410	12 740	02 540	54 440	32 941	13 491
15	98 614	75 993	84 460	62 846	59 844	14 922	48 730	73 443	48 167	34 770
16	24 856	03 648	44 898	09 351	98 795	18 644	39 765	71 058	90 368	44 104
17	96 887	12 479	80 621	66 223	86 085	78 285	02 432	53 342	42 846	94 771
18	90 801	21 472	42 815	77 408	37 390	76 766	52 615	32 141	30 268	18 106
19	55 165	77 312	83 666	36 028	28 420	70 219	81 369	41 943	47 366	41 067

参考文献

[1] 叶葶葶. 预防医学,3 版. 北京:人民卫生出版社,2001.

[2] 黄吉武. 预防医学,3 版. 北京:人民卫生出版社,2005.

[3] 李德. 预防医学,2 版. 北京:人民卫生出版社,2000.

[4] 傅华. 社区预防与保健. 北京:人民卫生出版社,2001.

[5] 龚幼龙. 社会医学,2 版. 北京:人民卫生出版社,2006.

[6] 仲来福. 卫生学,6 版. 北京:人民卫生出版社,2004.

[7] 栾荣生. 流行病学研究原理与方法. 成都:四川大学出版社,2005.

[8] 章扬熙. 医学科研设计与卫生统计. 郑州:郑州大学出版社,2005.

[9] 傅华. 预防医学,4 版,北京:人民卫生出版社,2003.

[10] 杨绍基. 传染病学. 北京:人民卫生出版社,2005.

[11] 叶宜德. 预防医学. 北京:高等教育出版社,2006.

[12] 刘振声,金大鹏,陈增辉. 医院感染管理学. 北京:军事医学科学出版社,2001.

[13] 李德淳,汤乃军,李云. 医院感染的预防与控制. 天津:天津科技翻译出版公司,2001.

[14] 龚幼龙. 社会医学. 北京:人民卫生出版社,2000.

[15] 顾杏元,龚幼龙. 社会医学. 上海:上海科技大学出版社,1990.

[16] 左月然,邵昌美. 预防医学. 北京:人民卫生出版社,2000.

[17] 刘全喜. 全科医学. 北京:中国医药科技出版社,1993.

[18] 赵玲秀. 医学信息检索. 北京:中国协和医科大学出版社,2002.

[19] 王建华. 流行病学. 北京:人民卫生出版社,2000.

[20] 王仁安. 医学实验设计与统计分析. 北京:北京医科大学出版社,2000.

[21] Lwanga S K, Lemeshow S. Sample size determination in health studies—A practical manual. Geneva: World Health Organization, 1991.

[22] 林果为,沈福民. 现代临床流行病学. 上海:上海医科大学出版社,2000.

[23] Sackett D L, Straus S E, Richardson W S, et al. Evidence-based Medicine, 2nd ed. London: Churchill Livingstone, 2000.

[24] 王家良. 临床流行病学. 北京:人民卫生出版社,2001.

[25] 谭红专. 现代流行病学. 北京:人民卫生出版社,2001.

[26] 倪宗瓒. 卫生统计学,4 版. 北京:人民卫生出版社,2000.

[27] Gray J A M. Evidence-Based Health Care: How to make health policy and management decisions. London: Churchill Livingstone, 2001.

[28] 吕资之. 健康教育与健康促进,2 版. 北京:北京大学医学出版社,2002.

[29] 顾湲. 全科医学概论. 北京:人民卫生出版社,2001.

[30] 董志伟. 中国癌症筛检及早诊早治指南(试行). 北京:北京大学医学出版社,2005.

[31] WHO/WPRO. A Training Manual for Health Workers on Promoting Health Lifestyles. Manila:Philippines,2003.

[32] 顾景范. 现代临床营养学. 北京:科学出版社,2003.

[33] 吴坤. 营养与食品卫生学,5 版. 北京:人民卫生出版社,2005.